U0347314

冠状病毒家族肺炎病理与影像

李宏军　陆普选　马迎民　主编

清华大学出版社

北京

内 容 简 介

本书以冠状病毒家族肺炎为研究对象，针对迄今为止已经明确感染人类的 3 种冠状病毒亚型感染所致疾病（SARS、MERS、COVID-19），进行了基于影像与临床多源异构数据信息的整体描述和介绍，特别是强调基于临床分期以病原、病理为基础的影像学分级诊断模式，使其更加符合临床诊疗循证医学需求。本书系统阐述了冠状病毒家族肺炎的病理学与影像学表现，内容涵盖 SARS、MERS 和 COVID-19 的病原学、流行病学、病理学、临床诊断、治疗、影像学、影像科常用清洁消毒与防护、预防及预后等一体化理论与实践成果。

本书具有内容翔实、资料完整、图文并茂、病例典型、实用性强的特点，是一本不可多得的反映最新研究成果的医学专著，适合临床各科室医务人员及医学生使用。

图书在版编目（CIP）数据

冠状病毒家族肺炎病理与影像 / 李宏军，陆普选，马迎民主编. — 北京：清华大学出版社，2021.5 （2022.2重印）

ISBN 978-7-302-57891-8

Ⅰ. ①冠…　Ⅱ. ①李…②陆…③马…　Ⅲ. ①日冕形病毒—病毒病—肺炎—病理　②日冕形病毒—病毒病—肺炎—影像诊断　Ⅳ. ①R563.1

中国版本图书馆CIP数据核字（2021）第070395号

责任编辑：周婷婷
封面设计：钟　达
责任校对：李建庄
责任印制：杨　艳

出版发行：清华大学出版社
　　　　网　　址：http://www.tup.com.cn, http://www.wqbook.com
　　　　地　　址：北京清华大学学研大厦A座　　　　邮　　编：100084
　　　　社 总 机：010-83470000　　　　　　　　　　邮　　购：010-62786544
　　　　投稿与读者服务：010-62776969, c-service@tup.tsinghua.edu.cn
　　　　质量反馈：010-62772015, zhiliang@tup.tsinghua.edu.cn
印 装 者：小森印刷（北京）有限公司
经　　销：全国新华书店
开　　本：210mm×285mm　　　印　　张：13.75　　　字　　数：405千字
版　　次：2021年6月第1版　　　印　　次：2022年2月第2次印刷
定　　价：218.00元

产品编号：090085-01

编 委 名 单

主　编　李宏军　陆普选　马迎民

副主编　刘德纯　鲁　宏　李　莉　殷小平　李宏艳　龚良庚　陈天武

编　者（以姓氏拼音为序）

艾　莉　重庆理工大学附属医院（重庆市第七人民医院）

蔡　超　首都医科大学附属北京佑安医院

陈海霞　重庆理工大学附属医院（重庆市第七人民医院）

陈天武　川北医学院附属医院

陈婷婷　哈尔滨医科大学附属第二医院

党　燕　首都医科大学附属北京佑安医院

方文春　深圳市保健办综合门诊部

龚良庚　南昌大学第二附属医院

龚晓明　湖北咸宁市中心医院

管　莹　哈尔滨医科大学附属第二医院

郭　辉　新疆医科大学第一附属医院

何玉麟　南昌大学第一附属医院

侯代伦　首都医科大学附属北京胸科医院

黄宽龙　深圳市前海蛇口自贸区医院

孔丽丽　烟台业达医院

李　莉　首都医科大学附属北京佑安医院

李　萍　哈尔滨医科大学附属第二医院

李　真　北京大学医学部

李宏军　首都医科大学附属北京佑安医院

李宏艳　南阳医学高等专科学校第一附属医院

李侗曾　首都医科大学附属北京佑安医院

刘　衡　遵义医科大学附属医院

刘　静　苏州大学附属传染病医院（苏州市第五人民医院）

刘　军　中南大学湘雅二医院

刘　洋　首都医科大学附属北京佑安医院

刘白鹭　哈尔滨医科大学附属第二医院

刘德纯　安徽蚌埠医学院

刘佳萍　首都医科大学附属北京胸科医院

娄金丽　首都医科大学附属北京佑安医院

卢亦波　南宁市第四人民医院

鲁　宏　重庆理工大学附属医院（重庆市第七人民医院）

鲁植艳　武汉大学中南医院

陆普选　深圳市慢性病防治中心

吕哲昊　哈尔滨医科大学附属第一医院

马　茜　河北大学附属医院

马迎民　首都医科大学附属北京佑安医院

乔国庆　中国医科大学附属第一医院

覃　岭　首都医科大学附属北京佑安医院

任美吉　首都医科大学附属北京佑安医院

施裕新　上海市公共卫生临床中心

宋　兰　中国医学科学院北京协和医院

孙丽君　首都医科大学附属北京佑安医院

汤小莉　深圳市前海蛇口自贸区医院

王海波　哈尔滨医科大学附属第二医院

吴连明　上海交通大学医学院附属仁济医院

邢立红　河北大学附属医院

徐　冬　首都医科大学附属北京胸科医院

徐丙仁　深圳市前海蛇口自贸区医院

徐秋贞　东南大学附属中大医院

许传军　南京中医药大学附属南京医院

许建荣　上海交通大学医学院附属仁济医院

殷小平　河北大学附属医院

余　东　深圳市急救中心

袁　虹　深圳市第三人民医院

曾灵子　深圳市前海蛇口自贸区医院

张　宇　河北大学附属医院

张立娜　中国医科大学附属第一医院

张亚明　深圳市前海蛇口自贸区医院

赵大伟　首都医科大学附属北京佑安医院

赵云霞　安徽蚌埠医学院

郑广平　深圳市第三人民医院

郑秋婷　深圳市慢性病防治中心

周　振　北京深睿博联科技有限责任公司

主 编 简 介

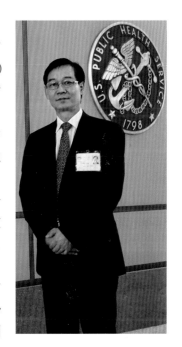

李宏军 医学博士、教授、主任医师、博士研究生导师、博士后导师、传承导师，享受国务院政府特殊津贴专家、国家突出贡献专家、北京市首批"十百千"卫生人才、北京市首批"215"高层次卫生人才学科（骨干）带头人。国家感染性疾病临床医学研究中心首席医学影像学专家。传染病医学影像学专家、传染病影像学及创新学科体系开创者和奠基者。

业务专长：传染病放射学诊断、感染与炎症放射学诊断、炎症相关肿瘤放射学诊断，推崇循证医学理念，致力于基于影像学与多源异构数据融合的无创精准分级诊断。

获得荣誉：2021年"北京学者"候选人。2020年被评为北京市抗击新冠肺炎疫情先进个人和农工党抗击新冠肺炎疫情先进个人。2020年被评为"国之名医·卓越建树"专家。2019年获得"人民好医生"称号。2018—2020年被北京市总工会授予"名师带徒"称号。

现任职务：首都医科大学附属北京佑安医院医学影像学中心主任，首都医科大学医学影像学系副主任，国际英文期刊 Radiology of Infectious Diseases（国家卫生健康委员会主管期刊）创始主编，Radiology Science 创始主编，BMC Neurology 副主编等。

学术兼职：国家卫生健康委员会全国卫生健康技术推广传承应用项目放射学专业委员会主任委员，中国研究型医院学会感染与炎症放射学专业委员会主任委员，中国性病艾滋病防治协会感染（传染病）影像工作委员会主任委员，中国科技产业化促进会数字诊疗专业委员会主任委员，中华医学会放射学分会传染病放射学专业委员会主任委员，中国医院协会传染病管理分会传染病影像管理学组组长等。国家科技进步奖评审专家，中华医学科技进步奖评审专家，科技部重大研发专项评审专家，国家自然科学基金委项目评审专家等。

科研经历：近年获批科技部重大研发项目、首席科学家项目2项，获批主持国家自然科学基金重点项目、面上项目及北京自然科学基金项目等6项，主持北京重大科技研发计划项目等10余项。发表中、英文论文200余篇。获中华医学科技奖等省部级奖项10项，国家发明专利、知识产权及软件著作权登记等30项。主编专著48部（其中英文专著16部）、教材5部、指南2部、标准8部。医工结合及多学科交叉融合转化产品4套。

突出贡献：从事临床医学影像诊疗工作30余年。遵循"国际视野、患者需求、系统思考、整体推进"的学科建设理念和"医疗技术规范化、技术设备现代化、医工结合信息化、技术队伍专业化"的国际化学科建设思想。联合全国著名医学影像专家开启了传染病影像学与病原、病理机制的系统理论体系与技术研究，开创了全球艾滋病放射学、传染病放射学、感染与炎症放射学、感染炎症相关肿瘤放射学等的系统创新理论体系，并形成现代医学影像信息学科模式。在全球率先建成了现代传染病影像信息学的国际化创新集成学科，被誉为传染病影像学的开拓者和奠基者，推动了我国乃至国际传染病防控诊疗技术的发展。

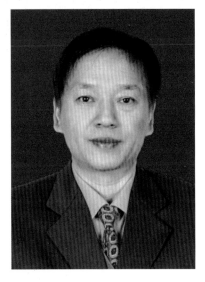

　　陆普选　广东医科大学教授，研究生导师，一级主任医师。深圳市慢性病防治中心首席专家。国家卫生健康委员会主管期刊《新发传染病电子杂志》（中国科技核心期刊）主编。深圳市第三人民医院原放射科主任。兼任中国性病艾滋病防治协会放射学分会副主任委员、广东省健康管理学会放射学专业委员会副主任委员、广东省健康管理学会社会医疗机构医学影像质量评估与管理专业委员会副主任委员、人民卫生出版社系列期刊管理委员会常务委员、中国防痨协会结核病临床专业委员会专家委员会委员、广东省医学会伦理专业委员会委员等职。从事医学影像学诊断工作近40年，对医学影像学科建设与管理、医学影像学诊断与鉴别诊断、科研与教学等工作均具有丰富经验，是国内外知名专家。尤其在新发传染病临床影像诊断领域作出了突出贡献，是国内外新发传染病医学影像学的开拓者和引领者。

　　主编出版中、英文医学专著17部，其中《新发传染病临床影像诊断》等中文专著14部，*Diagnostic Imaging of Emerging Infectious Diseases* 等英文专著3部。*Diagnostic Imaging of Emerging Infectious Diseases* 于2015年11月由Springer出版并在全球发行，2017年5月荣获原国家新闻出版广电总局"图书版权输出奖励计划"重点奖励，也是本期获得重点奖励中唯一的一部医学专著，标志着其对新发传染病的临床研究工作得到了国际、国内同行的认可，赢得了世界的尊重。先后主持完成10余项国家省部级科研项目及国际合作研究项目。发表传染与感染病相关的研究论文200余篇，其中SCI论文50余篇。获得中华医学会、中华预防医学会、广东省和深圳市各类科技进步奖项12项，其中排名第一的5项；荣立广东省委省政府、深圳市委市政府二等功各1次；获深圳市"十佳医务工作者"称号、深圳市"十佳医技工作者"称号。2019年入选《深圳口述史》，2019年8月19日登上"学习强国"学习平台。

　　马迎民　教授、博士研究生导师。现任首都医科大学附属北京佑安医院院长、党委副书记。北京药理学会抗感染药理专业委员会主任委员，中华医学会呼吸病学分会危重症学组委员，《中华结核和呼吸杂志》编委，中国药学会药物临床评价研究专业委员会委员，北京医师协会呼吸内科专科医师分会理事，北京医学会呼吸病学分会第七届委员会常务委员，北京医学会过敏（变态）反应学分会常务委员。

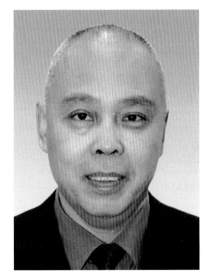

　　主要从事呼吸衰竭、机械通气的临床及病理生理研究，在国内较早提出了程序化撤离呼吸机的方法。培养博士10余名、硕士30余名。近年承担课题5项，其中国家科技部重大专项1项、国家自然科学基金课题1项、北京市医院管理局"扬帆计划"1项、北京市科学技术委员会"首都临床特色应用研究"专项和北京市医院管理中心"科研培育计划"项目各1项。主编专著1部。荣获国家科学技术进步奖二等奖1项、军队科学技术进步奖二等奖3项，入选北京市"十百千"卫生人才资助项目。获得实用新型专利2项，以通信作者发表SCI论文10余篇。

2019 年年末，新型冠状病毒肺炎（coronavirus disease 2019，COVID-19）开始在全球各地蔓延，疫情历时时间之长，波及面之广，感染人数之多，影响至深，是近百年来所罕见的。习近平总书记在 2020 年 1 月 25 日主持召开中共中央政治局常务委员会会议，并发表重要讲话，要求"各级党委和政府必须按照党中央决策部署，全面动员，全面部署，全面加强工作，把人民群众生命安全和身体健康放在第一位，把疫情防控工作作为当前最重要的工作来抓"。习近平总书记非常关心疫情的发展和患者的救治情况，多次做出重要指示"把人民群众生命安全和身体健康放在第一位"。

2020 年 1 月 30 日，依据《科技部办公厅关于加强新型冠状病毒肺炎科技攻关项目管理有关事项的通知》提出各项目承担单位要把疫情防控工作作为当前最重要的工作，组织科研人员集中精力、协同攻关，确保高效率、高质量完成新型冠状病毒肺炎防控的科技攻关任务，坚持国家利益和人民利益至上，把论文"写在祖国大地上"，把研究成果尽快应用到疫情防控工作中。国家卫生健康委员会实时发布更新诊疗防护指南，充分显示了党中央和国务院高度重视，政府各部门团结奋战，协调一致，共同抗击疫情的决心和意志。

生命重于泰山，疫情就是命令，防控就是责任。为切实把党中央各项决策部署落到实处，促进大众增强自我防护，从而坚决打赢疫情防控阻击战，中华医学会放射学分会传染病学组、中国医师协会放射医师分会感染影像专业委员会等传染病影像团队放弃春节休假，昼夜奋战，于 2020 年 2 月 1 日及时推出了《新型冠状病毒肺炎影像诊断指南》中英文版本 2020 年第一版，于 2020 年 2 月 26 日编写了《新型冠状病毒肺炎影像诊断指南》中英文版本 2020 年第二版。尽管我们团队一直以来在深入学习并积极实践和探索，但要达到全面认识这些新发传染病还有很多后续工作要做。基于 2003 年严重急性呼吸综合征（severe acute respiratory syndrome，SARS），2015 年中东呼吸综合征（Middle East respiratory syndrome，MERS）冠状病毒家族肺炎暴发及甲型 H1N1、H7N9 禽流感等全球流行的影像诊断经验，我们传染病影像学团队经历了长达 23 年（1998 年至今）的传染病影像学研究和实践，积累了丰富的专业知识，以及团队在国内外具有的深远学术影响力，为本书的成功编写起到重要的专业支撑作用。新发和复发传染病严重威胁着人类生命健康和国家安全，世界卫生组织和我国政府高度重视传染病的防控。近 30 年，可视化医学精准诊疗技术的飞速发展促进了医学新观点、新理论的诞生，引领医学诊治技术的发展，代表着医学诊治的前沿水平。可视化精准诊疗技术在诊疗过程中担负着重要角色，以可视化精准诊疗临床异构数据为基础，制定传染病精准诊疗技术规范、诊疗路径及数字化无创诊疗标准、人工智能等方面实现突破，为新发和突发传染病的早期诊断和治疗效果评估提供佐证，为降低新发和复发传染病对我国国民健康的威胁提供科技支撑及创新性贡献。

本书具有以下特点：①重点阐述冠状病毒家族肺炎包括 SARS、MERS 和 COVID-19 的临床及影像学特征以及鉴别要点；②随着临床实践及研究工作的深入，数据资料总结更加完整可信、客观真实，经验更加成熟，包括纵向随访及病原病理验证；由来自全国十几个省、市、自治区 60 余位临床一线的具有博士学位和（或）主任医师、副主任医师以上的专家撰写完成，并经过资深行业专家质量控制审核，形成共识。期望本书成为医学影像专业、临床相关专业在诊治冠状病毒肺炎及与其家族肺炎、变异亚型病毒肺炎的鉴别诊断以及临床实践中的必备参考资料。

　　由于科学发展的过程是人们对知识不断探索、积累、总结的过程，认知和认识需要在实践中不断验证，本书存在不够深入甚至错误之处在所难免，敬请不吝赐教。

主　编
2020 年 12 月

第一章　概　　述

第一节　冠状病毒的发现与种类

冠状病毒（coronavirus，CoV）为有包膜的单股正链 RNA 病毒，基因组全长 27.32 kb，是目前已知最大的 RNA 病毒，分为环曲病毒和冠状病毒两个属。冠状病毒属包括感染哺乳动物和禽类的多种亚型，分别感染人、鼠、猪、猫、犬、禽类脊椎动物。国际病毒分类委员会（International Committee on Taxonomy of Viruses，ICTV）将冠状病毒分为 α- 冠状病毒、β- 冠状病毒、γ- 冠状病毒和 δ- 冠状病毒 4 个类别，其中 β- 冠状病毒又分 A、B、C、D 4 个系。迄今为止，能导致人类感染的冠状病毒有 7 个，分别为：α 类 HCoV-229E 及 HCoV-NL63；β 类 A 谱系 HCoV-OC43 和 HCoV-HKU1、B 谱系 SARS-CoV 和 SARS-CoV-2；C 谱系 MERS-CoV。

大部分研究认为，冠状病毒分为 4 群，其中第 1 群、第 2 群、第 4 群为哺乳动物病毒，第 3 群为禽类病毒。第 1 群包括人冠状病毒 229E（human coronavirus，HCoV-229E）、猪传染性胃肠炎病毒（porcine transmissible gastroenteritis virus，TGEV）、猪流行性腹泻病毒（porcine epidemic diarrhoea virus，PEDV）、犬冠状病毒（canine coronavirus，CCoV）和猫传染性支气管炎病毒（feline infections peritonitis virus，FCoV）；第 2 群包括人冠状病毒 OC43（human coronavirus，HCoV-OC43）、牛冠状病毒（bovine coronavirus，BCoV）、鼠肝炎病毒（mouse hepatitis virus，MHV）、鼠涎泪腺炎冠状病毒（rat sialodacryo-adeitis coronavirus，SDAV）、猪血凝性脑脊髓炎病毒（swine hemagglutinating encephalomyelitis virus，HEV）和大鼠冠状病毒（rat coronavirus，RtCoV）；第 3 群包括禽传染性支气管炎病毒（avian infectious bronchitis virus，IBV）、人类肠道冠状病毒（human enteric coronavirus，HECV）、兔冠状病毒（rabbit coronavirus，RBCV）、猴冠状病毒（monkey coronavirus，MCV）、豹冠状病毒（cheetah coronavirus，CHCV）和火鸡蓝冠病病毒（turkey coronavirus，TCoV）。由于基因组与已有的冠状病毒的基因序列同源性都不高，所以第 4 群冠状病毒被认为包括严重急性呼吸综合征冠状病毒（severe acute respiratory syndrome coronavirus，SARS-CoV）与严重急性呼吸综合征冠状病毒 2（severe acute respiratory syndrome coronavirus 2，SARS-CoV-2）。据研究所知，经典人冠状病毒包括两个血清型：HCoV-229E 和 HCoV-OC43。目前已知能感染人的冠状病毒为 20 世纪 60 年代被发现的 HCoV-229E 和 HCoV-OC43，2003 年出现的 SARS-CoV，2004 年被发现的人冠状病毒 HCoV-NL63，2005 年被发现的人冠状病毒 HCoV-HKU，2012 年 7 月在中东地区出现的新型人冠状病毒 MERS-CoV，2019 年 12 月底发现原因不明的肺炎患者感染了一种新型冠状病毒 SARS-CoV-2。

SARS-CoV 是非典型性肺炎 SARS 的病原体，感染者以发热、咳嗽等为主要特征。SARS-CoV 基因组属于典型的冠状病毒基因型，具有冠状病毒的一般特点。但 SARS-CoV 不是任何一种已知冠状病毒的突变体，也不是已知冠状病毒的重组体。目前，病毒已在人群中消失。MERS-CoV 感染者会出现急性、严重呼吸道疾病，伴有发热、咳嗽、气短及呼吸困难，部分病例出现肾衰竭和死亡。MERS-

CoV 与 bat-CoV-HKU4 和 bat-CoV-HKU5 的亲缘关系比较接近，基因组相似性均为 70.1%，而与 SARS 病毒基因组相似性为 54.9%。目前研究发现，MERS-CoV 能够感染人类和蝙蝠的细胞，能够感染多种蝙蝠和猪，使动物成为持续感染源，病毒可能在多个物种之间传播。SARS-CoV-2 的基因组是一个大约为 30 kb 的 RNA，预计可编码 16 种非结构蛋白（nsp1-16）、4 种结构蛋白和 8 种辅助蛋白。刺突糖蛋白通过与人类血管紧张素转换酶 2（angiotensin-converting enzyme2，ACE2）结合来介导病毒进入，然后进行蛋白水解加工。由跨膜丝氨酸蛋白酶（TMPRSS2）、弗林（furin）蛋白酶及其他可能的肺蛋白酶引起，可触发病毒和细胞膜融合。刺突糖蛋白也是宿主中和抗体（nAbs）的主要靶标。

（郭　辉）

第二节　人感染冠状病毒的类型

　　冠状病毒是目前已知最大的正链 RNA 病毒，其基因组长度为 26 000～32 000 bp。成熟的冠状病毒直径为 60～220 nm，电子显微镜下呈日冕状或皇冠状，故名冠状病毒。最早于 1931 年，沙尔克（Schalk）和霍恩（Hawn）研究报道了冠状病毒引起的疾病，研究如何区分禽类传染性支气管炎和其他呼吸系统疾病。1937 年从鸡身上分离出来冠状病毒，1965 年，蒂勒尔（Tyrrell）等研究者从普通感冒患者鼻洗液中分离出一株病毒，命名为 B814 病毒；1966 年美国哈默（Hamer）等用人胚肾细胞分离到类似病毒，代表株命名为 229E 病毒。1967 年，麦金托什（Mclntosh）等用人胚气管从感冒患者中培养分离到一批病毒，其代表株是 OC43 株。阿尔梅达（Almeida）等对这些病毒进行了形态学研究，电子显微镜观察发现，这些病毒的包膜上有形似日冕的棘突，故提出命名为冠状病毒。1975 年，国际病毒分类委员会正式命名了冠状病毒科（coronaviridae）。近年来，冠状病毒科被发现主要有 5 种人感染的新型冠状病毒。

　　（1）SARS-CoV：2002 年 11 月暴发流行的一种严重病毒性肺炎，疫情迅速蔓延波及全球 30 多个国家。研究发现，其中间宿主为果子狸，典型的冠状病毒基因型为 SARS-CoV 基因。2003 年，国际病毒分类委员会将此新型冠状病毒命名为 SARS-CoV。SARS-CoV 属于 β- 冠状病毒 B 群，具有冠状病毒的一般特点。

　　（2）HCoV-NL63：HCoV-NL63 于 2004 年从 1 名 7 个月的患毛细支气管炎、结膜炎的婴儿身上分离得到，是继 SARS-CoV 之后发现的第 2 个对人类具有感染性的冠状病毒。HCoV-NL63 属于 α- 冠状病毒，该病毒基因组全长为 27.5 kb，与其他冠状病毒相比，其鸟嘌呤和胞嘧啶所占的比例（GC 含量）较低（37%～42%）。HCoV-NL63 利用 ACE2 作为受体。HCoV-NL63 感染病例在全球范围内均有报道，流行间期约 2 年。

　　（3）HCoV-HKU1：冠状病毒 HKU1 于 2005 年从 1 名 71 岁男性肺炎患者的鼻咽抽吸物中分离得到，它是第 3 个被确认对人类具有致病性的冠状病毒。HCoV-HKU1 属于 β- 冠状病毒 A 群，目前尚不能在连续细胞系中培养，包括 A、B、C 3 种基因型，基因组全长 29.9 kb，GC 含量为 32%，在已知冠状病毒中为最低。2012 年曾报道从 1 名由急性咽炎诱发哮喘发作的 2 岁 7 个月幼儿鼻咽抽吸物中检测到 HCoV-HKU1。

　　（4）MERS-CoV：2012 年 9 月，全球首次在沙特阿拉伯的男性患者中分离出一株新型冠状病毒。由于该病毒引发的病症与 SARS 病毒引发的病症类似，所以起初人们称之为类 SARS 病毒。随后英国向世界卫生组织（World Health Organization，WHO）报告，曾赴沙特和卡塔尔旅行的 1 名 49 岁男性出现新型冠状病毒感染的临床表现，并将该分离病毒命名为 Londonl novel CoV。2012 年 11 月荷兰伊拉斯谟医学中心（Erasmus Medical Center）确认了 1 例患者感染的病毒属于新型 B 冠状病毒 IICoV-EMC。此后新型冠状病毒感染呈散发状态。2013 年 2 月 WHO 曾认为该疾病在人与人之间的持续传播风险很低，但到 2013 年 4 月、5 月，分别出现 19 例新病例，其分布仍主要集中在中东地区或曾到过该地区的旅行者，其中多数曾与感染者有过接触。2013 年 5 月 15 日，国际病毒分类委员会冠状病毒研究小组决定将此新型冠状病毒统一命名为中东呼吸综合征冠状病毒（Middle East respiratory syndrome coronavirus，MERS-CoV）。2013 年 5 月 23 日，WHO 在通报疫情时，正式使用"MERS-CoV"替代"新型冠状病毒"。

（5）SARS-CoV-2：2019 年 12 月底，发现患者感染了一种新型冠状病毒引起的肺炎，这种新型冠状病毒引起的肺炎是一种急性传染性肺炎，病原体是一种先前未在人类中发现的新型冠状病毒，即 2019 新型冠状病毒（2019 novel coronavirus，2019-nCoV）。2020 年 1 月 30 日，WHO 宣布将新型冠状病毒肺炎疫情列为国际公共卫生紧急事件（public health emergency of international concern，PHEIC）。研究通过对比基因组数据，特别是分析参与病毒复制的保守蛋白的变异发现，这种新型冠状病毒与 SARS-CoV 同属于冠状病毒科冠状病毒属的病毒；由于与 SARS-CoV 相似，该病毒随后被命名为 SARS-CoV-2，它是 Sarbecovirus 亚种（Beta-CoV 谱系 B）的成员。2020 年 2 月 7 日，我国国家卫生健康委员会决定将"新型冠状病毒感染的肺炎"暂命名为"新型冠状病毒肺炎"，简称"新冠肺炎"，英文名称为"Novel Coronavirus Pneumonia"，简称"NCP"。2020 年 2 月 11 日，该病毒被国际病毒分类委员会命名为"严重急性呼吸综合征冠状病毒 2"（severe acute respiratory syndrome coronavirus 2，SARS-CoV-2），WHO 将 SARS-CoV-2 引起的肺炎命名为"COVID-19"。目前在世界范围内大流行，还没有得到有效控制。

（郭 辉）

第三节 冠状病毒的危害

冠状病毒目前分为环曲病毒和冠状病毒两个属。到目前为止，人们发现冠状病毒仅感染脊椎动物，而且广泛存在于蝙蝠体内，但在猫、鸟、猪、马、犬、鼠、鲸鱼和人类中也有发现，可引起动物和人的呼吸道、肠道、肝脏、心血管和神经系统感染，感染后病情的严重程度因不同动物种类而异。

冠状病毒的宿主范围与病毒特异的细胞受体直接相关，病毒粒子经受体介导吸附于敏感细胞的细胞膜上，通过血凝素糖蛋白（haemaglutinin-esterase，HE）或刺突糖蛋白（S 蛋白）结合于细胞膜上的糖蛋白受体，吸附在敏感细胞膜上的病毒粒子通过膜融合或胞吞作用侵入细胞。病毒经口、鼻感染后，对淋巴细胞、网状内皮细胞、上皮细胞和实质细胞呈现杀细胞作用，从而损害动物及人体多种器官。冠状病毒急性感染后，还可能发生持续性感染，病毒在细胞与细胞之间慢性传播，引起细胞死亡和器官的病理变化。其他冠状病毒，如鸡传染性支气管炎病毒、人冠状病毒也可能发生持续性感染。人冠状病毒是引起人类普通感冒和咽炎的病毒之一，感染患者都表现为急性上呼吸道感染症状，如鼻炎、鼻塞、打喷嚏和咽炎等；SARS-CoV、MERS-CoV 和 SARS-CoV-2 则在肺部引起严重症状；虽然冠状病毒本身有许多独特之处，但其所引起的临床症状，则与由鼻病毒引起的普通感冒或由流感病毒引起的流行性感冒极其相似。

2002～2003 年，由冠状病毒属的 SARS-CoV 引起的 SARS，世界上有 30 多个国家和地区受到波及，病死率为 10% 左右。SARS 的流行主要集中于冬春季节，其主要表现为发热、咳嗽、进行性呼吸困难和低氧血症，严重者发展为急性呼吸窘迫综合征（acute respiratory distress syndrome，ARDS），糖尿病、心脏病是 SARS 患者死亡的重要危险因素。实验室检查典型表现为淋巴细胞计数减少和肝功能异常，患者可因肺泡损伤所致快速进展的呼吸衰竭而死亡。儿童感染 SARS-CoV 的临床病情较成人患者轻，发生 SARS 的概率较成人低。有研究结果显示，儿童 SARS 病例的症状、体征较成人表现为轻，预后较好，未发现远期严重并发症。

2004 年，在世界范围内报道了 HCoV-NL63 感染，其高峰季节为冬季，但不同地区存在差异，如我国重庆地区报道的感染高峰季节为夏、秋季。HCoV-NL63 以幼儿感染最为多见，在儿童呼吸道感染患者中检出率为 1.0%～9.3%。HCoV-NL63 与上、下呼吸道感染均相关，其感染的临床症状与 HCoV-OC43 和 HCoV-229E 相似，但在幼儿、存在基础疾病的患者和老年人身上，也经常观察到严重下呼吸道感染的发生。HCoV-NL63 相关下呼吸道感染主要表现为哮吼和毛细支气管炎，主要见于幼儿，其中毛细支气管炎被认为是 HCoV-NL63 相关疾病中最令人担忧的一种。研究认为，HCoV-NL63 阳性患儿比 HCoV-OC43 阳性患儿更容易发生下呼吸道感染，临床病情也相对较重；也有研究发现，HCoV-NL63 感染呼吸道疾病患儿的发热时间及住院时间均短于呼吸道合胞病毒感染者。有研究者则认为，HCoV-NL63 感染与年幼、哮吼、热性惊厥、急性胃肠炎等存在相关性。HCoV-NL63 与其他呼吸道病毒混合感染的情况十分常见，包括其他亚型人冠状病毒、呼吸道合胞病毒、副流感病毒、甲型和乙型流感病毒等。

2005 年，HCoV-HKU1 感染就有报道，其高发季节为冬季，与上、下呼吸道感染均相关，且大多数具有自限性，HCoV-HKU1 感染相关上呼吸道感染主要表现为发热、流涕、咳嗽，HCoV-HKU1 感染相关下呼吸道感染主要表现为发热、咳嗽、咳痰和呼吸困难。HCoV-HKU1 感染全球均有报道，发生率为 0～4.4%，中位发生率为 0.9%，与其他人冠状病毒相比无明显差异。有研究报道过 1 例严重联合免疫缺陷患儿合并 HCoV-HKU1 感染相关性肺炎，并发生致死性呼吸窘迫综合征的案例。严重病例如肺炎、毛细支气管炎、哮喘急性加重也曾有报道，多见于有潜在疾病的人群。幼儿中 HCoV-HKU1 感染与发热惊厥的高发生率也存在相关性。

2012 年 9 月，中东地区沙特阿拉伯第一次检测出新型冠状病毒（MERS-CoV）后，感染迅速蔓延，波及 27 个国家，主要集中在中东地区和韩国，其致死率也超过 SARS-CoV，达 36% 左右。MERS-CoV 感染既可引起普通感冒样症状，如头痛、发热、咳嗽、咽痛及呼吸困难，也可引起严重的呼吸道症状，如发热、咳嗽、胸痛及呼吸急促等，并伴有较高的急性肾衰竭和死亡比例。实验室检查主要表现为乳酸脱氢酶（lactate dehydrogenase，LDH）升高，谷草转氨酶（glutamic-oxaloacetic transaminase，GOT）升高，血小板计数减少和淋巴细胞计数减少。因其临床症状和 2003 年暴发的 SARS 很相似，故初期曾将其称为"类 SARS 病毒"。通过对 MERS-CoV 确诊病例胸部 X 线检查，几乎所有病例都会出现胸部 X 线异常，可以观察到单侧肺部病灶损害及双侧肺部的病灶损害，如空泡化、磨玻璃样纤维化，但这种胸部 X 线检查的异常并不特异，在其他病原体引起的肺部疾病中同样可以看到类似病灶性变化。MERS-CoV 感染除了引起肺部症状及胸部 X 线和 CT 异常以外，还可以引起其他系统的病变。最严重的也是主要致死的并发症是肾衰竭。早期报道的临床严重病例，多数最后发展为呼吸衰竭伴肾衰竭而死亡，而且需要进入重症监护室治疗。MERS-CoV 除引起胸部症状外，还出现腹部症状，一项沙特阿拉伯严重病例的临床分析显示，腹泻发生的比例占 26%，呕吐占 21%，腹痛占 17%。在血常规方面，患者会出现白细胞计数减少或增多，伴有正常中性粒细胞计数、血小板计数减少。MERS-CoV 在有基础疾病的患者中容易引起严重疾病。据研究报道，MERS-CoV 感染病例的病死率随年龄的增长而升高，96% 的患者存在基础疾病，包括 68% 糖尿病患者、34% 高血压患者、28% 慢性心脏病患者和 49% 慢性肾脏病患者。研究发现，儿童病例占 3.54%，大多数病例临床表现轻微或无症状，预后良好，死亡的儿童病例中存在合并基础慢性肺疾病和合并肾病综合征者。

SARS-CoV-2 感染引起的临床症状主要是发热和咳嗽，还可表现为肌痛、疲劳及神经系统症状，随着病情的进展，可引起 ARDS 和休克，甚至死亡；SARS-CoV-2 还具有特征性的实验室检查结果和肺部 CT 异常。与 SARS-CoV、MERS-CoV 和季节性流感相比，新型冠状病毒具有不同的趋向性。研究认为，SARS-CoV-2 患者中不发热的比例高于 SARS-CoV（1%）和 MERS-CoV（2%）感染的患者，因此，如果监测病例的定义侧重于检测发热，则不发热的患者可能会被漏诊。SARS-CoV-2 的住院患者最常见并发症是肺炎（79.10%），其次是 ARDS（3.37%）和休克（1.00%）。与非重症患者相比，重症患者的并发症发生率显著升高。SARS-CoV-2 主要感染呼吸道，其中小部分表现为双侧下肺肺炎和弥漫性肺泡损伤（diffuse alveolar damage，DAD），可能发展为 ARDS，尤其是在老年人和合并症患者中。与 MERS-CoV 和 SARS-CoV 感染相比，SARS-CoV-2 感染的临床症状更广泛、更易变。通过病毒传播能力和病毒脱落的差异表明，SARS-CoV-2 的体内复制位点和（或）复制效率与 SARS-CoV 显著不同。

（郭　辉）

参考文献

［1］ ADAMS M J, CARSTENS E B. Ratification vote on taxonomic proposals to the International Committee on Taxonomy of Viruses [J]. Arch Virol, 2012, 157: 1411-1422.

［2］ van BOHEEMEN S, de GRAAF M, LAUBER C, et al. Genomic characterization of a newly discovered coronavirus associated with acute respiratory distress syndrome in humans [J]. MBio, 2012, 3 (6): e00473.

［3］ WOO P C, LAU S K, LI K S, et al. Genetic relatedness of the novel human g roup C betacoronavirus to Tylonycteris bat coronavirus HKU4 and Pipistrellus bat coronavirus HKU5 [J]. Emerg Microbes Infect, 2012, 1 (11): e35.

［4］ ZHU C Y, SHEN Y Z, LU H Z. The prevalence, transmission and prevention of middle east respiratory syndrome coronavirus infection [J]. Chin J Infect Chemother, 2014, 14 (4): 353-356.

［5］ 孙淑芳, 王媛媛, 刘陆世, 等. 冠状病毒概述 [J]. 中国动物检疫, 2013, 30 (6): 68-71.

［6］ KSIAZEK T G, ERDMAN D C, CYNTHIA S, et al. Anoval coronavirus associated with severe acute respiratory syndrome [J]. N Engl J Med, 2003, 348: 1947-1958.

［7］ ROTA P A, OBERSTE M S, MONROE S S, et al. Characterization of a novel coronavirus associated with severe acute respiratory syndrome [J]. science, 2003, 300 (5624): 1394-1399.

［8］ 兰喜, 柳纪省. 冠状病毒的分子生物学研究进展 [J]. 基础医学与临床, 2005, 25 (12): 1095-1100.

［9］ 郝鹏飞, 许汪, 杜寿文, 等. 冠状病毒起源、受体及新型冠状病毒检测与疫苗最新研究进展 [J]. 新发传染病电子杂志, 2020, 5 (2): 74-78.

［10］ 耿合元, 谭文杰. 新发现的冠状病毒研究进展 [J]. 病毒学报, 2013, 29 (1): 65-69.

［11］ LEUNG, CHAN P K, WONG W K, et al. Human coronavirus NL63 in children: epidemiology, disease spectrum, and genetic diversity [J]. Hong Kong Med J, 2012, 18 Supp 112: 27-30.

［12］ WOO P C, LAU S K, YIP C C, et al. More and more coronaviruses: human coronavirus HKU1 [J]. Viruses, 2009, 1 (1): 57-71.

［13］ LEE S S, WONG N S. Probable transmission chains of Middle East respiratory syndrome coronavirus and the multiple generations of secondary infection in South Korea [J]. Int J Infect Dis, 2015, 38: 65-67.

［14］ ASSIRI A, MCGEER A, Perl T M, et al. Hospital outbreak of Middle East respiratory syndrome coronavirus [J]. N Engl J Med, 2013, 369 (5): 407-416.

［15］ MAO L, JIN H, WANG M, et al. Neurological Manifestations of Hospitalized Patients with COVID-19 in Wuhan, China: a retrospective case series study [J]. JAMA Neurol, 2020, 77 (6): 683-690.

［16］ CHAN P K, CHAN M C. Tracing the SARS-coronavirus [J]. J Thorac Dis, 2013, Suppl 2: 118-121.

［17］ FIELDING B C. Human coronavirus NL63: a clinically important virus? [J]. Future Microbiol, 2011, 6 (2): 153-159.

［18］ AMINI R, JAHANSHIRI F, AMINI Y, et al. Detection of human coronavirus strain HKU1 in a 2 years old girl with asthma exacerbation caused by acute pharyngitis [J]. Virol J, 2012, 9: 142.

［19］ ZAKI A M, VALL BOHEEMEN S, BESTEBROER T M, et al. Isolation of a novel coronavirus from a man with pneumonia in Saudi Arabia [J]. N Engl J Med, 2012, 367 (19): 1814-1820.

［20］ DE GROOT R J, BAKER S C, BARIC R S, et al. Middle East respiratory syndrome coronavirus (MERS-CoV): Announcement of the Coronavirus Study Group [J]. J Viml, 2013, 87 (14): 7790-7792.

［21］ ONG S W X, TAN Y K, CHIA P Y, et al. Air, surface environmental, and personal protective equpment contamination by severe acute respiratory syndrome coronavirus 2 (SARS-CoV-2) from a symptomatic patient [J]. JAMA, 2020, 323 (16): 1610-1612.

［22］ WANG D, HU B, HU C, et al. Clinical characteristics of 138 hospitalized patients with 2019 novel coronavirus-infected pneumonia in Wuhan, China [J]. JAMA, 2020, 323 (11): 1061-1069.

第二章　病　原　学

第一节　冠状病毒的形态结构与理化特性

一、形态结构

　　SARS-CoV-2 是一种正链单股 RNA 冠状病毒，有包膜，属于 β 属的新型冠状病毒，是继 MERS 冠状病毒和 SARS 冠状病毒后，感染人类的冠状病毒科中的第 7 个成员，一般呈圆形或椭圆形，常为多形性，直径为 60～140 nm。

　　病毒包膜结构分为 3 层（图 2-1-1）：①内层为病毒核衣壳蛋白（nucleocapsid protein，N）及其包裹着的一段病毒 RNA 序列，SARS-Cov-2 RNA 包含 2.6 万～3.2 万个碱基，是已知基因组中最大的 RNA 病毒之一；N 蛋白具有高度保守性，是一种高度免疫原性的磷蛋白；②中层为病毒囊膜，由包膜蛋白（envelope protein，E）和膜糖蛋白（membrane protein，M）构成，M 蛋白参与病毒包膜的形成和出芽的过程；③外层由两种不同的糖蛋白构成，包括 HE 蛋白和 S 蛋白，二者形成明显的棘突，长为 9～12 nm。其中 HE 蛋白可能与病毒的早期吸附有关；S 蛋白是病毒进入细胞的关键蛋白，可分为 S1 和 S2 两个功能亚基，S1 通过与宿主受体结合促进病毒感染，其 C 端的 RNA 结合结构域（RNA binding domain，RBD）负责识别受体呼吸道细胞表面的 ACE2 进入胞内感染人类。S2 含有膜融合过程所需的基本元件，主要介导病毒‐细胞及细胞‐细胞膜融合。另外，S 蛋白具有抗原性。

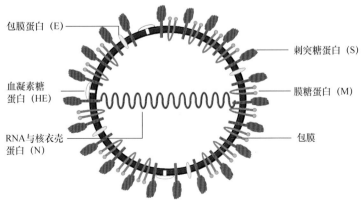

图 2-1-1　病毒包膜模式图

二、理化特性

目前，对冠状病毒理化特性的认识多来自对 SARS-CoV 和 MERS-CoV 的研究。病毒对紫外线和热敏感，56℃水浴作用 30 分钟、乙醚、75% 乙醇、含氯消毒剂、过氧乙酸和氯仿等脂溶剂均可有效灭活病毒，氯己定不能有效灭活病毒。

（覃 岭）

第二节 冠状病毒的分离培养

一、标本的采集

（一）采集对象

新型冠状病毒肺炎疑似病例、临床诊断病例和聚集性病例，其他需要进行新型冠状病毒感染诊断或鉴别诊断者，或其他需要进一步筛查检测的环境或生物材料（如溯源分析）等。

（二）标本采集要求

（1）从事新型冠状病毒检测标本采集的技术人员应经过生物安全培训（培训合格）和具备相应的实验技能。

（2）采样人员须穿戴专业防护装备：N95 及以上防护口罩、护目镜、连体防护服、双层乳胶手套、防水靴套；如果接触了患者血液、体液、分泌物或排泄物，应及时更换外层乳胶手套。

（三）标本采集种类

（1）上呼吸道标本：包括咽拭子、鼻拭子、鼻咽抽取物等。

（2）下呼吸道标本：包括深咳痰液、呼吸道抽取物、支气管灌洗液、肺泡灌洗液、肺组织活检标本。

（3）血液标本：尽量采集发病后 7 天内的急性期抗凝血标本。采集量 5 mL，以空腹血为佳，建议使用含有乙二胺四乙酸（ethylene diamine tetraacetic acid，EDTA）抗凝剂的真空采血管采集血液。

（4）血清标本：尽量采集急性期、恢复期双份血清。第一份血清应尽早（最好在发病后 7 天内）采集，第二份血清应在发病后第 3~4 周采集。采集量 5 mL，建议使用无抗凝剂真空采血管。血清标本主要用于抗体的测定，从血清抗体水平对病例的感染状况进行确认。血清标本不进行核酸检测。

（5）眼结膜标本：出现眼部感染症状的病例需采集眼结膜拭子标本。

（6）粪便标本：出现腹泻症状的患者需采集粪便标本。

（7）肛拭子：可以提高检出率，有效降低假阴性的概率，减少漏诊情况。

（四）标本采集方法

（1）咽拭子：用 2 根聚丙烯纤维头的塑料杆拭子同时擦拭双侧咽扁桃体及咽后壁，将拭子头浸入含 3 mL 采样液的管中，尾部弃去，旋紧管盖。

（2）鼻拭子：将一根聚丙烯纤维头的塑料杆拭子轻轻插入鼻道内鼻腭处，停留片刻后缓慢转动退出。取另一根聚丙烯纤维头的塑料杆拭子以同样的方法采集另一侧鼻孔。上述两根拭子浸入同一含 3 mL 采样液的管中，尾部弃去，旋紧管盖。

（3）鼻咽抽取物或呼吸道抽取物：用与负压泵相连的收集器从鼻咽部抽取黏液或从气管抽取呼吸道分泌物。将收集器头部插入鼻腔或气管，接通负压，旋转收集器头部并缓慢退出，收集抽取的黏液，并用 3 mL 采样液冲洗收集器 1 次（也可用小儿导尿管接在 50 mL 注射器上来替代收集器）。

（4）深咳痰液：要求患者深咳后，将咳出的痰液收集于含 3 mL 采样液的 50 mL 螺口塑料管中。

（5）支气管灌洗液：将收集器头部从鼻孔或气管插口处插入气管（约 30 cm 深处），注入 5 mL 生理盐水，接通负压，旋转收集器头部并缓慢退出。收集抽取的黏液，并用采样液冲洗收集器 1 次（也可用小儿导尿管接在 50 mL 注射器上来替代收集器）。

（6）肺泡灌洗液：局部麻醉后将支气管镜通过口或鼻经过咽部插入右肺中叶或左肺舌段的支气管，将其顶端契入支气管分支开口，经气管活检孔缓缓加入无菌生理盐水，每次 30～50 mL，总量 100～250 mL，不应超过 300 mL，3 s 后即可以回收，回收率不少于 40%。

（7）血液标本：建议使用含有抗凝剂的真空采血管采集血液标本 5 mL，室温静置 30 min，以 1 500～2 000 r/min 的速度离心 10 min，分别收集血浆和血液中细胞于无菌螺口塑料管中。

（8）血清标本：用真空负压采血管采集血液标本 5 mL，室温静置 30 min，以 1 500～2 000 r/min 的速度离心 10 min，收集血清于无菌螺口塑料管中。

（9）粪便标本：如患者发病早期出现腹泻症状，则留取粪便标本 3～5 mL；

（10）肛拭子标本：采样有 3 个步骤，用消毒棉拭子插入肛门 3～5 cm；在肛门内旋转棉拭子后拔出；放入采样管中。

（11）眼结膜拭子标本：眼结膜表面用拭子轻轻擦拭后，将拭子头插入采样管中，尾部弃去，旋紧管盖。

（12）其他材料：依据设计需求规范采集。

（五）标本包装

标本采集后在生物安全二级实验室生物安全柜内分装。

（1）所有标本应放在大小适合的带螺旋盖（内有垫圈）、耐冷冻的样本采集管里，拧紧。容器外注明样本编号、种类、姓名及采样日期。

（2）将密闭后的标本放入大小合适的塑料袋内密封，每袋装一份标本。

（六）标本保存

用于病毒分离和核酸检测的标本应尽快进行检测，能在 24 小时内检测的标本可置于 4℃ 保存；24 小时内无法检测的标本则应置于 -70℃ 或以下环境保存（如无 -70℃ 保存条件，则于 -20℃ 冰箱暂存）。血清可在 4℃ 存放 3 天，-20℃ 以下可长期保存。应设立专库或专柜单独保存标本。标本运送期间应避免反复冻融。

（七）标本送检

标本采集后应尽快送往实验室，如果需要长途运输标本，建议采用干冰等制冷方式进行贮藏。

二、病毒的分离培养

病毒培养多包括细胞培养和鸡胚培养（9～11 日龄鸡胚）两种方法。从呼吸道标本培养分离出的病毒进行鉴定常作为呼吸道病原体实验室诊断的金标准，其敏感性和特异性均在 90% 以上，但由于病毒培养周期较长，技术难度高且操作复杂，生物安全条件要求高，一般不适合应用于临床检测。目前公布的各项 SARS-CoV-2 防治诊疗指南中均未把病毒分离培养与鉴定列入病原学检测项目。

（覃　岭）

第三节　冠状病毒的基因结构及复制

一、基因的结构

SARS-CoV-2 基因组是由一段单链 RNA 构成的，包含 2.6 万～3.2 万个碱基，长度约为 30 kb。SARS-CoV-2 基因组中存在 6 个开放读码框（open reading frame，ORF），ORF1a 和 ORF1b 主要负责编码与病毒复制、转录相关的酶；ORF3a 目前功能不太明确；ORF7a 是一个单次跨膜蛋白序列，比较保守，可能是冠状病毒的基本功能基因；ORF8 功能不太明确，但蛋白序列变异大；ORF10 是一个核衣壳磷蛋白，该蛋白将病毒基因组包装到螺旋核糖核蛋白（ribonucleoprotein，RNP）中，并在病毒自组装过程中起基本作用。SARS-CoV-2 基因组可以编码结构蛋白、非结构蛋白和辅助蛋白。结构蛋白包括 S 蛋白、E 蛋白、M 蛋白和 N 蛋白，是维持病毒颗粒结构的重要成分；非结构蛋白主要包括 ORF1a 和 ORF1b，负责编码与病毒复制、转录相关的酶，包括木瓜样蛋白酶（papain-like protease，PLpro）、3C 样蛋白酶（胰凝乳蛋白酶）（chymotrypsin-like protease，3CLpro）、甲基转移酶，以及 RNA 依赖的 RNA 聚合酶等。这些蛋白一方面是合成子代病毒的遗传信息，另一方面可以转录出子代病毒需要的结构蛋白的 mRNA；辅助蛋白不直接参与 SARS-CoV-2 的生理过程，发挥逃避宿主细胞抗病毒的免疫系统的功能。目前，核酸检测方法主要针对 SARS-CoV-2 基因组中 ORF1a/ORF1b 和 N 蛋白。

二、病毒复制过程

SARS-CoV-2 和其他病毒一样，必须依赖宿主的细胞才能复制，并且经历吸附、穿入、脱衣壳、复制、组装与释放的过程。

（一）吸附与穿入

当 SARS-CoV-2 最外层的 S 蛋白与宿主细胞表面受体蛋白的 ACE2 分子结合后，开启病毒进入宿主细胞的大门。ACE2 具有蛋白酶活性，可以切割和激活 S 蛋白，从而诱发病毒与宿主细胞膜的融合，通过胞吞或与宿主细胞膜上的 TMPRSS2 受体结合，使病毒进入宿主细胞内。

（二）脱衣壳与复制

病毒进入细胞后，通过脱壳作用将 SARS-CoV-2 基因组释放到细胞质中，病毒 RNA 带有 5′-甲基化端和 3′-多聚腺苷酸尾，能够附着在宿主细胞的核糖体上。以遗传物质 RNA 为模板，在宿主细胞核糖体的作用下，直接翻译产生一个长度为 4 405 个氨基酸的非结构性蛋白，该非结构蛋白具有木瓜样蛋白酶和 3C 样蛋白酶的活性，可以将其自身切割成 15～16 个蛋白，行使不同功能。其中最重要的是 RNA 依赖的 RNA 聚合酶，它可以转录出和基因组 RNA 互补的负链，并以负链 RNA 为模板合成更多的正链病毒 RNA，从而使病毒基因组得到扩增；同时，负链 RNA 模板还可以转录出其他亚基因组 RNA，用于翻译病毒组装不可缺少的结构蛋白，如 M 蛋白、N 蛋白及 S 蛋白等。见图 2-3-1。

（三）组装与释放

当不同蛋白被制造出来后，N 蛋白、M 蛋白、S 蛋白将新合成的子代病毒基因组 RNA 在宿主细胞内质网腔中被组装成病毒颗粒，并通过高尔基小囊泡最终以胞吐方式被输送到细胞外（图 2-3-1）。新的病毒会继续运用相同的机制感染更多宿主细胞。

（覃　岭）

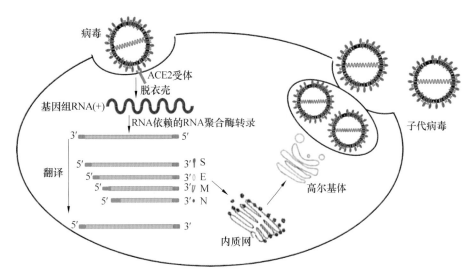

图 2-3-1　SARS-CoV-2 感染人体细胞模式图

参 考 文 献

［1］ ADAMS M J, CARSTENS E B. Ratification vote on taxonomic proposals to the international committee on taxonomy of viruses [J]. Arch Virol, 2012, 157: 1411-1422.

［2］ 国家卫生健康委办公厅, 国家中医药管理局办公室. 新型冠状病毒肺炎诊疗方案 (试行第六版) [EB/OL]. http://www.nhc.gov.cn/yzygj/s7653p/202002/8334a8326dd94d329df351d7da8aefc2/files/b218cfeb1bc54639af227f922bf6b817.

［3］ 国家卫生健康委员会. 新型冠状病毒感染的肺炎实验室检测技术指南 (第二版) [EB/OL]. http://www.nhc.gov.cn/jkj/s3577/202001/c67cfe29ecf1470e8c7fc47d3b751e88/files/7db05db9e315401389bc8b69252c25ef.docx.

［4］ 中华医学会影像技术分会. 新型冠状病毒肺炎放射检查方案与感染防控专家共识 (试行第一版) [J]. 新发传染病电子杂志, 2020, 5 (2): 65-73.

［5］ CHEN H X, AI L, LU H, et al. Clinical and imaging features of COVID-19 [J]. Radiology of infection disease, 2020, 7 (2): 43-50.

［6］ 国家卫生健康委员会. 新型冠状病毒感染的肺炎实验室检测技术指南 (第四版) [EB/OL]. http://www.nhc.gov.cn/. (2020-02).

［7］ 郑秋婷, 卢亦波, 谭理连, 等. 新型冠状病毒肺炎临床及影像学研究进展 [J]. 新发传染病电子杂志, 2020, 5 (2): 140-144.

［8］ ZHU X, LIU Q, DU L, et al. Receptor-binding domain as a target for developing SARS vaccines [J]. J Thorac Dis, 2013, 5 (Suppl 2): 142-148.

第三章 流行病学

第一节 流 行 概 况

一、SARS 的流行情况

SARS 是在全球范围内暴发的一种传染病，国内又称为传染性非典型肺炎。2003 年 2 月 21 日，一名照顾过 SARS 患者的中国籍医生前往中国香港探亲，入住香港 M 酒店，随后 SARS 在多个地区暴发。SARS 在内地的高发区为广东省和北京市，发病高峰期是 2003 年 2~5 月。截至 2003 年 7 月 31 日，世界各地累计向世界卫生组织报告了 8 096 例，其中死亡 744 例。

二、MERS 的流行情况

MERS 是一种病毒性呼吸道传染性疾病，在过去的时间里一直以散发为主的形式存在。2012 年 MERS-CoV 感染出现在沙特阿拉伯王国（Kingdom of Saudi Arabia，KSA），随后蔓延到 26 个国家，其中 80% 的病例发生在 KSA。2015 年，KSA 以外最大的一次疫情发生在韩国。截至 2019 年 11 月，世界卫生组织共报告了 2 494 例实验室确诊的 MERS 病例，其中死亡 858 例，病死率（case fatality rate，CFR）高达 34.4%。

三、COVID-19 的流行情况

2020 年 1 月 21 日，国家卫生健康委员会将新型冠状病毒肺炎纳入新发乙类传染病管理，采取甲类传染病预防和控制措施，各省市也陆续启动突发公共卫生事件一级响应。2020 年 2 月 11 日，世界卫生组织将其命名为新型冠状病毒肺炎（coronavirus disease 2019，COVID-19）。2020 年 3 月 11 日，世界卫生组织宣布 COVID-19 全球大流行。截至 2020 年 7 月 2 日，中国累计确诊病例约 8.5 万例，死亡人数为 4 648 例；全球累计确诊病例超过 2 054 万例，死亡人数超过 73 万例，美国、巴西、俄罗斯、印度、英国累计确诊病例数占前 5 位（https://www.who.int/emergencies/diseases/novel-coronavirus-2019）。

（李宏军 刘 静 李 真）

第二节　传　染　源

一、SARS 的传染源

SARS-CoV 的天然宿主是马蹄蝠，可能是中间宿主果子狸传给人的。SARS-CoV 在干燥物体表面存活时间可长达 24 小时。在室温下，SARS-CoV 可在粪便和尿液中稳定存活至少 1～2 天；在腹泻患者的粪便中（腹泻患者粪便 pH 值比正常粪便高）最多可存活 4 天（https://www.who.int/csr/sars/survival_2003_05_04/en/）。

二、MERS 的传染源

MERS-CoV 的起源尚不完全清楚，MERS 属于冠状病毒 β 属 C 组，是一种人畜共患病毒，这意味着它是一种在动物和人之间传播的病毒。MERS-CoV 是该组中第一个确定可以通过动物感染人的病毒，其传染源包括 MERS 患者、MERS-CoV 携带者和受感染的动物，存在隐性传染源可能。有研究推测蝙蝠可能为 MERS-CoV 传播的动物源头，蝙蝠在某个时候传染给了骆驼，在中东、非洲和南亚的几个国家的单峰骆驼中发现了 MERS-CoV，在感染人之前，该病毒已经在单峰骆驼中流行。研究表明，基因测序骆驼体内的 MERS 病毒与人体内检测到的片段高度相似，人类是通过直接或间接接触感染的单峰骆驼而被感染，因此，骆驼可能是直接传染源和中间宿主［https://www.who.int/en/news-room/fact-sheets/detail/middle-east-respiratory-syndrome-coronavirus-（mers-cov）］。

三、COVID-19 的传染源

病毒的人畜共患病源目前尚不清楚，SARS-CoV-2 基因测序结果显示该病毒属于 β 型冠状病毒，病原是 SARS-CoV-2，SARS-CoV-2 最可能的生态宿主是蝙蝠，可能为中华菊头蝠，病毒传染给人类很可能是通过中间宿主（家畜、野生动物或尚未确定的驯养野生动物）发生的。研究表明，SARS-CoV-2 在塑料和不锈钢制品上可以存活长达 72 小时，在铜制品上存活不超过 4 小时，在硬纸板上存活不超过 24 小时。

（李宏军　刘　静　李　真）

第三节　传　播　途　径

一、SARS 的传播途径

SARS 发病主要是通过近距离的飞沫和密切接触传播，还可以通过污染物和气溶胶等传播。SARS 是通过家庭内、探视和医疗护理关系、密闭的公共场所等密切接触而感染发病，发病具有人传人特征，有明显的医院和家庭聚集性，还未发现邻居间传播或社区里发生局部暴发。

二、MERS 的传播途径

MERS-CoV 作为动物源性病毒，存在人体内的时间长，具有动物－人传播及人际间有限、非持续性传播的能力，密切接触者可能在家庭及医院聚集发生。目前推测可能为蝙蝠－单峰骆驼－人传播的途径，但单峰骆驼在病毒传播中的确切作用和确切传播途径尚不清楚，可以经空气飞沫传播、接触传播、粪－口及分泌物传播等。

三、COVID-19 的传播途径

目前，尚未最后确定，最新研究发现存在动物传人和人传人。该病毒可经呼吸道飞沫传播和接触传播、与感染者的直接接触或与受污染的物体和表面接触传播，粪便和尿液可造成气溶胶或接触传播，长时间暴露在封闭环境中存在气溶胶传播可能，有母婴传播的风险。

（李宏军　刘　静　李　真）

第四节　易 感 人 群

一、SARS 的易感人群

人群普遍易感，青壮年（20～40 岁）人群是 SARS 感染的重点人群，估计与这个年龄段人群流动机会多、活动范围大、接触传染源的机会多有关。很多医治、护理过 SARS 患者的医护人员，或接触过 SARS 患者的工作人员为高危人群。

二、MERS 的易感人群

人群普遍易感，接触过骆驼的人是 MERS 感染的高危人群，医务人员感染也占很大比例。在全球 MERS 病例中，男性比女性多，平均年龄为 49 岁，多数病例的年龄为 50～59 岁。WHO 把患有糖尿病、肾衰竭、慢性肺疾病及免疫功能缺陷等患者列为感染 MERS-CoV 的高风险人群。年龄大或有基础性疾病的 MERS 病例，死亡率更高。

三、COVID-19 的易感人群

人群普遍易感，目前还没有足够的数据按年龄和性别分类，主要为 30～70 岁人群。发病前 14 天内有相关地区或其他有本地病例持续传播地区的旅行史或居住史；发病前 14 天内曾接触过来自有病例持续传播地区的发热或有呼吸道症状的患者；容易聚集性发病。

（李宏军　刘　静　李　真）

第五节　流行病学特征

一、SARS 的流行病学特征

SARS 高发的国家和地区包括中国内地、中国香港、新加坡、加拿大、越南和菲律宾等地。首发于冬春季，聚集性发病，主要集中在人口流动频繁的地区。具有中等程度传染性，存在隐性传染者及超级传播者。SARS 潜伏期为 2～10 天，平均潜伏期为 6.4 天，从发病到入院的平均时间为 3～5 天。早期表现包括流感样症状，如发热、肌痛和头痛；几乎所有的患者都有发热的症状，通常高热，有时伴有寒战；据报道，高达 25% 的患者出现腹泻。常见的实验室特征包括淋巴细胞计数减少，血小板计数减少，谷丙转氨酶、乳酸脱氢酶和肌酸激酶升高。SARS 病毒对紫外线和热敏感，56℃水浴作用 30 min、乙醚、75% 乙醇、含氯消毒剂、过氧乙酸和氯仿等脂溶剂均可有效灭活。

二、MERS 的流行病学特征

从 2012 年 MERS 出现至今，一直以非持续性传播存在。中东国家为主要发病地区，其他 25 个国家和地区首发病例有中东地区旅居史或中东人员病例接触史，存在超级传播者及无症状感染者。发热和胃肠道症状为前驱症状，随后出现更严重的呼吸系统综合征。研究已经确定，MERS 的平均潜伏期为 5～6 天。在病情进展的患者中，死亡时间中位数为 11～13 天。目前，尚无有效疫苗及特异性治疗方法。

三、COVID-19 的流行病学特征

2019 年 12 月以来，COVID-19 经历了局部暴发、疫情扩散和疫情蔓延 3 个阶段。首先发生于冬春季，但目前全球大流行后，季节发病区分已不明显。国家卫生健康委员会下发的《新型冠状病毒肺炎诊疗方案（试行第七版）》提及，COVID-19 的潜伏期为 1～14 天，大多数患者潜伏期为 3～7 天；患者最常见的症状是发热、干咳和乏力，其传染性较强，长时间无防护密切接触是 COVID-19 感染的高危因素，因此，患者的家人、亲戚、朋友是高危感染人群。COVID-19 有隐性感染者及超级传播者。此病发病率高，传播迅速，但总体粗病死率低。SARS-CoV-2 对紫外线和热敏感，56℃水浴作用 30 min、乙醚、75% 乙醇、含氯消毒剂、过氧乙酸和氯仿等脂溶剂均可有效灭活。

（李宏军　刘　静　孙丽君）

参 考 文 献

［1］ SAMPATHKUMAR P, TEMESGEN Z, SMITH T F, et al. SARS: epidemiology, clinical presentation, management, and infection control measures [J]. Mayo Clin Proc, 2003, 78 (7): 882-890.

［2］ 刘学恩, 庄辉. 严重急性呼吸综合征流行病学研究进展 [J]. 中华预防医学杂志, 2003, 37 (4): 283-285.

［3］ CHEN X, CHUGHTAI A A, DYDA A, et al. Comparative epidemiology of Middle East respiratory syndrome coronavirus (MERS-CoV) in Saudi Arabia and South Korea [J]. Emerg Microbes Infect, 2017, 6 (6): 51.

［4］ 李冉, 高占成. 中东呼吸综合征冠状病毒感染的临床特征和流行病学特点 [J]. 中华结核和呼吸杂志, 2013, 36 (9): 684-686.

［5］ 王亚丽, 乔中伟, 刘文亚, 等. 新型冠状病毒肺炎影像诊断指南 (2020 年第二版简版) [J]. 首都医科大学学报, 2020, 41 (2): 168-173.

［6］ MCMICHAEL T M, CURRIE D W, CLARK S, et al. Epidemiology of Covid-19 in a long-term care facility in King County, Washington [J]. N Engl J Med, 2020, 382 (21): 2005-2011.

［7］ 中国疾病预防控制中心新型冠状病毒肺炎应急响应机制流行病学组. 新型冠状病毒肺炎流行病学特征分析 [J]. 中华流行病学杂志, 2020, 41 (2): 145-151.

［8］ SZMUDA T, ALI S, HETZGER T V, et al. Are online searches for the novel coronavirus (COVID-19) related to media or epidemiology? A cross-sectional study [J]. Int J Infect Dis, 2020: 386-390.

［9］ 中华医学会放射学分会传染病学组, 中国医师协会放射医师分会感染影像专委会, 中国研究型医院学会感染与炎症放射学分会, 等. 新型冠状病毒感染的肺炎影像学诊断指南 (2020 第一版) [J]. 医学新知杂志, 2020, 30 (1): 22-34.

［10］ 刘高山, 谭文杰. 中东呼吸综合征冠状病毒流行病学进展 [J]. 中华微生物学和免疫学杂志, 2016, 36 (2): 81-87.

［11］ 仝振东, 王建跃, 邬辉, 等. 中东呼吸综合征流行病学 [J]. 中华流行病学杂志, 2015, 36 (7): 765-768.

［12］ VAN BOHEEMEN S, DE GRAAF M, LAUBER C, et al. Genomic characterization of a newly discovered coronavirus associated with acute respiratory distress syndrome in humans [J]. mBio, 2012, 3 (6): e00473.

［13］ 李宏军. 新型冠状病毒肺炎影像学辅助诊断指南 [J]. 中国医学影像技术, 2020, 36 (3): 321-331.

［14］ 管群, 刘淼, 庄英杰, 等. 一起新型冠状病毒肺炎家族聚集性疫情流行病学调查分析 [J]. 中华流行病学杂志, 2020 (5): 629-633.

［15］ 江芮, 刘晋新, 张烈光, 等. 8 组家族聚集性发病的新型冠状病毒肺炎胸部 CT 表现及转归 [J]. 新发传染病电子杂志, 2020, 5 (2): 87-90.

［16］ 彭国文, 何剑峰, 林锦炎, 等. 广东省传染性非典型肺炎流行病学特征初步调查 [J]. 中华流行病学杂志, 2003 (5): 20-22.

［17］ KHAN S, MORABET R E, KHAN R A, et al. Where we missed? Middle East respiratory syndrome (MERS-CoV) epidemiology in Saudi Arabia 2012—2019 [J]. Sci Total Environ, 2020, 747: 141369.

［18］ HUI D S, CHAN M C, WU A K, et al. Severe acute respiratory syndrome (SARS): epidemiology and clinical features [J]. Postgrad Med J, 2004, 80 (945): 373-381.

［19］ MACKAY I M, ARDEN K E. MERS coronavirus: diagnostics, epidemiology and transmission [J]. Virol J, 2015, 12: 222.

［20］ 李雪秋, 蔡文锋, 黄丽芬, 等. 广州市 2003 年重症急性呼吸综合征与 2020 年新型冠状病毒肺炎流行特征对比分析 [J]. 中华流行病学杂志, 2020 (5): 634-637.

［21］ 郑秋婷, 卢亦波, 谭理连, 等. 新型冠状病毒肺炎临床及影像学研究进展 [J]. 新发传染病电子杂志, 2020, 5 (2): 140-144.

［22］ 殷小平, 邢立红, 张宇, 等. 新型冠状病毒肺炎影像学诊断指南解读 [J]. 医学研究与教育, 2020, 37 (2): 1-12.

第四章 发病机制及病理生理

第一节 发 病 机 制

冠状病毒是一类有包膜的、正链 RNA 病毒，目前，已经鉴定出 7 种可感染人类的冠状病毒。对人类健康危害较为严重的冠状病毒是 2003 年以来陆续被发现的 SARS-CoV、MERS-CoV 和 2019 年被发现的 SARS-CoV-2/2019-nCoV。它们的生物学性状相似，致病作用也大致相同，均以严重下呼吸道感染为共同表现，临床、影像学与病理学表现也有很多相同之处，故一并论述。以下所述冠状病毒主要是指这 3 种新发冠状病毒，不包括引起普通感冒或轻微上呼吸道感染的其他 4 种冠状病毒。

冠状病毒都具有动物传人和人传人的能力，人群中主要传染源是该病毒感染者，通过飞沫、气溶胶经呼吸道传播，也可通过接触传播，主要引起呼吸道感染。尸检病理研究发现，冠状病毒颗粒可存在于多种组织（呼吸道、消化道等）、体液和排泄物（粪便、尿液、汗液）中，提示可能存在多种传播途径，例如消化道传播，皮肤和各种体液的接触传播等。人群普遍易感，在 SARS-CoV-2 感染中，群体聚集性传播比较突出。老年人、肥胖者和有基础疾病（如糖尿病、冠心病、高血压、慢性肝炎等）者感染后病情较重。儿童和婴幼儿也可感染发病。关于冠状病毒侵入人体后如何致病这个问题，在 SARS-CoV 和 MERS-CoV 流行后都做了大量研究。对 SARS-CoV-2 的初步研究提示，其致病作用也与 SARS-CoV 相似。目前，文献中主要有以下观点。

一、受体结合学说

冠状病毒 S 蛋白与 ACE2 受体的结合导致病毒侵入人体细胞。研究发现，冠状病毒都带有 S 蛋白，对呼吸道黏膜上皮均具有亲嗜性。冠状病毒的 S 蛋白易于黏附富含 ACE2 受体的鼻腔、咽部、气管支气管等处的上皮细胞，病毒与上皮细胞表面的 ACE2 受体结合后，穿透细胞膜进入靶细胞内，不断复制产生大量的下一代病毒，再以出芽的方式释放到细胞外，继续侵犯邻近的上皮细胞，或者通过咳痰排出体外进行传播。在病毒感染过程中，S 蛋白还能诱导机体产生中和抗体、T 细胞免疫应答及保护性免疫。支气管和肺泡上皮细胞都带有 ACE2。ACE2 是冠状病毒的受体，由 805 个氨基酸组成，是具有单一胞外催化结构域的 I 型跨膜糖蛋白，通常定位于上皮细胞的腔面，因而容易受到呼吸道病毒的感染。ACE2 是羧肽酶 ACE 的同源物，羧肽酶生成的血管紧张素 II（angiotensin II，Ang II）是肾素－血管紧张素系统（renin-angiotensin-system，RAS）的主要活性肽。据报道，ACE2 作为完整分子和（或）其跨膜区在感染时与 SARS-CoV 外壳一起被内化，此内吞作用对病毒感染至关重要。即使重组 SARS-CoV 表面配体 S 蛋白与 ACE2 相互作用时，也能发生内化。当 SARS-CoV 通过表达 ACE2 的细胞腔面进行感染时，其感染效力可提高 10 倍。ACE2 介导的 Ang II 降解对于保护肺免受 SARS-CoV 损伤也有重要影响。目前研究提示，SARS-CoV-2 也有类似机制。在基因组水平上，SARS-CoV-2

与 SARS-CoV 有高度的序列相似性，SARS-CoV-2 的 S 蛋白与 SARS-CoV 一样，使用相同的细胞受体 ACE2 进入细胞，说明 SARS-CoV-2 与 SARS-CoV 的致病机制相同。有研究通过解析 SARS-CoV-2 胞外域的结构，证明其 S 蛋白更易结合细胞上的 ACE2 受体。也有研究称，SARS-CoV-2 结合细胞上的 ACE2 受体的亲和力比 SARS-CoV 高 10～20 倍，提示 SARS-CoV-2 传染性可能高于 SARS-CoV 病毒。国内研究提示，SARS-CoV-2 与 SARS-CoV 的结构非常相似，其差别在于 S 蛋白中的 4 个关键氨基酸，因此与 ACE2 的结合能力更强，更容易传播和感染。

但是，MERS-CoV 的受体为二氨基肽酶 4（dipeptidy peptidase-4，DPP4），也存在于肺泡上皮，可与 MERS-CoV 的 S 蛋白结合，从而导致该病毒入侵。DPP4 是一种在细胞表面表达的丝氨酸蛋白酶，在人体细胞中高度保守，广泛分布于肺部、胃肠道、肝脏、胰腺、胸腺等部位。在呼吸系统中，DPP4 主要表达于肺泡上皮细胞，但很少见于肺泡巨噬细胞内，基于 DPP4 是激活 T 细胞和 T 细胞免疫应答共刺激信号的关键因子，提示其可能参与宿主免疫系统的调控。

除 ACE 受体外，近年研究发现，冠状病毒还可能通过唾液酸受体（sialic acid receptor）、跨膜丝氨酸蛋白酶 2（transmenbrane protease serine 2，TMPRSS2）或细胞外基质金属蛋白酶诱导物 CD147（也称基础免疫球蛋白）等与宿主细胞结合而侵入宿主细胞。阻断病毒 S 蛋白与靶细胞膜上受体的结合也是目前研制抗病毒药物的一个思路。

二、免疫损伤学说

冠状病毒侵入机体，同样可引起机体免疫应答。根据患者发病早期出现病毒血症，发病期间血液中淋巴细胞减少，特别是 CD_4 和 CD_8 T 细胞明显减少，临床用糖皮质激素治疗可以改善肺部炎症和临床症状等，提示本病可能是机体免疫反应所介导的一种免疫性损伤。病理检查可见脾脏包膜皱缩，体积明显缩小。脾脏内白髓区淋巴细胞数量明显减少，淋巴结内淋巴细胞数量减少，脾脏和淋巴结组织内均有大量 ACE2 表达，特别是巨噬细胞，这些免疫器官的病变可能由于病毒的直接攻击和间接免疫损伤所致。感染过程中所产生的细胞因子也可诱导淋巴细胞（尤其是 T 细胞）大量凋亡，使免疫系统受到损伤。北京对一例 COVID-19 死者进行流式细胞检测，发现患者外周血 CD_4 和 CD_8T 淋巴细胞明显减少，CD_4T 淋巴细胞中高度促炎的 Th17 亚群浓度增高（$CCR_4^+CCR_6^+$），CD_8T 细胞包含更高浓度的细胞杀伤颗粒，31.6% 细胞穿孔素（perforin）阳性，64.2% 的细胞颗粒溶素（granulysin）阳性，30.5% 呈现双阳性。Th17 和 CD_8T 细胞过度表达均提示该患者处于严重免疫损害状态。

三、细胞因子风暴学说

机体通过发热动员中性粒细胞、单核巨噬细胞和淋巴细胞。单核巨噬细胞不仅有吞噬功能，也可处理病毒的抗原信息，呈递给淋巴细胞，产生特异性抗体和细胞因子，激活炎症反应和免疫应答。在进展期，机体自身对病毒感染细胞发生过度的免疫反应，以及单核巨噬细胞活化，不仅可以吞噬正常的血细胞如红细胞、白细胞、淋巴细胞或血小板，而且产生大量细胞因子（如肿瘤坏死因子、白细胞介素、趋化因子等），甚至通过细胞因子风暴（cytokine storm）或炎症介质瀑布，释放大量细胞因子或炎症介质，导致剧烈的炎症反应和组织损伤，这可能是 DAD 的重要机制。炎症介质非特异性地活化单核巨噬细胞和淋巴细胞，这些免疫细胞又释放大量的细胞因子，从而形成一个正反馈环。细胞因子是由病变细胞通过自泌和外泌活动释放到血液中的小分子，促进免疫细胞向感染部位趋化、集中，引发炎性反应，导致全身发热及局部疼痛。机体在感染微生物后引起体液中多种细胞因子如肿瘤坏死因子（tumor necrosis factor-α，TNF-α）、白细胞介素（IL-1β、IL-6、IL-8、IL-12）、α 干扰素、β干扰素、γ干扰素、单核细胞趋化蛋白1（monocyte chemoattractant protein-1，MCP-1）、转化生长因子（transforming growth factor，TGF）-β₁等促炎细胞因子（proinflammatory cytokines）迅速大量产生，是引起急性呼吸窘迫和多器官衰竭的重要原因。SARS和COVID-19多数患者发病时症状较轻，部分患者病情突然加重，可能与机体对发病后产生的细胞因子的过度反应，导致机体出现"细胞因子风暴"有关。细胞因子风暴实际上是一种求助信号，目的是让免疫系统瞬间快速反应，用自杀式的攻击并杀伤病毒，但也导致机体血管及器官组织和细胞损伤，血管通透性增强，导致炎性渗出。细胞因子风暴还会引发一氧化氮的大量释放，这种物质会进一步稀释血液并破坏血管。所有这些因素综合起来，把血压降到了危险的水平，导致组织缺氧、低血压、多器官功能障碍和弥散性血管内凝血（disseminated intravascular coagulation，DIC）。

四、直接损伤学说

病毒可能直接损伤靶细胞（肺泡上皮细胞等）造成急性肺损伤。病毒颗粒可能在受染细胞的高尔基器及内质网内繁殖出芽，最终导致Ⅱ型肺泡上皮细胞发生变性、坏死、剥脱至肺泡内。病毒感染还可启动凋亡程序，使肺泡细胞凋亡和脱落。在SARS病变组织中，丁彦青等用细胞凋亡和免疫组织化学双染检测发现脾脏、肺组织和淋巴结的细胞凋亡明显增多。病变肺组织的凋亡细胞主要为肺泡上皮细胞、支气管上皮细胞、单核巨噬细胞等，脾脏的凋亡细胞主要位于红髓。淋巴结的T、B淋巴细胞也存在明显的凋亡现象。在病变的肺、淋巴结、脾脏等器官和组织内也有大量的单核巨噬细胞浸润，提示细胞凋亡和单核巨噬细胞浸润在SARS发病中可能起重要的作用。病毒也可能进入血流，对血管内皮细胞造成损害，导致血管通透性增加，血浆及红细胞外渗，引起肺泡炎。病毒随血流进入其他器官，可造成多个器官不同程度的损伤。这在SARS和MERS中已得到证实，在COVID-19尸检资料中也可见肝脏、心脏、肾脏和胃肠道等组织损伤及炎症反应，提示冠状病毒可直接损伤多种组织。丁彦青团队研究发现，在SARS病毒检测阳性及ACE2呈不同程度阳性表达的细胞包括肺泡上皮细胞、支气管上皮细胞及浆液性细胞、淋巴细胞、单核巨噬细胞、血管内皮细胞、神经细胞、食管鳞状上皮细胞、胃肠道上皮细胞、肝细胞、心肌细胞、肾远曲小管上皮细胞、肾上腺皮质细胞、胰腺胰岛细胞、甲状旁腺嗜酸性细胞、脑垂体嗜酸性细胞及汗腺上皮细胞。在COVID-19患者尸检研究中也发现类似现象，提示这些细胞可作为冠状病毒的靶细胞而受到损伤，而且受损器官和SARS-CoV受体ACE2在人体内的分布密切相关。

五、内皮损伤学说

临床和病理研究发现，许多COVID-19患者都有程度不等的血栓形成和血栓栓塞、肺梗死等现象。武汉大学中南医院对48例重症COVID-19患者进行下肢深静脉血栓筛查，发现其发生率高达85.4%（41/48），其中36例（75%）位于远端静脉，5例（10.4%）位于近端静脉。在我国对COVID-19患者进行的尸检和活检病理研究中，也发现肺内外血管病变，包括血管炎、混合血栓和透明血栓形成、血栓栓塞、肺梗死等病变。下肢血栓形成也是部分患者发生所谓"新型冠状病毒足"的病理基础。据研究，血栓形成的主要原因是严重的SARS-CoV-2感染和炎症损伤了血管内皮细胞。在许多组织（如肺、肾、心、肝和肠道）的血管内皮细胞中广泛存在ACE2受体，很容易受到SARS-CoV-2的感染而发生损伤，诱导内皮细胞凋亡（apoptosis）或焦亡（pyroptosis）。研究者也确认内皮细胞内存在病毒成分，在电镜下可见血管壁内含有炎细胞浸润。内皮损伤和血管炎是血栓形成的重要条件，重症患者卧床制动和静脉置管也是血栓形成的重要诱发因素。毛细血管内微血栓形成可加重局部组织淤血、水肿。微血栓的形成大量消耗血小板和纤维素，又可促成弥散性血管内凝血诱发出血。静脉内皮损伤可导致下肢静脉、前列腺静脉等处血栓形成，肺动脉血管栓塞和局部出血性梗死。这些病变在肺部观察较多，也是肺功能损伤的重要机制。

　　总之，冠状病毒通过呼吸道进入肺部后，通过病毒表面的 S 蛋白与靶细胞表面 ACE2 受体的介导作用，侵入支气管、细支气管和肺泡的上皮细胞，并在其中快速复制繁殖，既可直接造成上皮细胞变性、坏死或凋亡、脱落，也可导致淋巴细胞减少，免疫系统的紊乱或抑制，以及细胞因子水平升高，导致组织充血、水肿，血管通透性增加，液体、纤维素和白细胞渗出，从而引起 DAD、肺泡腔内水肿液和蛋白质渗出增多，甚至形成透明膜样结构，肺间质增厚，严重者可影响气体流通和交换能力。因此，患者咳嗽、气喘，重症者出现呼吸困难，低氧血症，甚至心肺功能衰竭，危及生命。

（刘德纯　赵云霞）

第二节　病理生理

　　临床研究提示，在冠状病毒肺炎患者体内也发生了一系列病理生理改变，主要表现为发热、缺氧，少数严重患者可发生急性呼吸窘迫综合征（acute respiratory distress syndrome，ARDS）、感染性休克和酸碱平衡紊乱等。

一、发热

　　发热是病毒感染常见的临床症状之一，也是许多感染性疾病所共有的基本病理过程。冠状病毒肺炎患者均有发热，体温可达 38℃或更高。COVID-19 患者检测指标以 37.3℃为隔离观察的起点，但也有不少患者没有明显的发热。根据体温调节调定点的理论，发热是在发热激活物的作用下使体温调节中枢的调定点上移而引起的调节性体温升高。冠状病毒作为外致热原激活体内的产内生致热原细胞，产生和释放大量内生致热原如白细胞介素 -1（interleukin-1，IL-1）、肿瘤坏死因子（tumor necrosis factor，TNF）、干扰素（interferon，IFN）、白细胞介素 -6（interleukin-6，IL-6）等，内生致热原的信息进入脑内，使脑内产生发热中枢调节介质前列腺素 E2（prostaglandin E2，PGE2）、环磷酸腺苷（cyclic adenosine monophosphate，cAMP）、精氨酸加压素（arginine vasopressin，AVP）、促黑细胞素（melanocyte stimulating hormone，MSH）等，作用于体温调节中枢使调定点上移，机体产热增加，散热减少，体温升高，导致发热。发热有助于激活机体的免疫系统，对抗病毒感染。

二、缺氧

　　缺氧是因供氧减少或氧利用障碍引起细胞发生代谢、功能和形态结构异常变化的病理过程。缺氧对机体的影响因缺氧的原因、速度、程度及患者的反应性而不同。对于冠状病毒肺炎患者，缺氧可引起头痛、胸闷、发绀、气促（RR≥30 次 / 分）、呼吸困难，甚至神志不清等。缺氧可影响机体各个系统，严重缺氧可损伤心肌舒缩功能，出现心律失常等。缺氧因供氧和氧利用障碍环节不同分为乏氧性缺氧、血液性缺氧、循环性缺氧和组织性缺氧。乏氧性缺氧是指由于吸入气氧分压降低，外呼吸功能障碍，或静脉血分流入动脉，血液从肺摄取的氧减少，以致动脉血氧含量减少，动脉血氧分压（arterial partial pressure of oxygen，PaO_2）降低，属于低张性低氧血症（hypotonic hypoxemia）。冠状病毒肺炎患者因肺水肿、肺实变、透明膜形成、DAD、间质炎细胞浸润等使肺功能受损，外呼吸功能障碍，导致肺泡通气量减少，血氧交换困难，血液溶解氧减少，PaO_2 降低，从而引起乏氧性缺氧。乏氧性缺氧时，血液中氧合血红蛋白含量减少，脱氧血红蛋白增多。当毛细血管血液中脱氧血红蛋白平均浓度超过 5 g/dL 时，皮肤黏膜呈青紫色，称为发绀（cyanosis）。

三、ARDS

ARDS 是由急性肺损伤引起的急性呼吸衰竭。患者表现为进行性呼吸窘迫、不易纠正的低氧血症，是重型冠状病毒肺炎的主要临床表现和死亡原因之一。急性肺损伤的原因很多，包括冠状病毒感染等，其发生机制尚未充分阐明。冠状病毒引起急性肺损伤的可能机制：①直接作用于肺泡上皮，引起细胞变性坏死和脱落，严重者引起 DAD；炎症过程中肺泡腔内大量渗出物积聚使肺组织实变，肺泡间隔增宽，影响气体交换。②通过激活白细胞、巨噬细胞和血小板，释放大量细胞因子，间接引起肺损伤。激活的细胞聚集于肺，黏附于毛细血管内皮，释放自由基、蛋白酶及炎症介质等，损伤肺泡上皮细胞及毛细血管内皮细胞，使血管壁通透性增强，引起肺水肿及透明膜形成，导致肺弥散功能障碍。炎症介质引起的肺血管收缩及肺内弥散性血管内凝血使部分肺泡血流不足，导致无效腔样通气。③肺泡Ⅱ型上皮细胞受损，肺泡表面活性物质产生减少，水肿液的稀释及肺泡代偿性过度通气消耗表面活性物质，使肺泡表面张力增加，肺顺应性降低，形成肺不张。某些炎症介质可引起支气管痉挛，使部分肺泡通气不足，导致功能性分流甚至解剖分流增加。ARDS 引起呼吸衰竭主要是由于肺弥散障碍、肺内分流及无效腔样通气导致肺换气功能障碍，因此，血氧变化表现为动脉血氧分压降低，属Ⅰ型呼吸衰竭（低氧血症型呼吸衰竭）。当肺病变广泛，极度严重时，肺总通气量减少，使动脉血二氧化碳分压增高可出现Ⅱ型呼吸衰竭。

四、休克

休克是指机体在严重失血、失液、感染、创伤等强烈致病因素作用下，有效循环血量急剧减少，组织血液灌流量严重不足，引起组织细胞缺血、缺氧，各重要生命器官的功能、代谢障碍及结构损伤的全身性病理过程。临床表现为面色苍白或发绀、四肢湿冷、脉搏细速、脉压缩小、尿量减少、神志淡漠等。休克时由于细胞受损可出现多器官功能障碍甚至衰竭。多器官功能障碍综合征（multiple organ dysfunction syndrome，MODS）是指在严重创伤、感染和休克时，原无器官功能障碍的患者在短时间内同时或相继出现两个或两个以上器官功能障碍。冠状病毒肺炎患者出现休克、呼吸衰竭，即被视为危重型，需要在重症监护治疗病房（intensive care unit，ICU）监护治疗。少数患者可死于 MODS。冠状病毒感染导致的休克为感染性休克，其发生机制尚不明确，可能有微循环机制和细胞机制同时起作用。冠状病毒可直接损伤靶细胞，也可通过活化白细胞、单核巨噬细胞、血小板和血管内皮细胞等产生和释放多种细胞因子、炎性介质、自由基等导致细胞损伤。体液中细胞因子的变化使微循环发生紊乱，生化指标异常。炎细胞过度激活使机体出现失控的自我持续放大和自我破坏的炎症，称为全身炎症反应综合征（systemic inflammatory response syndrome，SIRS），表现为播散性炎细胞活化和炎症介质大量入血（炎症介质瀑布），在远隔部位引起全身性炎症反应，损伤各脏器实质细胞。SIRS 也是休克时造成 MODS 的主要机制，病毒载量与病情发展也有密切关系。

五、酸碱平衡紊乱

在某些疾病或病理过程中，机体可因酸碱负荷过度、严重不足或调节机制障碍，导致体内酸碱稳态破坏。酸碱平衡紊乱常是某些疾病或病理过程的继发变化，但酸碱平衡紊乱一旦发生，会使病情变得复杂和严重，因此，及时发现和正确处理对疾病治疗至关重要。严重冠状病毒肺炎患者由于多种病理过程的存在，可出现混合性酸碱平衡紊乱。严重缺氧，无氧糖酵解增强，乳酸等代谢产物增多，呼吸衰竭和休克时可出现肾功能不全；肾小管排酸保碱功能障碍，可引起代谢性酸中毒。Ⅰ型呼吸衰竭时，因缺氧引起肺过度通气，可发生呼吸性碱中毒。Ⅱ型呼吸衰竭时大量二氧化碳潴留可引起呼吸性酸中毒。机体酸碱平衡紊乱往往又会引起电解质代谢紊乱，加重病情。

（刘德纯　赵云霞）

参 考 文 献

［1］ YIN Y, WUNDERINK R G. MERS, SARS and other coronaviruses as causes of pneumonia [J]. Respirology, 2018, 23: 130-137.

［2］ CUI J, LI F, SHI Z L. Origin and evolution of pathogenic coronaviruses [J]. Nat Rev Microbiol, 2019, 17: 181-192.

［3］ 李明远, 徐志凯. 医学微生物学 [M]. 3 版. 北京: 人民卫生出版社, 2015.

［4］ CHAN J F, YUAN S, KOK K H, et al. A familial cluster of pneumonia associated with the 2019 novel coronavirus indicating person-to-person transmission: a study of a family cluster [J]. Lancet, 2020, 395: 514-523.

［5］ WEISS S R, LEIBOWITZ J L. Coronavirus pathogenesis [J]. Adv Virus Res, 2011, 81: 85-164.

［6］ 王夏, 丁彦青. 从病原体、受体分布、病理改变和治疗原则分析严重急性呼吸综合征与新型冠状病毒感染疾病 [J]. 中华病理学杂志, 2020, 49 (6): 647-652.

［7］ TO K F, TONG J H, CHAN P K, et al. Tissue and cellular tropism of the coronavirus associated with severe acute respiratory syndrome: an in-situ hybridization study of fatal cases [J]. J Pathol, 2004, 202: 157-163.

［8］ LI W, MOORE M J, VASILIEVA N, et al. Angiotensin-converting enzyme 2 is a functional receptor for the SARS coronavirus [J]. Nature, 2003, 426 (6965): 450-454.

［9］ CHAN J F W, KOK K H, ZHU Z, et al. Genomic characterization of the 2019 novel human-pathogenic coronavirus isolated from a patient with atypical pneumonia after visiting Wuhan [J]. Emerging Microbes & Infections, 2020, 9 (1): 221-236.

［10］ 刘敏, 冯瑞娥, 李倩, 等. 流感病毒 H1N1、高致病性禽流感病毒 H5N1 和 SARS-CoV、MERS-CoV 及 2019-nCoV 所致病理改变及其致病机制的比较 [J]. 中华病理学杂志, 2020, 49 (5): 511-516.

［11］ MEYERHOLZ D K, LAMBERTZ A M, MCCRAY P B. Dipeptidyl peptidase 4 distribution in the human respiratory tract: implications for the Middle East respiratory syndrome [J]. Am J Pathol, 2016, 186 (1): 78-86.

［12］ TRIPATHY S, DASSARMA B, ROY S, et al. A review on possible modes of action of chloroquine/hydroxychloroquine: repurposing against SAR-CoV-2 (COVID-19) pandemic [J]. International Journal of Antimicrobial Agents, 2020, 56: 1-7.

［13］ GU J, GONG E C, ZHANG B, et al. Multiple organ infection and the pathogenesis of SARS [J]. The Journal of Experimental Medicine, 2005, 202 (3): 415-424.

［14］ XU Z, SHI L, WANG Y, et al. Pathological findings of COVID-19 associated with acute respiratory distress syndrome [J]. Lancet Respir Med, 2020, 8 (4): 420-422.

［15］ HUANG K J, SU I J, THERON M, et al. An interferon-gamma-related cytokine storm in SARS patients [J]. J Med Virol, 2005, 75 (2): 185-194.

［16］ ZHOU J, CHU H, LI C, et al. Active replication of Middle East respiratory syndrome coronavirus and aberrant induction of inflammatory cytokines and chemokines in human macrophages: implications for pathogenesis [J]. J Infect Dis, 2014, 209 (9): 1331-1342.

[17] WONG C K, LAM C W, WU A K, et al. Plasma inflammatory cytokines and chemokines in severe acute respiratory syndrome [J]. Clin Exp Immunol, 2004, 136 (1): 95-103.

[18] HE L, DING Y, ZHANG Q, et al. Expression of elevated levels of pro-inflammatory cytokines in SARS-CoV-infected ACE2 cells in SARS patients: relation to the acute lung injury and pathogenesis of SARS [J]. J Pathol, 2006, 210 (3): 288-297.

[19] CHU H, ZHOU J, WONG B H, et al. Middle East Respiratory Syndrome coronavirus efficiently infects human primary T lymphocytes and activates the extrinsic and intrinsic apoptosis pathways [J]. J Infect Dis, 2016, 213 (6): 904-914.

[20] DING Y Q, HE L, ZHANG Q L, et al. Organ distribution of severe acute respiratory syndrome (SARS) associated coronavirus (SARS-CoV) in SARS patients: implications for pathogenesis and virus transmission pathways [J]. J Pathol, 2004, 203: 622-630.

[21] BIAN X W, The COVID-19 Pathology Team. Autopsy of COVID-19 victims in China [J]. National Science Review, 2020, 7 (9): 1414-1418.

[22] WANG D, HU B, HONG C, et al. Clinical characteristics of 138 hospitalized patients with 2019 novel coronavirus-infected pneumonia in Wuhan, China [M]. JAMA, 2020, 323 (11): 1061-1069.

[23] DING Y Q, WANG H J, SHEN H, et al. The clinical pathology of severe acute respiratory syndrome (SARS): a report from China [J]. J Pathol, 2003, 200 (3): 282-289.

第五章　病理表现

第一节　SARS 病理表现

冠状病毒可以感染包括人类在内的多种宿主，在人类主要引起呼吸系统病变，但也可能引起淋巴组织、胃肠道、心脏、肝脏、肾脏、脑及分泌腺等多脏器疾病。

在病理学方面，对 SARS、MERS 和 COVID-19 的研究发现，它们的病理特征颇为相似。肺、血管和免疫系统是冠状病毒的主要靶器官。尸检肺组织病理均表现为 DAD。DAD 是肺内、外严重疾病（包括病毒感染）导致的以毛细血管内皮及肺泡上皮弥漫性损伤，血管通透性增强为基础，以肺水肿、透明膜形成为主要形态表现的一种病理变化，是以进行性呼吸窘迫和难治性低氧血症为临床特征的急性呼吸衰竭综合征。其病程一般分为渗出期及增生期。一般出现在发病 7～10 天内，主要表现为肺水肿及透明膜形成，而后进入增生期，表现为肺泡 II 型上皮增生、间质纤维母细胞（成纤维细胞）增生及机化、纤维化。少部分发生肺间质纤维化或形成蜂窝肺。

2003 年以来，中国内地、中国香港、新加坡、加拿大等国家及地区报道了大量 SARS 尸检病例，对 SARS 病变进行全面描述。根据这些尸检病理研究，可将 SARS 的病理变化归纳为肺部病变、免疫器官损伤、血管病变、全身中毒性改变 4 个方面。

一、肺部病变

在 SARS 患者尸检中发现，由于充血、出血和炎症改变，双肺明显肿胀膨隆，体积增大，重量增加。表面及切面均呈灰红、紫红或暗红色，可见斑块状实变或大片性实变，质地较韧，且可见片状或散在出血灶，并可有暗红色液体流出。

肺部炎症镜下主要表现为 DAD，大致分为渗出期（急性期）和增生期（机化期）。①渗出期：常见肺组织充血、出血、水肿、纤维蛋白及炎细胞渗出、肺透明膜形成（图 5-1-1）和 II 型肺泡上皮增生。所有病例均可见灶性分布的肺泡上皮细胞病变，表现为细胞体积增大，胞质内嗜双色颗粒，细胞核增大，不规则、有明显的嗜酸性核仁。部分肺泡腔内有多量脱屑的肺泡上皮细胞（脱屑性肺泡炎），巨噬细胞或肺泡上皮各自融合而成的合胞体多核巨细胞（图 5-1-2），可分别用免疫组化加以证实。渗出物含有大量单核细胞、淋巴细胞和浆细胞。少数单核巨噬细胞存在凋亡现象。②增生期：部分小气道及肺泡内渗出物机化，伴间质炎细胞浸润、纤维化和蜂窝肺形成等，也可见血管炎和血管内纤维素性微血栓形成。以上病理改变均以胸膜下区域更为典型。特征性表现为肺泡细胞内查见病毒包涵体（图 5-1-3），电镜下可见冠状病毒样颗粒（图 5-1-4），原位杂交可发现病毒核酸，免疫组化标记可以显示该病毒抗原，证明为病毒感染。尸检发现 DAD 分期与病程显著相关，发病到死亡的病程小于 14 天者多为 DAD 渗出期，大于 14 天者则表现为 DAD 增生期，伴机化及纤维化。少

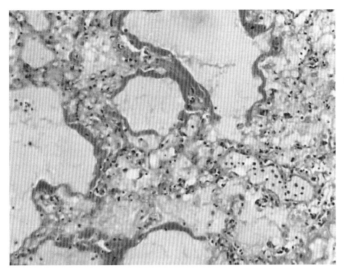

图 5-1-1　肺透明膜病理图片

肺透明膜是由蛋白性物质形成一层红染物质，紧贴着肺泡壁，影响气体交换。（图片由南方医科大学丁彦青教授提供）

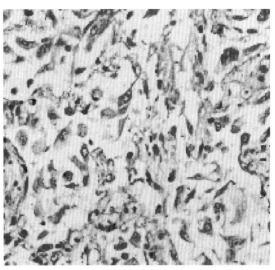

图 5-1-2　肺泡脱落细胞病理图片

肺泡腔内充满脱落的肺泡上皮及浸润的单核巨噬细胞，可用免疫组化分别证实。（图片由南方医科大学丁彦青教授提供）

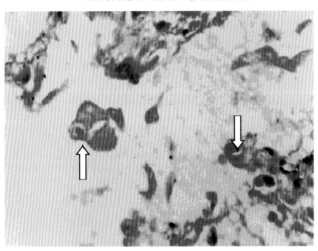

图 5-1-3　病毒包涵体病理图片

肺泡上皮胞质内可见病毒包涵体，呈粉红色，周围有空晕（箭头），可经免疫组化和特殊染色证实。（图片由南方医科大学丁彦青教授提供）

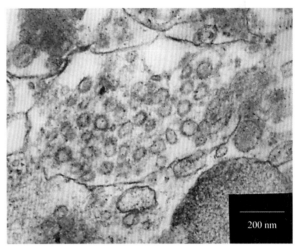

图 5-1-4　病毒样颗粒病理图片

透射电镜：肺泡上皮胞质中扩张的内质网内可见大量病毒样颗粒（局部放大），直径为 70～90 nm。（图片由南方医科大学丁彦青教授提供）

数尸检病例中还发现合并细菌性肺炎、肺曲霉菌或巨细胞病毒感染等。

二、免疫器官损伤

在 SARS 患者尸检中发现，淋巴结和脾脏也常发生免疫损伤的病变。①脾脏包膜皱缩，体积明显缩小；白髓和边缘窦淋巴组织大片坏死，固有淋巴组织萎缩、淋巴细胞明显减少、单核巨噬细胞增生；动脉周围淋巴鞘结构紊乱；红髓区巨噬细胞增生，可见吞噬红细胞和淋巴细胞现象，红髓区可见灶性出血和片状坏死。由于凝血机制异常和血管炎性病变，常见脾脏贫血性梗死。②淋巴结内多灶性出血坏死，淋巴滤泡萎缩或消失，生发中心消失，淋巴细胞明显减少。免疫组织化学染色显示脾脏和淋巴结内 CD_4T 细胞和 CD_8T 细胞均减少，B 淋巴细胞也减少，而单核巨噬细胞大量增生，细胞活性增加。脾脏和淋巴结组织内均有大量 ACE2 表达，特别是巨噬细胞，这些免疫器官的病变可能由于病毒的直接攻击和间接免疫损伤所致，提示 SARS-CoV 可导致免疫损伤。

三、血管病变

病毒侵入血管，可造成多种器官和组织（如肺、心脏、肾脏、肾上腺、大脑、横纹肌间）内小静脉内皮细胞增生、肿胀、变性、凋亡，血管壁水肿，血管壁破坏及弥漫性单核细胞、淋巴细胞及中性粒细胞浸润（血管炎），肺部血管可见纤维素性坏死、血管内血栓形成，肺、肾上腺可见微血栓形成、炎细胞浸润，部分小血管壁纤维素样坏死或透明血栓形成、血栓栓塞等。

四、全身中毒性改变

冠状病毒可侵入肺部血管和淋巴管，随血流（病毒血症）进入肺外器官，引起肺、肝、心、脑、肾、肾上腺等器官组织实质细胞变性、灶性坏死、出血，间质淋巴细胞单核细胞浸润（间质性炎），横纹肌肿胀变性，脑神经细胞变性肿胀，肠管节段性出血，骨髓各系造血细胞减少及出现噬血细胞现象等。这些病变可能与病毒血症引起的全身中毒反应有关，但也可能为冠状病毒感染所致，因为，在呼吸道上皮、消化道上皮、肾远曲小管上皮及皮肤汗腺细胞内 SARS-CoV 核衣壳蛋白单抗及 SARS-CoV RNA 聚合酶均呈强阳性表达。

鉴于上述病理变化，丁彦青团队等研究者认为 SARS 是一个由病毒引起的全身多器官损伤性疾病，肺是主要损伤的靶器官。

（刘德纯　赵云霞）

第二节　MERS 病理表现

在 MERS 死亡病例的尸检研究中发现的病变与 SARS 者相似，常见病变为 DAD，肺外器官也可受累。

肺部病变表现为急性肺水肿、肺泡炎、肺实变和间质炎，比较特征性的病变为透明膜形成，肺泡腔内大量炎细胞浸润、纤维素渗出及肺泡上皮坏死脱落，致使肺实变，Ⅱ型肺泡上皮增生和细胞病变，合胞体多核细胞形成，间质淋巴细胞浸润等，也可见灶性肺出血、梗死、胸腔积液。晚期可出现机化性肺炎和间质纤维化。肺部很少见到中性粒细胞和病毒包涵体。

肺外病变，可见急性肾损伤、轻度门脉和小叶性肝炎、骨骼肌纤维坏死萎缩，淋巴结可见淋巴滤泡的消失和滤泡间区淋巴细胞反应性增生，在重症病例中急性肾损伤的发生率高达 75%。大脑和心脏未发现明显组织病理学改变。

（刘德纯　赵云霞）

第三节　COVID-19 病理表现

对于 COVID-19 患者，国内已进行系统尸检 37 例和微创尸检 54 例，欧美国家也有一些报道。以目前收集到的活检和尸检资料来看，SARS-CoV-2 感染的病变病理特征与 SARS-CoV 感染者相似，但也有一些差异。通常以肺部病变为主，也可见肺外多处器官和组织病变；以感染性病变为主，也可见多种基础性疾病或伴随性疾病的病变。

一、肺部病变

肉眼可见肺组织肿胀，弹性降低，质量增加，质地变韧，呈不同程度的实变，而失去肺固有的海绵感。表面因弥漫性充血、出血而呈紫红或暗红色，局部紫褐色，出血灶呈斑片状或点状，也可见局部大片出血。胸膜增厚，可较粗糙，也可与肺组织粘连。切面可见灰白色斑片状实变病灶和紫红色出血区。灰白色实变区与紫红色出血区可交替出现，实变区因肺泡腔内渗出物较多，可挤出黏稠液体，出血区有血性液体流出。气管支气管腔黏膜充血，分泌物增加，其中可见白色泡沫状液体。胸腔内可有少量积液。尸检肉眼所见与影像学改变情况相符合，影像学所见磨玻璃影与肉眼所见肺内灰白色实变病灶对应，多见于胸膜下，提示 COVID-19 主要引起深部气道和肺泡损伤。

肺部主要病理变化集中在肺泡和各级支气管，组织学改变主要表现为 DAD，即以肺泡和肺间质急性弥漫性炎性改变为主要改变，也可分为渗出期（急性期）和增生期（机化期）。

（一）渗出期病变

渗出期相当于临床早期和进展期。在 COVID-19 初期，有些患者并未发生肺炎，而是因其他疾病如肺癌、结肠癌、脑瘤、卵巢肿瘤等入院手术，为我们了解感染早期肺部病变提供了一个机会。武汉三家医院病理科曾检查 4 例因肺癌入院的 SARS-CoV-2 感染者的肺部病变。在肺癌之外，尚见如下斑块状或弥漫性病变：①肺泡壁和间质血管扩张充血，通透性增加，致使肺泡腔内浆液渗出，造成肺水肿，其中含有蛋白质、纤维素样或小球状的蛋白性渗出物，可形成黏液样物质，也可沿肺泡腔内侧形成透明膜（图 5-3-1、图 5-3-2）。②随病变进展，在血管通透性及炎性趋化因子的影响下，肺泡腔内充满大量炎性渗出物，主要为浆液、纤维素及大量单核巨噬细胞，少量的淋巴细胞和多核巨细胞，并可见脱落的肺泡上皮，导致肺实变，有时可见多少不等的中性粒细胞渗出。肺泡腔内大量单核巨噬细胞的渗出是机体抵抗病原体的主动反应。③肺泡上皮为 SARS-CoV-2 的靶细胞，因而有明显的损伤，发生变性、坏死、脱落，类似脱屑性肺炎；肺泡上皮细胞也可肿胀增大，主要是Ⅱ型肺泡上皮局灶性或广泛增生，可呈"鞋钉样"竖起（图 5-3-3、图 5-3-4），也可见肺泡上皮细胞融合形成多核巨细胞，多核巨细胞一般 2～3 个核，也可多达 10～15 个。④Ⅱ型肺泡上皮和巨噬细胞内可出现胞质内或核内包涵体（图 5-3-5、图 5-3-6），病毒包涵体是病毒蛋白质和病毒颗粒在宿主细胞内大量增殖积聚形成的。病毒包涵体在增生的Ⅱ型肺泡上皮及巨噬细胞胞质内呈单个或多个存在，圆形、卵圆形，嗜酸性，包涵体周围呈空晕状。在光镜下，病毒包涵体对病毒感染的诊断有重要价值。也有人在肺泡上皮内查见病毒核酸序列，支持病毒感染。⑤肺间质内有多少不等的单核巨噬

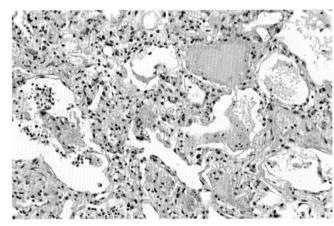

图 5-3-1　COVID-19 早期病变的病理图片（一）

患者肺部血管扩张充血，肺泡腔内有多少不等的蛋白性液体渗出，导致肺水肿，间质内淋巴细胞浸润。（图片由首都医科大学附属北京佑安医院李宏军主任提供）

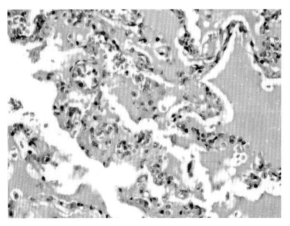

图 5-3-2　COVID-19 早期病变的病理图片（二）

患者肺部血管扩张充血，肺泡腔内有较多蛋白性液体渗出，导致肺水肿，其中含有漏出的红细胞。局部有透明膜形成趋势。（图片由武汉大学附属人民医院袁静萍主任提供）

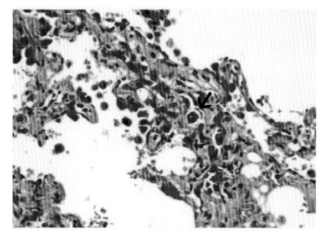

图 5-3-3　肺泡上皮增生（一）

COVID-19 患者，Ⅱ型肺泡上皮增生，体积增大，细胞核增大、深染，其中一些具有可疑病毒包涵体（箭头）。（图片经武汉大学附属中南医院田素芳、肖书渊教授同意引用）

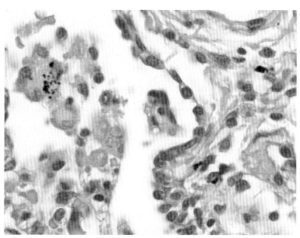

图 5-3-4　肺泡上皮增生（二）

COVID-19 患者，Ⅱ型肺泡上皮增生，体积增大，肺泡腔内可见脱落的肺泡上皮和渗出的炎细胞。间质内可见淋巴细胞浸润。（图片由武汉大学附属人民医院袁静萍主任提供）

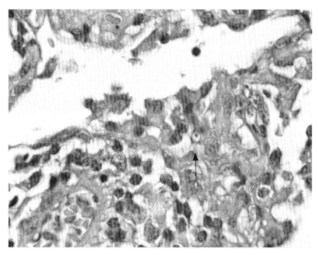

图 5-3-5　病毒包涵体（一）

肺泡腔内可见散在或簇状上皮细胞和巨噬细胞，个别细胞质内见粉红色病毒包涵体（箭头），周围有空晕。（图片由武汉大学附属人民医院袁静萍主任提供）

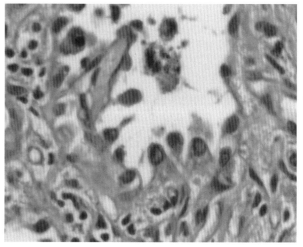

图 5-3-6　病毒包涵体（二）

肺泡上皮细胞核内可见紫红色包涵体，周围无空晕。肺间质内可见淋巴细胞浸润。（图片由武汉大学附属人民医院袁静萍主任提供）

细胞和淋巴细胞浸润（图 5-3-1、图 5-3-4），形成间质性肺炎；肺间质增宽，浸润的淋巴细胞以 CD_4T 细胞为主，还有一些 CD_8T 细胞和 B 细胞，浆细胞很少见。这些表现提示有细胞免疫反应参与。外周血中淋巴细胞减少也可能与 T 细胞的渗出有关。间质内亦可见微血栓形成和小血管炎，血管周围主要是 T 细胞浸润。⑥支气管黏膜充血水肿，某些区域上皮细胞剥脱，脱落的上皮与坏死物、渗出物、黏液混杂在一起，形成支气管栓（黏液栓），支气管栓主要集中在细支气管和终末细支气管。气道（特别是小气道）的这些病变加重了通气阻塞。如果气道和肺泡内容物被液化吸收或咳出而消失，病变消退，则病情可转向康复。

（二）增生期病变

增生期大致相当于临床重症和晚期，在疾病持续时间长的病例中病变呈大小不等的斑片状分布，上述病变更明显，并出现机化性病变。镜下表现：①肺出血，呈散在多灶性分布，大小不等，出血区域呈紫红色，镜下见大量红细胞，仅见肺泡结构轮廓，符合坏死或出血性梗死。间质内亦可见血管炎表现，小血管内可能有微血栓（透明血栓/微血栓和混合血栓）形成，也可见血栓栓塞。部分急性期患者也可发生肺出血。②病变区域肺泡腔内蛋白性炎性渗出更明显，内见富含蛋白质的渗出液、红细胞、纤维素和分散的蛋白质小球，肺泡腔边缘仍有透明膜形成。③肺泡腔内炎细胞更显著，形成肺泡炎，主要为单核巨噬细胞或多核巨细胞、淋巴细胞和浆细胞，常见泡沫细胞形成，或有中性粒细胞渗出；有研究者观察到肉芽肿样结节，由纤维素、炎性细胞和多核巨细胞组成（图5-3-7）。④肺泡上皮细胞增生、肿胀、变形，或变性坏死脱落，出现病毒性细胞病变，特征为颗粒状胞质，核增大、深染，核仁明显，也可见双核或多核的合胞体巨细胞，为肺泡上皮融合所致，其中一些细胞内可查见病毒包涵体。⑤肺组织实变并逐渐机化，可见梭形成纤维细胞增生，形成团块状，填塞肺泡腔，形成机化性肺炎，造成肺泡纤维性闭塞。肺组织实变、肉质变和机化是患者呼吸困难和缺氧进而呼吸衰竭的主要病理基础，实变机化范围越广泛，缺氧症状越显著。⑥肺泡壁和间质可见充血水肿，炎性浸润，形成间质性肺炎，以淋巴细胞为主（图5-3-8），也可见巨噬细胞，间质成纤维细胞增生，胶原纤维增多，使间质弥漫性增厚，并可见机化灶融合，扩大或加重肺间质纤维化（图5-3-9、图5-3-10），马森（Masson）染色可清晰显示增生的纤维。少数肺泡过度充气膨胀，肺泡隔断裂或囊腔形成。胸膜也可发生纤维性增厚。⑦支气管黏膜慢性炎，支气管黏膜内黏液细胞增多，黏液分泌增加，与脱落细胞混合而成黏稠液体，或形成黏液栓，也可见支气管上皮鳞状化生。

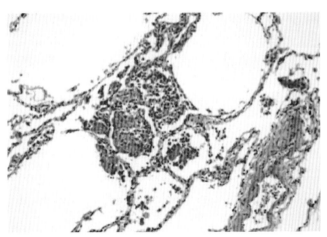

图 5-3-7　肉芽肿样结节

由纤维蛋白、炎性细胞和多核巨细胞组成。（图片经武汉大学附属中南医院田素芳、肖书渊教授同意引用）

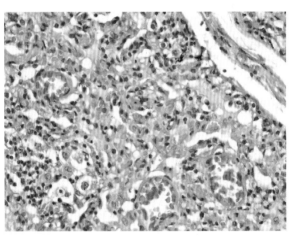

图 5-3-8　间质性肺炎

图示肺间质充血，红细胞漏出，单核巨噬细胞和淋巴细胞浸润，使间质增宽。（图片由武汉大学附属人民医院袁静萍主任提供）

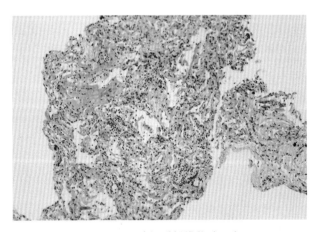

图 5-3-9　肺间质纤维化（一）

肺间质纤维化，可见间质增宽，纤维组织增生伴慢性炎细胞浸润，局部呈玻璃样变。（图片由首都医科大学附属北京佑安医院李宏军主任提供）

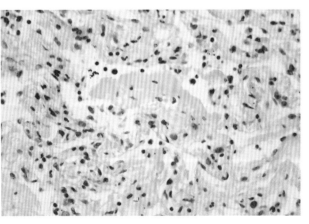

图 5-3-10　肺间质纤维化（二）

高倍镜下可见成纤维细胞增生，局部胶原化玻璃样变性，少量淋巴细胞浸润。（图片由首都医科大学附属北京佑安医院李宏军主任提供）

事实上，在疾病进展过程中，上述浸润性和机化性病变是一个连续的过程，并不能截然划分。在尸检病例中，仔细观察肺组织的不同区域，上述病变都可能发现。病变的多样性说明肺部病变的进展并非同步。

二、肺外病变

在 COVID-19 尸检中发现不同程度的肺外病变。①淋巴造血组织病变：脾脏明显缩小，并有灶性出血坏死，脾脏中常见出血和贫血性梗死，巨噬细胞增生并可见吞噬现象。淋巴结内也可见局灶坏死；免疫组化显示脾脏和淋巴结内 CD_4 和 CD_8 阳性 T 细胞减少，提示细胞免疫功能损伤。多数病例的骨髓中红细胞系、髓细胞系和巨核细胞减少，而少数病例显示增生。②肝胆病变：肝脏肿大，包膜紧张，颜色暗红；肝细胞脂肪变性，严重者可见斑点状、小块状、桥接或大块坏死，坏死灶内及坏死灶周围可见单核细胞及中性粒细胞浸润；肝窦充血，可见库普弗（Kupffer）细胞增生；汇管区轻度炎症反应，可见淋巴细胞和单核细胞浸润，微血栓形成。胆囊充盈、增大，胆囊黏膜见慢性炎性病变。③心血管病变：心肌细胞可见变性肿胀，散在性小灶性坏死，间质水肿，坏死部位可见少量单核细胞、淋巴细胞和（或）中性粒细胞的轻度浸润，部分血管内皮细胞脱落，有内膜炎和血栓形成。心外膜可见少量炎性细胞浸润。部分器官（肺、心脏）血管内膜炎及全层血管炎，血管内皮脱落及血栓形成，部分脏器内可见微血栓。前列腺、下肢静脉等血管内也可见血栓形成。④肾脏病变：表现为肾小球毛细血管网充血，节段性增生或坏死，肾小球球囊腔内有絮状蛋白质渗出。近曲小管表现为上皮细胞肿胀变性、灶性坏死和上皮剥脱；远曲小管内常见透明管型形成，肾间质内血管充血，轻度炎细胞浸润和灶性纤维增生，部分小血管内可见微血栓。⑤大脑脑膜及脑组织充血、水肿，部分神经元变性。某些病例显示嗜神经现象和卫星现象及神经元缺血性改变，炎细胞浸润于血管周围区域，灶性脑梗死，少数病例发生脑疝。目前，尚未见病毒性脑炎的病理学证据。⑥其他组织：食管、胃和肠黏膜上皮表现出不同程度的变性、坏死和剥落。肾上腺皮质变性，灶性出血坏死，坏死灶周围及坏死灶内可见单核细胞、淋巴细胞及中性粒细胞浸润。膀胱大多数高度充盈，黏膜上皮脱落。偶尔检测到胰岛细胞变性和溶解或小灶状坏死。睾丸显示出不同程度的生精细胞减少和损伤。睾丸组织内含有 ACE2 受体，精液中可检出病毒核酸。这些病变大致符合病毒感染所致的间质性炎症，抑或是药物的影响。

三、基础病变

尸检对象多是老年人尸体，故常见基础性疾病或伴发性疾病。①呼吸系统疾病，如慢性支气管炎、支气管扩张症、肺纤维化、肺气肿和肺大泡等；②心血管疾病，如大中型动脉的粥样硬化、动脉瘤破裂、心脏肥大、老年性心肌梗死、小动脉硬化等；③消化系统疾病，如病毒性肝炎、肝硬化、慢性肝炎、结石性胆囊炎等；④泌尿生殖系统疾病，如慢性肾小球肾炎、肾囊肿、慢性膀胱炎、良性前列腺增生等；⑤骨髓脂肪化和纤维化等；⑥脑部病变，如老年性脑梗死、脂褐素蓄积、淀粉样物沉积等。这些病变与 SARS-CoV-2 引起的急性损伤相结合，构成了多器官功能障碍综合征的病理学基础，其中肺、心、肾和肝的病变造成更为严重的后果。

四、死亡原因

国内尸检病例显示，COVID-19 的主要死亡原因是多器官功能障碍综合征，尤其是急性呼吸窘迫综合征，某些尸检病例则死于并发症或基础疾病，包括肺部严重感染（细菌、真菌或多种感染）、肺栓塞、梗死或出血性休克等。而在欧洲的 COVID-19 尸检中，发现血栓形成及其相关的出血、栓塞和梗死比较普遍。欧洲部分患者因静脉血栓脱落导致肺栓塞或脑栓塞而死亡。据意大利尸检报道，弥散性血管内凝血是主要病变，COVID-19 主要死亡原因是静脉血栓形成。德国也发现有些患者因血栓形成，导致肺栓塞，引起死亡。法国、荷兰的研究发现约 30% 患者发生弥散性血管内凝血。所以他们提倡抗凝治疗。在德国的大宗尸检研究中，提出患者的基础疾病如心血管疾病、肝脏或肾脏疾病是重要死因，SARS-CoV-2 感染只是诱发或促进了病情恶化，肺部病变并非直接死因。我国重症 COVID-19 患者中深静脉血栓形成者有报道高达 85%。总之，患者严重缺氧或呼吸窘迫，血栓形成及栓塞，出血、休克或弥散性血管内凝血，以及继发机会性感染和多器官功能衰竭，都是患者死亡的可能原因。

五、病理诊断与鉴别诊断

在病理诊断方面，冠状病毒肺炎缺乏显著的特异性病变，需要与流感病毒、副流感病毒、腺病毒、巨细胞病毒、呼吸道合胞病毒、鼻病毒及人偏肺病毒等其他已知病毒性肺炎鉴别，与肺炎支原体肺炎、衣原体肺炎及细菌性肺炎等非病毒性疾病鉴别。此外，还要与非感染性疾病，如血管炎、结节病等的肺部病变和机化性肺炎等鉴别。关键是在肺部病灶内原位检出病毒成分，病毒包涵体是病毒性肺炎的重要诊断线索，但可形成包涵体的病毒很多，如腺病毒、巨细胞病毒、单纯疱疹病毒、麻疹病毒及呼吸道合胞病毒等，仍需鉴别。

利用电镜检查病毒颗粒、用免疫组化检查病毒抗原、用原位杂交检查病毒核酸、用 RT-PCR 检测病毒基因序列等，已在 SARS 和 MERS 的诊断研究中大量应用。在 COVID-19 病理标本中，在气管和支气管黏膜上皮和 Ⅱ 型肺泡上皮细胞胞质内可用电镜观察到冠状病毒颗粒，免疫组化染色显示表达 ACE2 的一些气管和支气管黏膜上皮细胞和 Ⅱ 型肺泡上皮细胞及浸润性巨噬细胞对 SARS-CoV-2 蛋白呈阳性反应。通过基于 qRT-PCR 的病毒核酸检测，气管和肺组织中 SARS-CoV-2 核酸检测呈阳性。在支气管和肺泡上皮、肺门淋巴结、脾脏、心脏、肝脏、胆囊、肾脏、胃、乳腺、睾丸、皮肤、鼻咽和口腔黏膜中也检测到 SARS-CoV-2 的 RNA 和病毒颗粒，足以证实其病因，同时提示 SARS-CoV-2 可能有更广泛的靶器官。

（刘德纯　赵云霞）

参 考 文 献

［1］ LIU J, ZHENG X, TONG Q X, et al. Overlapping and discrete aspects of the pathology and pathogenesis of the emerging human pathogenic coronaviruses SARS-CoV, MERS-CoV, and 2019-nCoV [J]. J Med Virol, 2020, 92: 491-494.

［2］ YIN Y, WUNDERINK R G. MERS, SARS and other coronaviruses as causes of pneumonia [J]. Respirology, 2018, 23: 130-137.

［3］ 王夏, 丁彦青. 从病原体、受体分布、病理改变和治疗原则分析严重急性呼吸综合征与新型冠状病毒感染疾病 [J]. 中华病理学杂志, 2020, 49 (6): 647-652.

［4］ 刘敏, 冯瑞娥, 李倩, 等. 流感病毒 H1N1、高致病性禽流感病毒 H5N1 和 SARS-CoV、MERS-CoV 及 2019-nCoV 所致病理改变及其致病机制的比较 [J]. 中华病理学杂志, 2020, 49 (5): 511 -516.

［5］ DING Y Q, WANG H J, SHEN H, et al. The clinical pathology of severe acute respiratory syndrome (SARS): a report from China [J]. J Pathol, 2003, 200 (3): 282-289.

［6］ 丁彦青, 卞修武. 从 SARS 尸体解剖发现, 浅析新型冠状病毒感染疾病 (COVID-19) 的若干问题 [J]. 中华病理学杂志, 2020, 49 (4): 291-293.

［7］ 刘彤华. 诊断病理学 [M]. 3 版. 北京: 人民卫生出版社, 2014: 224-228.

［8］ DING Y Q, HE L, ZHANG Q L, et al. Organ distribution of severe acute respiratory syndrome (SARS) associated coronavirus (SARS-CoV) in SARS patients: implications for pathogenesis and virus transmission pathways [J]. J Pathol, 2004, 203: 622-630.

［9］ 陈杰, 张宏图, 谢永强, 等. 严重急性呼吸综合征的病理改变 [J]. 中华病理学杂志, 2003, 32 (6): 516-520.

［10］裴斐, 郑杰, 高子芬, 等. 严重急性呼吸综合征患者尸解肺标本的病理改变和致病机制研究 [J]. 中华病理学杂志, 2005, 34 (10): 656-660.

［11］FRANKS T J, CHONG P Y, CHUI P, et al. Lung pathology of severe acute respiratory syndrome (SARS): A study of 8 autopsy cases from Singapore [J]. Hum Pathol, 2003, 34: 743-748.

［12］TSE G M K, TO K F, CHAN P K S, et al. Pulmonary pathological features in corona- virus associated severe acute respiratory syndrome (SARS) [J]. J Clin Pathol, 2004, 57: 260-265.

［13］HWANG D M, CHAMBERLAIN D W, POUTANEN S M, et al. Pulmonary pathology of severe acute respiratory syndrome in Toronto [J]. Modern Pathology, 2005, 18: 1-10.

［14］LANG Z, ZHANG L, ZHANG S, et al. Pathological study on severe acute respiratory syndrome [J]. Chin Med J, 2003, 116: 976-980.

［15］MAZZULLI T, FARCAS G A, POUTANEN S M, et al. Severe acute respiratory syndrome- associated coronavirus in lung tissue [J]. Emerging Infect Dis, 2004, 10: 20-24.

［16］NICHOLLS J M, POON L L M, LEE K C, et al. Lung pathology of fatal severe acute respiratory syndrome [J]. Lancet, 2003, 361 (9371): 1773-1778.

［17］CHEUNG O Y, CHAN J W, NG C K, et al. The spectrum of pathological changes in severe acute respiratory syndrome (SARS) [J]. Histopathology, 2004, 45 (2): 119-124.

［18］FARCAS G A, POUTANEN S M, MAZZULLI T, et al. Fatal severe acute respiratory syndrome is associated with multiorgan involvement by coronavirus [J]. J Infect Dis, 2005, 191: 193-197.

［19］WANG H, DING Y, LI X, et al. Fatal aspergillosis in a patient with SARS who was treated with corticosteroids [J]. N Engl J Med, 2003, 349: 507-508.

［20］GU J, GONG E C, ZHANG B, et al. Multiple organ infection and the pathogenesis of SARS [J]. The Journal of Experimental Medicine, 2005, 202 (3): 415-424.

［21］TO K F, TONG J H, CHAN P K, et al. Tissue and cellular tropism of the coronavirus associated with severe acute respiratory syndrome: an in-situ hybridization study of fatal cases [J]. J Pathol, 2004, 202: 157-163.

［22］CHU H, ZHOU J, WONG B H, et al. Middle East respiratory syndrome coronavirus efficiently infects human primary T lymphocytes and activates the extrinsic and intrinsic apoptosis pathways [J]. J Infect Dis, 2016, 213 (6): 904-914.

［23］NG D L, AL HOSANI F, KEATING M K, et al. Clinicopathologic, immunohistochemical and ultrastructural findings of a fatal case of Middle East respiratory syndrome coronavirus infection in the United Arab Emirates [J]. Am J Pathol, 2016, 186 (3): 652-658.

［24］ALSAAD K O, HAJEER A H, BALWI M, et al. Histopathology of Middle East respiratory syndrome coronovirus (MERS-CoV) infection-clinico-pathological and ultra- structural study [J]. Histopathology, 2018, 72 (3): 516-524.

［25］WALKER D H. Value of autopsy emphasized in the case report of a single patient with Middle East respiratory syndrome [J]. Am J Pathol, 2016, 186 (3): 507-510.

［26］XU Z, SHI L, WANG Y, et al. Pathological findings of COVID-19 associated with acute respiratory distress syndrome [J]. Lancet Respir Med, 2020, 8 (4): 420-422.

［27］国家卫生健康委员会, 国家中医药管理局. 新型冠状病毒肺炎诊疗方案 (试行第 8 版) [J]. 传染病信息, 2020, 33 (4): 289-296.

［28］BIAN X W. The COVID-19 Pathology Team. Autopsy of COVID-19 victims in China [J]. National Science Review, 2020, 7 (9): 1414-1418.

［29］HUANG C L, WANG Y M, LI X W, et al. Clinical features of patients infected with 2019 novel coronavirus in Wuhan, China [J]. Lancet, 2020, 395 (10223): 497-506.

［30］刘茜, 王荣帅, 屈国强, 等. 新型冠状病毒肺炎死亡尸体系统解剖大体观察报告 [J]. 法医学杂志, 2020, 36 (1): 1-3.

［31］况东, 许三鹏, 胡愉, 等. 肺癌合并新型冠状病毒感染患者手术标本病理改变 [J]. 中华病理学杂志, 2020, 49 (5): 471-473.

［32］TIAN S, HU W, NIU L, et al. Pulmonary pathology of early phase 2019 novel coronavirus (COVID-19) pneumonia in two patients with lung cancer [J]. J Thorac Oncol, 2020, 15: 700-704.

［33］许三鹏, 况东, 胡愉, 等. 新型冠状病毒在病理石蜡样本中检测方法的探索 [J]. 中华病理学杂志, 2020, 49 (4): 354-357.

［34］吴钧华, 李想, 黄博, 等. 新型冠状病毒感染疾病十例穿刺尸检肺部病理学改变 [J]. 中华病理学杂志, 2020, 49 (6): 568-575.

［35］姚小红, 李廷源, 何志承, 等. 新型冠状病毒肺炎 (COVID-19) 三例遗体多部位穿刺组织病理学研究 [J]. 中华病理学杂志, 2020, 49 (5): 411-417.

［36］许霞, 常晓娜, 潘华雄, 等. 新型冠状病毒感染疾病十例穿刺尸检病例脾脏病理学改变 [J]. 中华病理学杂志, 2020, 49 (6): 576-582.

第六章　临床表现

第一节　SARS 临床表现

　　SARS 潜伏期为 1～10 天（平均 5 天），发热期多持续 3 天，继而出现干咳、呼吸短促和低氧血症，有 10%～40% 的病例需要机械通气支持。最常见的临床症状和体征是发热、咳嗽、呼吸困难、肌痛、乏力和湿啰音。常见的实验室异常包括轻度白细胞计数减少，淋巴细胞计数减少，谷草转氨酶、谷丙转氨酶、乳酸脱氢酶和肌酸激酶升高。SARS 的治疗包括支持性措施和经验性使用利巴韦林，确诊需参考实验室病原学检查。影像学检查在该病的早期诊断和鉴别诊断上起着重要的作用，并应用于监测病变的动态变化以了解临床治疗效果。

（赵大伟）

第二节　MERS 临床表现

　　MERS 潜伏期为 2～14 天，通常为 5～6 天。MERS-CoV 感染的临床表现从无症状或者轻微呼吸道症状，到发生严重急性呼吸道疾病及死亡不等。但多数 MERS-CoV 确诊病例都患有严重的急性呼吸道疾病，主要表现为发热、咳嗽、呼吸急促。起病急，高热，体温可达 39～40℃，可伴有畏寒、寒战、胸痛、头痛、全身肌肉关节酸痛、乏力和食欲减退等症状。在肺炎基础上，临床病变进展迅速，很快发展为呼吸衰竭、急性呼吸窘迫综合征或多器官功能衰竭，特别是急性肾功能衰竭，甚至危及生命。个别病例（如免疫缺陷病例）可能有腹泻等非典型临床表现。尽管大多数病例会出现严重的呼吸道和胃肠道同时感染的临床症状，但在老年人群、免疫系统功能低下人群和患有癌症、慢性肺部疾病和糖尿病等慢性患者中临床表现更为严重。

（袁　虹　何玉麟）

第三节　COVID-19 临床表现

一、主要临床表现及病程

　　基于目前的流行病学调查，本病潜伏期为 1～14 天，多数为 3～7 天，目前发表的文献报道认为中位潜伏期为 3 天。按病程发展，临床上一般分为三期。

早期（病程 1~7 天）：大部分患者的临床症状以发热、干咳、乏力为主，发热通常为低热或者中等程度发热，少数患者伴有鼻塞、流涕、咽痛、肌痛和腹泻等症状。文献报道最常见的症状是发热（87.9%）和咳嗽（67.7%），而腹泻（3.7%）和呕吐（5.0%）很少见。

进展期：一般从第 2 周开始，部分患者发热和咳嗽、乏力症状明显加重，重症患者出现呼吸困难和（或）低氧血症，严重者可快速进展为急性呼吸窘迫综合征、脓毒症休克、难以纠正的代谢性酸中毒和出凝血功能障碍及多器官功能衰竭等，部分重型、危重型患者病程中可一直为中低热，甚至无明显发热。

恢复期：普通型病例在第 2 周后期开始进入恢复期，表现为体温恢复正常，咳嗽和乏力症状明显缓解，重型病例可能在病程 4~6 周后进入恢复期，体温正常后乏力、气促等症状持续时间较长。

轻型患者可以全程仅表现为低热、轻微乏力等，无肺炎表现，部分患者全程无明显症状，但是胸部 CT 筛查发现肺部有磨玻璃影。

多数患者预后良好，少数患者病情危重。老年人和伴有慢性基础疾病者预后较差，儿童和青少年病例症状相对较轻。

二、临床分型及临床特征

（1）轻型：临床症状轻微，影像学未见肺炎表现。

（2）普通型：具有发热、呼吸道等症状，影像学可见肺炎表现。

（3）重型：符合下列任意一条则为重型病例。

① 出现气促，呼吸频率（respiratory rate，RR）≥30 次 / 分；

② 静息状态下，指氧饱和度≤93%；

③ 动脉血氧分压（PaO_2）/ 吸氧浓度（FiO_2）≤300 mmHg（1 mmHg＝0.133 kPa）。

高海拔（海拔超过 1 000 米）地区应根据以下公式对 PaO_2/FiO_2 进行校正：PaO_2/FiO_2×［大气压（mmHg）/760］。

肺部影像学显示 24~48 小时内病灶明显进展＞50% 者按重型管理。

（4）危重型：符合以下情况之一者为危重型病例。

① 出现呼吸衰竭，且需要机械通气；

② 出现休克；

③ 合并其他器官功能衰竭需 ICU 监护治疗。

三、儿童 COVID-19 临床表现

根据现有的儿科病例资料显示，发病年龄从新生儿开始即有被感染的可能，多数与感染病例有密切接触史或为家族聚集性病例。感染患儿可能表现为无症状或出现发热或伴有咳嗽，少数出现上呼吸道症状，可有鼻塞、流涕、咽痛、咳痰、乏力、头痛等症状，部分患儿可出现腹部不适、恶心、呕吐、腹痛、腹泻等消化道症状。体温多为低中热，热程大多为 1~2 天，有的无明显发热。相比成人来说，多数患儿临床表现平缓，一般在发病后 1~2 周痊愈，极少数进展为下呼吸道感染。目前，尚无儿童死亡报道，但不除外随着疫情进展及发病患者数增加，后期可能出现儿童重症及死亡病例报道。目前尚无母婴传播证据报道。

四、并发症

（1）ARDS：是肺部感染发展到严重阶段的表现，是导致危重患者死亡的主要原因之一，武汉一些医院对疫情早期病例调查发现，COVID-19 患者中 ARDS 发生率为 17%～29%，其中 ICU 患者中 ARDS 发生率为 61.1%～85.0%。

（2）心律失常：心律失常是重型和危重型患者常见的并发症，尤其是本身存在心脏基础疾病的患者。有报道称入院治疗患者的心律失常发生率为 16.7%，ICU 患者心律失常发生率为 44.4%。

（3）急性心肌损伤可以发生在既往无心脏基础疾病的患者中，既往存在心脏基础疾病的患者急性心脏损伤发生率可能更高，有报道统计急性心脏损伤的发生率为 7.2%～12.0%，而 ICU 患者的发生率为 22.2%～31.0%。

（4）休克：COVID-19 重症患者可以继发感染性休克，也可能因为心脏损伤导致心源性休克，有报道称住院患者休克的发生率为 4.0%～8.7%，而报道的 ICU 患者的休克发生率为 23.0%～30.6%。

（5）急性肾损伤（acute kidney injury, AKI）：可表现为血尿素氮和血肌酐升高，肾小球滤过率下降，严重者需要肾脏替代治疗。文献报道的 AKI 发生率低于 ARDS 和休克，有报道称住院患者 AKI 发生率为 3%～7%，ICU 患者的 AKI 发生率为 8.2%～23.0%。

（6）血小板减少：重型和危重型患者的血小板减少、凝血功能障碍发生率比较高，严重血小板减少往往提示预后不良。

（7）继发感染：住院患者可以发生医院内获得性感染，有报道称住院患者继发感染的发生率为 10% 左右，而 ICU 患者继发感染的发生率高达 31%，有报道称住院患者呼吸机相关肺炎发生率为 1%。

（鲁　宏　陈海霞　艾　莉）

参 考 文 献

［1］ CALZA L, MANFREDI R, VERUCCHI G, et al. SARS: una nuova emergenza sanitaria mondiale (SARS: a new emergency in the world health) [J]. Recenti Prog Med, 2003, 94 (7-8): 284-294.

［2］ KUIKEN T, FOUCHIER R A, SCHUTTEN M, et al. Newly discovered coronavirus as the primary cause of severe acute respiratory syndrome [J]. Lancet, 2003, 362 (9380): 263-270.

［3］ LEE N, HUI D, WU A, et al. A major outbreak of severe acute respiratory syndrome in Hong Kong [J]. N Engl J Med, 2003, 348 (20): 1986-1994.

［4］ HUI D S, CHAN M C, WU A K, et al. Severe acute respiratory syndrome (SARS): epidemiology and clinical features [J]. Postgrad Med J, 2004, 80 (945): 373-381.

［5］ BOWEN L, PUXUAN LU, ZENG Y J, at el. Clinical imaging research of the first Middle East respiratory syndrome in China [J]. Radiology of Infectious Diseases, 2015, 2: 173-176.

［6］ 周伯平, 唐小平, 陆普选. 传染性非典型肺炎 [M]. 北京: 人民卫生出版社, 2004: 128-188.

［7］ 陆普选, 周伯平. 新发传染病临床影像诊断 [M]. 北京: 人民卫生出版社, 2013: 37-48.

［8］ 中国研究型医院学会感染与炎症放射学专委会, 中华医学会放射学分会传染病学组, 中国医师协会放射医师分会感染影像专委会. 新型冠状病毒肺炎影像学辅助诊断指南 [J]. 中国医学影像技术, 2020, 36 (3): 1-11.

［9］ ZHENG Q, LU Y, LURE F, et al. Clinical and radiological features of novel coronavirus pneumonia [J]. J Xray Sci Technol, 2020, 28 (3): 391-404.

［10］ YANG Q, LIU Q, XU H B, et al. Imaging of coronavirus disease 2019: A Chinese expert consensus statement [J]. European joural radiology, 2020, 127: 1-6.

［11］ HUANG C L, WANG Y M, LI X W, et al. Clinical features of patients infected with 2019 novel coronavirus in Wuhan, China [J]. Lancet, 2020, 395: 497-506.

［12］ CHEN N S, ZHOU M, DONG X, et al. Epidemiological and clinical characteristics of 99 cases of 2019 novel coronavirus pneumonia in Wuhan, China: a descriptive study [J]. Lancet, 2020, 395: 507-513.

［13］ CHEN H X, AI L, LU H, et al. Clinical and imaging features of COVID-19 [J]. Radioligy of infection disease, 2020, 7 (2): 43-50.

第七章 实验室检查及其他检查

第一节 血常规检查

尽量采集发病 7 天内的急性期抗凝血。采集量为 5 mL，建议使用含有 EDTA 抗凝剂的真空采血管采集血液。

发病早期外周血白细胞总数正常或减低，淋巴细胞计数减少，单核细胞增加或正常，淋巴细胞降低程度和病情严重程度相关，淋巴细胞绝对值如果小于 0.8×10^9/L，或出现 CD_4^+ 及 CD_8^+ T 细胞计数明显下降者则需要高度关注，一般建议 3 天后复查血常规变化。研究显示，粒细胞计数 / 淋巴细胞计数（neutrophil-to-lymphocyte ratio，NLR）是影响重症发生的独立危险因素，具有较好的预测价值。合并细菌感染或危重症患者可有白细胞及中性粒细胞的升高。严重者 D- 二聚体和凝血酶原时间升高，血小板减少，凝血功能障碍，血栓分子标志物的检测有助于早期判断危重症患者是否合并 DIC。危重症患者进行体外膜肺氧合（extracorporeal membrane oxygenation，ECMO）时需检测凝血四项、凝血因子和抗凝血酶活性等以评估患者凝血功能状态。

（党　燕　娄金丽）

第二节 血生化检查

采集患者空腹血液标本进行血生化检查。标本离心时，操作者不能离开离心机，注意观察离心过程是否正常（如异常声响）；标本离心后，应至少静置 10 min，打开离心机盖，用 75% 乙醇喷雾消毒后，进行后续检测流程；如有标本容器破损或疑似破损，则立即停止离心，静置 30 min 后，小心开盖，用 75% 乙醇喷雾消毒后进行清理；离心时禁止使用脱帽器，标本脱帽应在生物安全柜中进行。

多数患者 C 反应蛋白、红细胞沉降率和铁蛋白升高，部分患者出现肝酶、乳酸脱氢酶、肌酶和肌红蛋白增高。部分危重者心肌损伤可见肌钙蛋白增高。部分患者有不同程度的肾功能损害，伴有血尿素氮或血肌酐升高。若发展为脓毒症，可出现酸中毒，高乳酸或高胆红素血症。乳酸进行性升高者需警惕病情的恶化。

（党　燕　娄金丽）

第三节　病原学检查

　　收治病例的医疗机构要采集病例的相关临床标本，尽快将标本送至当地指定的疾病控制机构、医疗机构或第三方检测机构实验室进行相关病原检测。采集的临床标本包括患者的上呼吸道（upper respiratory tract，URT）标本（如咽拭子、鼻拭子等）、下呼吸道（lower respiratory tract，LRT）标本（如呼吸道吸取物、支气管灌洗液、肺泡灌洗液、深咳痰液等）、眼结膜拭子、粪便标本、抗凝血和血清标本等。标本采集、运送、存储和检测暂按二类高致病性病原微生物管理，按照《病原微生物实验室生物安全管理条例》及《可感染人类的高致病性病原微生物菌（毒）种或样本运输管理规定》[中华人民共和国卫生部令（第45号）] 及其他相关要求执行。

　　可在鼻咽拭子、痰、下呼吸道分泌物、血液、粪便等多种标本中检测出新型冠状病毒核酸。

　　如有临床需要且检测条件允许，可在使用抗菌药物之前采集血液等标本进行细菌培养以判断是否合并细菌性肺炎或脓毒症并确定其病原体，但不要因此延误经验性抗菌治疗。同时，对其他病原体检测阳性的患者，也需要进行新型冠状病毒的检测筛查，以免漏诊。

　　目前，在SARS及MERS的病例中发现了与其他呼吸道病毒感染同时存在的双重感染，研究发现，有1%～5%的COVID-19患者存在其他病原体感染的现象。因此，需要对所有疑似病例进行详细的微生物学研究。URT和LRT标本均可测试其他呼吸道病毒，例如，甲型流感病毒和乙型流感病毒（包括人畜共患甲型流感病毒）、呼吸道合胞病毒、副流感病毒、鼻病毒、腺病毒、肠病毒（如EVD68）、人类间质肺病毒和地方性人类冠状病毒（如HKU1、OC43、NL63及229E）。LRT标本也可用于检测细菌性病原体，包括嗜肺军团菌等。

（党　燕　娄金丽）

第四节　血清免疫学检查

　　尽量采集急性期、恢复期双份血清。第一份血清应尽早（最好在发病后7天内）采集，第二份血清应在发病后第3～4周采集。采集量为5 mL，建议使用无抗凝剂的真空采血管。血清标本可在4℃环境中存放3天，-20℃以下可长期保存。标本运送期间应避免反复冻融。

　　多数感染新型冠状病毒的患者降钙素原正常，合并细菌感染时可出现降钙素原的升高。

　　病毒颗粒在体内引发细胞因子风暴，产生一系列免疫反应，除引起外周血白细胞及淋巴细胞的变化外，也可出现临床细胞因子水平的异常。炎性细胞因子水平正常或稍高，出现器官功能衰竭患者的细胞因子水平可显著增高。有研究显示，患者的初始血浆白细胞介素1B（interleukin 1B，IL-1B）、白细胞介素1RA（interleukin 1RA，IL-1RA）、白细胞介素7（interleukin 7，IL-7）、白细胞介素8（interleukin 8，IL-8）、白细胞介素9（interleukin 9，IL-9）、白细胞介素10（interleukin 10，IL-10）、碱性成纤维细胞生长因子（basic fibroblast growth factor，bFGF）、粒细胞集落刺激因子（granulocyte colony-stimulating factor，GCSF）、粒细胞-巨噬细胞集落刺激因子（granulocyte-macrophage colony-stimulating factor，GMCSF）、γ-干扰素（interferon-γ，IFN-γ）、干扰素诱导蛋白10（interferon-inducible protein-10，IP10）、单核细胞趋化活性蛋白1（monocyte chemoattractant protein，MCP1）、巨噬细胞炎性蛋白1A（macrophage inflammatory protein 1A，MIP1A）、巨噬细

炎性蛋白 1B（macrophage inflammatory protein 1B，MIP1B）、血小板衍生生长因子（platelet derived growth factor，PDGF）、肿瘤坏死因子 α（tumor necrosis factor α，TNF-α）和血管内皮生长因子（vascular endothelial growth factor，VEGF）水平均高于健康成年人。健康成年人和患者血浆白细胞介素 5（interleukin 5，IL-5）、白细胞介素 12p70（interleukin 12p70，IL-12p70）、白细胞介素 15（interleukin 15，IL-15）、嗜酸性粒细胞趋化因子和 T 细胞激活性低分泌因子（rantes）水平相似。重症患者的白细胞介素 2（interleukin 2，IL-2）、IL-7、IL-10、GCSF、IP10、MCP1、MIP1A 和 TNF-α 的血浆水平高于非重症患者。另有研究表明，白细胞介素 6（interleukin-6，IL-6）和 IL-10 水平在重症患者中较高，细胞因子可作为预测从轻型向重型转变的依据之一。外周血炎症因子如 IL-6、C 反应蛋白进行性上升者需警惕病情的恶化。首例对死亡患者的病理解剖发现，外周血 CD_4^+ 和 CD_8^+ 细胞的数量大幅减少，而它们的状态却被过度激活，HLA-DR（CD_4 3.47%）与 CD_{38}（CD_8 39.4%）双阳性比例较高。此外，以 CD_4^+ T 细胞中具有高度促炎效应的 CCR4$^+$ CCR6$^+$ Th17 细胞增加和 CD_8^+ T 细胞有高浓度的细胞毒性颗粒为表现的 T 细胞过度活化，能够部分解释患者的严重免疫损伤，这一研究也为更理想的重症预警标志物提供了参考和依据。

随着感染后病程的发展，人体免疫系统会产生抗体，其中 IgM 是机体感染后产生的早期抗体，提示现症感染；而 IgG 则提示既往感染。新型冠状病毒特异性 IgM 抗体多在发病 3~5 天后开始出现阳性，IgG 抗体滴度恢复期较急性期有 4 倍及以上增高。通过检测新型冠状病毒 IgM 抗体、IgG 抗体及总抗体水平，能够有效地评估目标人群是否被 SARS-CoV-2 感染。血清新型冠状病毒特异性 IgM 和 IgG 抗体阳性；IgG 抗体由阴性转为阳性或恢复期较急性期有 4 倍及以上增高可作为诊断标准。新型冠状病毒抗体可作为核酸检测的补充，减少核酸检测假阴性的问题。但抗体的检测不可完全替代核酸检测，有些免疫功能较弱的患者，可能抗体量很低，或是感染之初抗原量低，抗体的产生有延迟及抗体检测方法本身的干扰因素，同时，是否会与其他冠状病毒产生交叉反应也有待进一步研究，这些都会造成漏检或误检。WHO 也特别指出，只有当 RT-PCR 不可用时，才建议进行血清学诊断。

此外，需进行其他呼吸道病原体（如甲型流感病毒、乙型流感病毒、肺炎支原体、肺炎衣原体、呼吸道合胞病毒、腺病毒、柯萨奇病毒等）的抗原抗体筛查，排除其他呼吸道病原体感染的可能性及发现合并感染。

（党　燕　娄金丽）

第五节　分子生物学检查

分子生物学检测主要包括以下两点：①呼吸道标本或血液标本实时荧光 RT-PCR 检测新型冠状病毒核酸阳性；②呼吸道标本或血液标本病毒基因测序，与已知的新型冠状病毒高度同源。尽管 CT 影像及病毒抗体检测可以作为诊断依据，但冠状病毒核酸检测仍是确诊"金标准"。

呼吸道病毒感染，早期一般在鼻咽部载量最高，但随着病情发展，最初上呼吸道部位病毒可能被清除，而下呼吸道病毒载量反而升高，因此，应尽量同时采集 URT 和 LRT 的标本进行检测，以减少假阴性的产生。在 LRT 样本易于获得的情况下（如机械通气的患者），临床医生可以选择仅收集 LRT 样本。一般认为采样的优先顺序为肺泡灌洗液＞抽吸痰或咳痰＞鼻咽拭子或口咽拭子＞鼻拭子。同时，上呼吸道标本病毒检出率低，也可能说明上呼吸道病毒载量低，这类患者可能具有较低的传染性，病毒更难传播。

用于核酸检测的标本应尽快进行检测，能在 24 小时内检测的标本可置于 4℃保存；24 小时内无法检测的标本则应置于 -70℃或以下保存（如无 -70℃保存条件，则于 -20℃冰箱暂存）。任何新型冠状病毒的检测都必须在具备适当条件的实验室由经过相关技术安全培训的人员进行操作。标本前处理及核酸提取操作的工作人员应进行三级防护。核酸扩增前，可以对标本先行消毒，包括 56℃孵育30 min，加蛋白酶 K 等。黏液痰加胰蛋白酶或 4% 氢氧化钠操作时，避免气溶胶。保持环境有效负压（如果具备条件），及时稀释、排除气溶胶。

一、实时荧光 RT-PCR 检测新型冠状病毒核酸

新型冠状病毒感染的常规检测方法是通过实时荧光 RT-PCR 鉴定。使用新型冠状病毒核酸测定（实时荧光 RT-PCR 方法）时，推荐选用针对新型冠状病毒基因组中开放读码框 1ab（open reading frame 1ab，ORF1ab）和核壳蛋白（nucleocapsid protein，N）基因区域的引物和探针。

靶标一（ORF1ab）：

正向引物（F）：CCCTGTGGGTTTTACACTTAA

反向引物（R）：ACGATTGTGCATCAGCTGA

荧光探针（P）：5′-FAM-CCGTCTGCGGTATGTGGAAAGGTTATGG-BHQ1-3′

靶标二（N）：

正向引物（F）：GGGGAACTTCTCCTGCTAGAAT

反向引物（R）：CAGACATTTTGCTCTCAAGCTG

荧光探针（P）：5′-FAM-TTGCTGCTGCTTGACAGATT-TAMRA-3′

核酸提取和实时荧光 RT-PCR 反应体系及反应条件参考相关厂家试剂盒说明。

阴性：无 Ct 值或 Ct≥40。

阳性：Ct 值<37，可报告为阳性。

灰度区：Ct 值为 37～40（不同厂家试剂盒该判定值可能有差异，具体参考试剂盒说明书）。

标本结果判读：

1. 判读为"检出"的条件

需满足以下任一条：①ORF1ab 和 N 基因同时阳性时，判定为阳性；②若仅 ORF1ab 或 N 基因其中之一检测结果阳性时，需重新提取原标本的核酸进行复查，复查后 ORF1ab 或 N 基因仍为阳性时，判定为阳性。

2. 判读为"可疑"结果的处理

当出现以下两种情况时为"可疑"：①2 个位点的 Ct 值位于阳性 Ct 值和阴性 Ct 值之间或其中1 个位点判读为阳性，另 1 个位点的 Ct 值位于阳性 Ct 值和阴性 Ct 值之间（具体要参考试剂盒说明书）；②2 个位点中的 1 个位点为阴性，另 1 个位点的 Ct 值位于阳性 Ct 值和阴性 Ct 值之间。对于"可疑"阳性结果，建议对标本重新进行一次核酸提取，并与该标本前一次提取的核酸同时扩增检测，结合 2 次检验，2 个位点可判断为"阳性"则可报告"检出"，否则应报告"可疑"。当报告为"可疑"时，实验室应考虑以下措施：①更换不同厂家的试剂盒重复实验或采用敏感度更高的方法进一步确定；②建议临床重新采集标本或更换部位采集标本再次检测。

3. 判读为"未检出"结果的处理

当 2 个位点扩增结果无反应，可报告"未检出"，并对结果进行解释，此情况可能是病毒载量低于检出限，应结合临床分析。当临床体征及其他检查高度怀疑 SARS-CoV-2 感染时，建议重新采集标本或更换部位采集标本再次检测。

阴性结果也不能排除新型冠状病毒感染，需要排除可能产生假阴性的因素，包括：①样本质量差，

比如口咽等部位的呼吸道样本，或者采样过程不规范造成的样本内病毒载量未在方法学的检测范围内；②样本收集过早或过晚；③没有正确保存、运输和处理样本；④病毒核酸提取过程的效率问题，其一定程度上会受个体差异及检测操作者的规范程度影响；⑤技术本身存在的原因，如病毒变异、PCR 抑制等；⑥试剂盒效率问题。

因此，对于强烈怀疑为新型冠状病毒感染但初始检测为阴性的患者，应多次从呼吸道多位点重新采样，还可以收集其他类型样本（如血液、尿液、粪便）用于检测不同部位的病毒情况。

目前，除实时荧光 RT-PCR 方法外，可通过数字 PCR 的方法对病毒核酸进行检测。相对于 RT-PCR，数字 PCR 检测下限更低，一定程度上可改善假阴性的问题，同时可实现病毒核酸的定量检测，对于病情监测更有意义。

二、病毒基因测序

全国首例新型冠状病毒由病原宏基因组学发现。对于样本中的高变异或低载量病毒，病原宏基因组学有一定优势，在现实工作中与 RT-PCR 形成重要互补。宏基因组学不仅可以对重症患者感染样本的病毒载量与变异进行分析，也可以提供细菌真菌并发感染的信息，进一步分析耐药基因、毒力因子以及宿主炎症反应等，但鉴于目前大多数医院缺乏测序设备、缺乏生物信息人员来协助测序结果的解读、缺乏研发阶段的流程和试剂配比的优化、缺乏阳性和阴性参考品的设立及初步预临床试验的支持，再加上测序的成本高和检测周期较长，目前还不适合于常规临床检测。

除此之外，需进行其他呼吸道病原体（如腺病毒、副流感病毒、呼吸道合胞病毒、支原体、衣原体、甲型流感病毒、乙型流感病毒等）核酸的筛查，排除其他病毒感染的可能性及发现合并感染。利用基因芯片、多重 PCR 等多重检测平台及基因测序等方法对可能存在的病原体进行检测，可提高检测效率。尤其是对疑似病例要尽可能采取多重 PCR 等方法，对常见呼吸道病原体进行检测。

（党　燕　娄金丽）

第六节　血　气　分　析

血气分析有助于判断患者的氧合情况，结合乳酸的升高可以筛查高危的氧合障碍患者。

静息状态下，指氧饱和度≤93%，或 PaO_2/FiO_2≤300 mmHg 时可诊断为重症病例者，需住院治疗。

若发展为急性呼吸窘迫综合征，PaO_2/FiO_2 可用于诊断及判断其严重程度。

氧合状态（成人），轻度 ARDS：200 mmHg＜PaO_2/FiO_2≤300 mmHg（PEEP 或 CPAP≥5 cmH_2O 或非机械通气状态）；中度 ARDS：100 mmHg＜PaO_2/FiO_2≤200 mmHg（PEEP≥5 cmH_2O 或非机械通气状态）；重度 ARDS：PaO_2/FiO_2≤100 mmHg（PEEP≥5 cmH_2O 或非机械通气状态）。当 PaO_2 不可用时，PaO_2/FiO_2≤315 mmHg 提示 ARDS（包括非机械通气患者）。

氧合状态（儿童）：BiPAP 或全面罩下 CPAP≥5 cmH_2O；PaO_2/FiO_2≤300 mmHg 或 PaO_2/FiO_2≤264 mmHg。轻度 ARDS（侵入性插管）：4≤氧合指数（OI）＜8 或 5≤SpO_2 计算的氧合指数（OSI）＜7.5；中度 ARDS（侵入性插管）：8≤OI＜16 或 7.5≤OSI＜12.3；重度 ARDS（侵入性插管）：OI≥16 或 OSI≥12.3。

（党　燕　娄金丽）

第七节　肺功能检查

肺功能检查是呼吸系统疾病诊断与治疗评估的重要手段，在临床诊治中应用广泛。在疫情流行期间，必须严格掌握肺功能检查的适应证，强烈建议 COVID-19 确诊病例或疑似病例在传染期内暂缓检查，其他病患如非病情急需也暂缓检查；肺功能室医务人员应严格执行标准分级防护措施；受试者应在单独区域进行隔离检查；检查时必须使用一次性呼吸过滤器；并重视肺功能检查环境和设备的清洁消毒。

针对 COVID-19 疑似病例或确诊病例，肺功能检查操作过程需注意：①急性期隔离治疗期间和康复期解除隔离 14 天内，必须在特定的负压病房或负压区域中进行，肺功能检查操作医务人员应当严格执行三级防护措施：穿戴一次性工作帽、防护面罩（或全面型呼吸防护器或正压式头套）、医用防护口罩、工作服、防护服、一次性乳胶手套、一次性鞋套。当口罩、手套被污染时，应及时更换。每完成一例受试者均应更换手套并严格执行手卫生消毒。检查环境与检查仪器需严格进行清洁消毒。②康复期解除隔离 14 天后，按普通患者防护条件进行检查。

一项纳入 110 例 COVID-19 患者的研究发现，肺弥散功能异常者 51 例（47.2%），肺总量（total lung capacity，TLC）异常者 27 例（25.0%），第 1 秒用力呼气容积（forced expiratory volume in one second，FEV_1）异常者 15 例（13.6%），用力肺活量（forced vital capacity，FVC）异常者 10 例（9.1%），1 秒率（FEV_1/FVC）异常者 5 例（4.5%），小气道功能异常者 8 例（7.3%）。不同严重程度亚组之间肺弥散功能异常比例存在显著差异，轻型为 30.4%，普通型为 42.4%，重型为 84.2%；随着疾病严重程度增加，肺弥散功能受损更明显。重型患者的 TLC 占预计值远低于轻型或普通型患者，这表明重型肺炎患者限制性肺通气功能障碍相对更严重。该研究显示部分患者存在不同程度肺功能损害，主要表现在肺弥散功能障碍，其次为限制性通气功能障碍，且损害情况与住院期间疾病严重程度相关。

（党　燕　娄金丽）

参 考 文 献

［1］武汉大学中南医院新型冠状病毒感染的肺炎防治课题组, 中国医疗保健国际交流促进会, 循证医学分会. 新型冠状病毒 (2019-nCoV) 感染的肺炎诊疗快速建议指南 (标准版)[J]. 解放军医学杂志, 2020, 45 (1): 1-20.

［2］HUANG C, WANG Y, LI X, et al. Clinical features of patients infected with 2019 novel coronavirus in Wuhan, China [J]. Lancet, 2020, 395 (10223): 497-506.

［3］WANG D, HU B, HU C, et al. Clinical characteristics of 138 hospitalized patients with 2019 novel coronavirus–infected pneumonia in Wuhan, China [J]. JAMA, 2020, 323 (11): 1061-1069.

［4］CHEN N, ZHOU M, DONG X, et al. Epidemiological and clinical characteristics of 99 cases of 2019 novel coronavirus pneumonia in Wuhan, China: a descriptive study [J]. Lancet, 2020, 395 (10223): 507-513.

［5］GUAN W, NI Z, HU Y, et al. Clinical characteristics of 2019 novel coronavirus infection in China [J]. N Engl J Med, 2020, 382: 1708-1720.

［6］LIU J, LIU Y, PAN X, et al. Neutrophil-to-lymphocyte ratio predicts severe illness patients with 2019 novel coronavirus in the early stage [J]. J Transl Med, 2020, 18 (1): 206.

［7］中华医学会检验分会. 2019 新型冠状病毒肺炎临床实验室检测的生物安全防护指南 (试行第一版)[S]. 2020.

［8］国家卫生健康委员会, 国家中医药管理局. 新型冠状病毒肺炎诊疗方案 (试行第八版)[S]. 2020.

［9］国家卫生健康委员会. 新型冠状病毒肺炎重症、危重症病例诊疗方案 (试行第二版)[S]. 2020.

［10］国家卫生健康委员会. 新型冠状病毒肺炎防控方案 (第四版) [S]. 2020.

［11］World Health Organization. Laboratory testing for 2019 novel coronavirus (2019-nCoV) in suspected human cases: Interim guidance [S]. 2020.

［12］WANG M, WU Q, XU W, et al. Clinical diagnosis of 8274 samples with 2019-novel coronavirus in Wuhan [J]. MedRxiv, 2020. doi: 10.110//2020.02.12.20022327.

［13］WAN S X, YI Q J, FAN S B, et al. Characteristics of lymphocyte subsets and cytokines in peripheral blood of 123 hospitalized patients with 2019 novel coronavirus pneumonia (NCP) [J]. MedRxiv, 2020. doi: 10.1101/2020.02.10.20021832.

［14］XU Z, SHI L, WANG Y J, et al. Pathological findings of COVID-19 associated with acute respiratory distress syndrome [J]. Lancet Respir Med, 2020, 8 (4): 420-422.

［15］World Health Organization. Clinical management of severe acute respiratory infection when Novel coronavirus (nCoV) infection is suspected: Interim Guidance [S]. 2020.

［16］中华医学会检验医学分会. 新型冠状病毒肺炎病毒核酸检测专家共识 [J]. 中华医学杂志, 2020, 100: E003.

［17］莫茜, 秦炜, 傅启华, 等. 正确认识新型冠状病毒核酸检测的影响因素 [J]. 中华检验医学杂志, 2020, 43: E002.

［18］王旭东, 施健, 丁伟峰, 等. 2019 新型冠状病毒核酸检测的研究状况与应用探讨 [J]. 临床检验杂志, 2020, 38 (2): 81-84.

［19］YU F, YAN L, WANG N, et al. Quantitative detection and viral load analysis of SARS-CoV-2 in infected patients [J]. Clin Infect Dis, 2020, 71 (15): 793-798.

［20］MO X, JIAN W, SU Z, et al. Abnormal pulmonary function in COVID-19 patients at time of hospital discharge [J]. Eur Respir J, 2020, 55 (6): 2001217.

第八章 影像学检查技术

第一节　冠状病毒肺炎影像扫描方案及 CT 与 DR 操作规程中的质量控制

一、发热门诊或独立 DR 检查方案

（一）检查注意事项

配置一台专用数字 X 线摄影（digital radiography，DR）机作为冠状病毒肺炎患者的专用机。严格按照影像科设备的消毒措施指南进行设备和机房的管理。

（二）影像检查方案

1. 检查前准备

在给确诊患者完成检查后，应更换前一患者所有使用过的一次性用具后，方可为下一位患者进行检查。

患者准备：认真核对检查会诊单及注意事项，明确检查目的和要求；患者在检查过程中应全程戴医用口罩；去除颈部、胸部饰物和其他高密度物品（如内衣和带有拉链、扣子及涂有油漆的衣物等）。

2. 检查方法

（1）摄影距离：180 cm。

（2）滤线栅：使用滤线栅（栅比最低 10∶1）。

（3）曝光条件：通常使用高千伏摄影（120 kV）自动曝光技术。

（4）摄影体位：患者体位为后前位，背向球管站立于平板面前，前胸紧贴平板，双手背放在髂骨上或抱住探测器，肩部下垂、上臂内旋（拉开肩胛骨），手心朝后（外），头稍后仰，下颌置于平板上缘；中心线对准第 5 胸椎水平。

（5）防护要求：使用铅围裙等尽可能遮挡身体其他不需要照射的部位。

（6）采集时的呼吸要求：深吸气末屏气采集。

二、床旁摄影检查方案

（一）检查注意事项

一台移动 DR 作为专用设备放在应急病房内，在对危重确诊患者行床边摄片检查时，务必做到专机专用，该移动设备在疫情结束前，不得离开隔离病房。疫情结束后，在进行全面清洁消毒后，方可

返回原工作地点。

（二）影像检查方案

1. 检查前准备与 DR 检查类同

2. 检查方法

（1）摄影距离：100 cm。

（2）曝光条件：使用滤线栅时建议使用 75～85 kV，不使用滤线栅时建议使用 65～70 kV。

（3）摄影体位：探测器紧贴患者背部放置，中心线对准两乳头连线的中心垂直射入，若患者不能平卧，可根据具体情况调整患者体位和入射角度。

（4）防护要求：使用铅围裙等尽可能遮挡身体其他不需要照射的部位。

（5）采集时的呼吸要求：深吸气末屏气采集。

三、CT 检查方案

（一）检查注意事项

（1）隔离病区内设有专用 CT：技师和陪同护士执行二级防护；要求患者全程戴一次性医用口罩。

（2）隔离病区内没有专用 CT：设定指定 CT、指定人员、指定时间对确诊患者进行检查；在院感科、医务科、放射科、病房多点协调下，设立确诊患者"运送—检查—返回病区"检查闭环流程及路径；检查开始前与医院保安及后勤工作人员合作，必须清空指定 CT 周围及确定路径上的其他患者及一切不必要的人员；一个检查班次结束后，摆位 CT 技师对设备进行喷洒、擦拭消毒并打开紫外线灯进行消毒；确诊病例检查和发热门诊疑似病例检查如需使用同一台 CT，则必须严格区分开两者的检查时间，两者相隔需 1 小时以上，以确保对机房和周围环境进行充分的清洁消毒。

（二）常用检查方案

1. 检查前准备

（1）工作人员准备：推荐安排 2 名技师，1 名操作 CT 设备，另 1 名技师专职进机房摆位并训练患者呼吸和屏气要领。如若条件不允许，可嘱其随行家属或临床医务人员予以协助，但应保证随行人员做好个人防护。接诊时，交代检查注意事项时尽量采用声控方式，客观情况要求技师必须与患者接触时也要尽量保持相隔 1 m 以上的距离；技师摆位时，头尽量远离患者呼吸道，接触患者前后及时行手卫生消毒。

（2）辅助用具准备：固定一台 CT 机接诊疑似或确诊病例，优先选择在控制台可以升降床的 CT 机型；没有能在控制台可以升降床的 CT 机型，可以在检查床前放置带有阶梯状踏板的辅助用具供患者上下床使用。

机房应选择独立操作间，不与其他机器共用操作间；无法达到上述条件时，检查后消毒时要把与操作间相连接的其他机房做空气消毒。有条件的把 CT 机房改造成 CT 机房负压抽吸系统（是指在特殊装置之下，让机房内的气压低于机房外的气压，使空气流通方向只能是外面的新鲜空气流进机房）。机房内被患者污染过的空气不会泄漏出去，从而避免医护人员感染。

检查床去掉头托，减少交叉感染（避免被检查者头部固定躺在一个位置，头托内侧与头部接触感染）。

检查床应铺一次性中单；防护用品应包括铅帽和长方形铅围裙，使用时要用一次性中单与患者身体、衣物相隔离。

（3）患者准备：认真核对 CT 检查会诊单，了解病情，明确检查目的和要求；患者检查应全程戴一次性医用口罩，进机房前，进行手卫生消毒，除去颈部、胸部饰物和其他高密度物品（如内衣和带有拉链、扣子和涂有油漆的衣物等）。

2. 扫描过程

患者仰卧位，头端先进，两臂上举抱头，身体置于床面正中。扫描范围为从肺尖开始到肺底，怀疑肋骨外伤扫描范围至肋骨结束。扫描前要求患者除去扫描范围的金属物品，告知患者在检查的过程中须保持相应的体位不动，直至完成检查；同时进行吸气—屏气—呼气等训练，以保证图像质量，避免因憋不住气出现的鱼鳞样伪影。扫描定位基线：外定位线 X 轴水平线平行于肩峰连线；外定位线 Z 轴线重叠正中矢状面；外定位线的冠状线置于腋中线水平。肥胖患者以扫描野内最大前后径中点为准，防止皮肤表面图像丢失、皮肤和胸壁病变漏诊。老人和憋不住气的患者要修改扫描计划，使用大螺距，缩短扫描时间。必要时需要技师捕捉呼吸间歇期来进行从足向头侧方向扫描。

3. CT 扫描参数（表 8-1-1）

表 8-1-1　胸部 CT 技术参数设置

项目	技术参数
管电压	体型（BMI 或体重）
	小　100 kV
	中　120 kV
	大　140 kV
管电流量 *	体型（BMI 或体重）
	小　100～133 mAs
	中　133～144 mAs
	大　144～216 mAs
螺距	1（无特殊要求最好不要大于 1）
旋转时间	0.4～0.6 s
显示野	33～35 cm
重建层厚	1 mm

* 有自动曝光的机型设置参考毫安秒（mAs）或平均 mAs 值，无自动曝光的机型根据临床经验选择范围内一固定 mAs。

体质指数（BMI）：小为 <19 kg/m²，中为 19～24 kg/m²，大为 >24 kg/m²，体重建议对照，小为 <70 kg，中为 70～90 kg，大为 >90 kg。

胸部扫描参数的优化包括：管电压、管电流量、螺距、显示野、旋转时间、自动管电流调节技术等。

（1）管电压：一般设置 120 kV，对于小体型患者可设置为 100 kV，对于大体型患者可设置为 140 kV。胸部解剖结构比较丰富，一定要有穿透力，低电压扫描会使图像噪声增多，难以确认肺内是否为渗出性病变。

（2）管电流量：自动管电流量正常体型设置范围 133～144 mAs，对于小体型患者可设置为 100～133 mAs，大体型患者可设置为 144～216 mAs。（BMI：体质指数小为 <19 kg/m²，中为 19～24 kg/m²，大为 >24 kg/m²，体重建议对照：小为 <70 kg，中为 70～90 kg，大为 >90 kg）建议结合使用迭代算法以改善图像质量。

（3）螺距：推荐设置为 1，若无特殊要求不建议大于 1，以避免丢失小病灶或图像细节。

（4）显示野：显示野建议选择固定一个数值（33～35 cm），以提高冠状病毒肺炎患者复查诊断的精确度。遇到肥胖患者，可以统一设置 40～45 cm 的重建，保证图像的信息不丢失。

（5）旋转时间：0.4～0.6 s。

（6）自动管电流调节技术：降低患者的辐射剂量。

儿童低剂量设置参照成人设置为自动管电流技术。在医院硬件条件许可的情况下，可在高端 CT

上采用低剂量宽探测器容积扫描代替普通 X 线检查。

4. CT 图像重建

常规图像重建：常规以 5 mm 层厚分别重建出肺窗图像（肺窗：窗宽 1 000～1 500 Hu，窗位 −650～−500 Hu，肺算法）和纵隔窗图像（纵隔窗：窗宽 250～300 Hu，窗位 30～50 Hu，标准算法）。

薄层图像重建：常规以 1 mm 层厚重建出薄层（高分辨率）肺窗图像（肺算法，窗宽 1000～1500 Hu，窗位 −650～−500 Hu）。

5. 检查后消毒

按照上述防护要求，每日应定时进行环境、设备、人员消毒。

6. CT 图像后处理技术

最大密度投影（maximum intensity projection，MIP）：MIP 图像能比薄层扫描更好地显示血管长轴，因而提高了立体定向作用，有利于鉴别血管与结节灶，提高了结节灶的检出率。MIP 不仅能区分结节与附近血管分支，更能确切地显示小叶中心及支气管血管周围结节，对于后期准确地进行鉴别诊断也有重要意义。

最小密度投影（minimum intensity projection，MinIP）：其原理和 MIP 类似，只不过是将密度明显低的含气器官（如支气管等）突出显示出来，对具有近于空气密度的气道的显示极具优势。MinIP 有利于显示肺泡过度充气、肺泡壁的破坏而形成的肺气肿以及马赛克征。

CT 仿真内镜（CT virtual endoscopy，CTVE）：即在扫描所得的容积数据基础上重建出气管或者肠管空腔与管壁的结构关系，模拟内窥镜的方法在管道空间内部观察管壁的结构。CTVE 可以帮助支气管镜在术前确切定位，对提高经支气管镜针吸活检术（transbronchial needle aspiration，TBNA）的诊断率有很大帮助。

容积再现（volume rendering，VR）：显示解剖结构逼真，清晰显示脏器的形态结构和空间关系。主要用支气管成像、血管成像及用来显示复杂的立体解剖关系。

多平面重组（multiplanar reformation，MPR）：MPR 是把已经计算好的像素数据重新组合成任意角度（冠状位、矢状位、任意角度）断面的图像后处理技术。MPR 可更精确地显示病变与血管、胸膜及胸壁的关系，有助于病变准确定位，MPR 可以更好地显示病灶与支气管的位置关系。

四、特殊人群影像检查方案

婴幼儿、少年儿童、孕妇及育龄妇女等是辐射损伤的高危人群，应慎行或者尽量避免放射线照射。

（一）儿童影像检查

出于射线防护考虑，推荐以 X 线胸片为首选检查手段。发现肺部有儿童特有的间质性肺炎改变时，应考虑此项诊断指标为阳性。X 线胸片对诊断冠状病毒肺炎敏感度不高，为明确诊断，必要时可采用低剂量 CT 检查。

（1）DR 检查：摄影距离 100～110 cm。不建议使用滤线栅，管电压：55～60 kV，自动曝光技术（使用中间电离室）；取仰卧前后位，探测器紧贴患者背部放置，中心线对准两乳头连线的中心垂直射入。

（2）CT 检查：定位像扫描参数一般选用轴扫，推荐 80 kV、25 mA。横断面扫描一般采用螺旋扫描，低剂量，管电压 100 kV，使用智能辐射剂量跟踪技术。采集层厚 2～5 mm，重建层厚 / 重建层间距 0.5～1.0 mm，球管转速 0.27～0.8 r/s，螺距 0.5～1.0，开启迭代重建技术。辐射防护严格按照辐射防护规定进行，遮挡身体其他部位，尤其是儿童性腺等对射线敏感的部位。为婴幼儿检查时，应积极做好陪护人员的防护，无法配合吸气、屏气及需镇静后检查的患儿在平静呼吸下完成扫描。

（二）孕妇胸部 CT 检查

（1）背景：SARS-CoV-2 对人群普遍易感，随着疫情蔓延，国内陆续报道在孕妇中发现感染病例。由于妊娠期妇女处于特殊免疫耐受状态，特别是妊娠中晚期潮气量增加，肺内气体的过滤量也随之增加，一旦感染病毒，病情进展快，易演变为重型或危重型病例危及孕产妇及胎儿健康。孕妇作为一个特殊的健康群体，不同于其他人群，因此，更需关注她们在 CT 检查时的院感防控及辐射防护。在 CT 检查时应尽量选择低剂量扫描方案。工作中，建议孕妇在知情同意后做胸部低剂量 CT 检查，并对孕妇采取腹部防辐射保护措施。

（2）扫描方案：横轴位扫描、启动螺旋扫描方式，开启智能辐射剂量跟踪技术（10～300 mA），开启迭代重建技术；120 kV；调整噪声指数至 15，螺距设为 1.375∶1，探测器 0.625×64 后准直采集，重建层厚 1.25～10.00 mm，肺窗迭代重建参数 40%，纵隔窗迭代重建参数 50%，薄层图像迭代重建参数 60%。调整后的 CT 扫描方案控制总量的剂量长度乘积（dose length product，DLP）为 50～150（mGy·cm），相当于常规胸部扫描剂量的 1/3 左右。

注意：X 线是否会导致胎儿发育异常，取决于当时的孕周以及胎儿所受的辐射剂量。胚胎发育早期，大剂量暴露（＞1 Gy）对胚胎是致命的，但医学诊断性影像检查的暴露剂量远远低于 1 Gy。在暴露辐射剂量＜50 mGy 时，目前，尚无造成胎儿畸形、生长受限或流产的报道。在孕 8～15 周时受到辐射暴露对胎儿中枢神经的影响最大，有学者提示造成智力障碍的最小辐射阈值为 60～310 mGy，但临床上有记录的此类患者最低暴露剂量都在 610 mGy 以上。

五、CT 与 DR 操作规程中的质量控制

（一）严格执行正确的操作规程

1. 登记与候诊

（1）前台登记进行正确的患者信息输入，要求患者资料输入正确，避免重复影像编号；接单登记后，立即进行手消毒。

（2）影像检查根据检查人数实行预约制（急诊除外），限制检查人数，防止聚集性候诊。

（3）发热门诊患者由发热门诊做好相应级别防护，按指定专用路线到专用检查设备处进行检查。

2. CT 操作规程中的质量控制

（1）影像技师及患者进入机房前均应严格按照冠状病毒肺炎的感染控制要求进行防护。

（2）关闭中央空调，开启独立空调；扫描室、控制室保持清洁，严禁在室内存放无关的物品。

（3）检查前向患者解释注意事项，进行必要的呼吸训练，力求配合良好。

（4）按照检查单的要求进行摆位和扫描定位，按照优质图影像要求正确选调窗位、窗宽，准确设计并完成扫描计划。

（5）影像技师应学习冠状病毒肺炎影像学表现，及时与诊断医师沟通，发现问题及时上报。

（6）密切注意扫描中患者的情况，遇有特殊情况发生应立即停机进行救护。

（7）室内注意通风、定期消毒和净化空气；疑似或确诊患者扫描后及时进行设备及机房消毒。

3. DR 操作规程中的质量控制

（1）适当的影像密度：包含组织背景密度和组织影像密度。人体组织影像密度标准因各部位体位不同而异。

（2）组织影像层次分明，有良好的清晰对比度：胸部能分辨肺野与纵隔，肺野与胸壁，外带肺纹

理结构的层次。

（3）摄影体位正确：摄影体位正确的标志就是应检查的部位在影像上孤立显示或有极少的其他结构重叠影，即使有重叠，但也能清晰地分辨出其轮廓。所见结构影像没有严重失真。

（4）无技术操作缺陷：左右标号明确；号码不与被摄体重叠。无遮线器边影和体外伪影。

（二）环境管理

（1）CT室环境管理：扫描室、控制室的温度、湿度应符合CT机的规定要求，一般温度控制在（22±4）℃，相对湿度在65%以下；应装备稳压电源和不间断电源（uninterruptible power supply，UPS），接地良好。

（2）DR室环境管理：工作时保持室内温度18～25℃和湿度45%左右；球管吊架系统运动时尽量缓慢，防止撞坏机械部分；胸片架面板上不得有重物挤压及撞击，以免损坏探测器。

（三）设备维护保养管理

1. CT机维护保养管理

（1）CT机的操作人员应具有上岗的技能和条件。

（2）CT机的维护保养应由机修人员或经培训合格的技术人员进行。

（3）每周校正CT值的准确性，定期做稳定性检测，必要时做状态检测。

（4）发现设备异常时，勿盲目自行处理，立即向科主任及后勤保障部报告，并联系厂家及时维修。

2. DR机维护保养管理

（1）保持机房的干燥和清洁，保证开机和关机的正常运行，DR系统24小时内必须重启一次，以确保整个计算机处于指定的初始值状态。

（2）定期校正探测器，每周需校正一次探测器，以提高图像的分辨率。

（3）严格按照操作流程工作，当机器发生故障时及时通知维修。

六、其他影像学检查

目前，冠状病毒肺炎主要依靠普通X线和CT检查进行筛查和诊断。磁共振成像（magnetic resonance imaging，MRI）等其他影像学检查主要是在临床诊疗过程中出现并发症时的辅助检查项目。在相应检查过程中，影像科工作人员应严格遵守院内防控条例，避免患者与患者、患者与医护人员之间的交叉感染，检查完成后严格执行必要的设备清洁和消毒、空气消毒等。相关检查技术人员，必要时可按照冠状病毒肺炎潜伏期周期自行隔离两周后，再恢复正常工作。

（刘佳萍 黄宽龙 汤小莉 侯代伦 方文春）

第二节 基层医院及方舱医院影像设备的感染控制措施及管理措施

一、基层医院影像科的首要任务

基层医院影像科主要面对的是冠状病毒肺炎患者的筛查，有条件的医院应当使用专用的DR/CT检查设备。对于没有专用的DR、CT设备的医院需要科学管理受检者的检查顺序，对普通具有流行病学史、发热门诊等风险较高患者、隔离病房疑似和确诊患者进行分批次、分时段集中检查，严格执行消毒措施并制订好应急管理预案。对于就诊患者比较少的医院，尽量按照"一人一消杀"的原则进行管理。

二、方舱医院

1. 方舱医院选址与环境

方舱医院主要面对的是已经确诊的轻症及普通型患者，多为临时改建而成，没有标准的机房甚至没有合适的房间可以改造，方舱CT因其机动性优势应时而动，而CT的选址需要兼顾患者检查流程、放射防护和传染病防护，选址原则包括：既方便患者到达检查室又减少污染；适当的距离防护，减少对人群的辐射损害；方便医务人员穿脱防护用具，保障传染病防护安全；方便机房内部电力、网络设施布置等。

2. 方舱医院 CT 设计与质量控制

根据冠状病毒肺炎诊疗方案和方舱管理规定，方舱CT主要进行轻症和普通型患者肺部高分辨CT扫描，扫描任务相对单一，可针对性配置设备和设计扫描方案。需配置16层及以上CT，建议探测器宽度≥20 mm，球管实际热容量≥2 MHu，常规全肺部扫描时间应≤10 s，低剂量扫描技术保护部分患者短期内复查，迭代重建技术可在降低辐射剂量的同时提高图像信噪比。开机后应进行首次质控检测，包括CT定位光精度、诊断床定位精度、层厚偏差、噪声、均匀性、CT值、CT值线性、高对比分辨力、低对比可探测能力等指标，高对比分辨力≥11 LP/cm，噪声＜0.45%，均匀性±5 Hu以内。

3. 人员的防护与消毒

放射技师进舱按Ⅱ级及以上防护级别穿戴标准防护用品。执行国家卫生健康委员会《医疗机构内新型冠状病毒感染预防与控制技术指南（第一版）》要求，进出舱在医院感染控制人员监督下按规定程序穿脱防护服，遵守相关感染分区及通道管理规定，全部CT室需要按照污染区管理。技师尽量减少与患者近距离接触，可隔室使用语音对讲机与患者沟通，如必须接触患者，应于接触后立即用速干手消毒液消毒后再进行设备操作。在岗技师应强化自我防护意识和互相监管，严格落实标准防护要求，如有意外暴露，立即消毒后尽快更换防护用品。CT室内空气和物表消毒可在设备暂停使用阶段使用30～40 W医用紫外线灯进行，紫外线可以导致核酸链的断裂、交联，从而改变核酸生物活性杀死病毒，紫外线照射范围内不可有人员活动。可用75%乙醇消毒液或1 000 mg/L含氯消毒液擦拭设备表面；用1 000 mg/L含氯消毒液拖扫进行地面消毒。室内消毒避免使用喷雾剂或高浓度84消毒液，以免损坏电子元件。

三、影像诊断检查设备的管理要求

1. 安装阶段

在医疗影像设备的安装阶段，必须要根据安装的要求完成，并且调试成功。不管是何种医疗影像设备，都必须首先满足安全、稳定的运行环境，保证周围温度、湿度、电源条件均符合安装的需求，同时还应当保证遵循被安装设备的技术要求进行操作，避免损坏机器。此外，需要注意的是，在保证满足安装条件及要求的前提下，还要在安装完成后进行调试，保证所有仪器设备均维持在良好的状态，从而能够保证其工作质量。

2. 使用阶段

（1）建立流程和操作规程：标准化流程的建立是保障医疗影像设备诊断质量的重要前提。首先，在受检者接受检查前需要反复核对其基本信息、检查部位等，避免因名字重复、叫错名字、检查部位错误而导致的误诊情况；其次，影像科技师还应当要求受检者做好检查前准备、体位摆放等，如除去检查部位的金属饰品、高密度非金属饰品、橡皮筋、印花、膏药等，脱去较多的衣物，只留单层棉质内衣（女性患者做肺部检查需脱去胸罩）；在行血管造影检查前需了解受检者的碘过敏史、肝肾功能、发热等情况，根据检查的适应证和禁忌证了解受检者是否能够安全地接受检查，如有严重肝肾疾病、碘过敏者（需增强扫描者）、高热等情况就不符合检查要求。此外，在检查前工作人员需要注意询问育龄期受检者是否为孕妇或者正在备孕。操作人员对精密医疗影像设备进行全面的了解是建立并完善操作规程的重要条件，主要包括设备的工作原理、环境要求、结构性能、调整方法及技术参数要求等，首先应当全面掌握使用不同设备对不同部位进行检查时的标准要求，才能保证成像质量，为临床诊治提供可靠的诊断信息。

（2）重视维护和保养：任何医疗影像设备均存在发生故障的可能性，大部分医院往往是在发现损坏后及时采取措施进行补救。但是，此种情况很可能会加大医疗设备的危险因素，甚至会导致更为严重的故障。为了保证医疗影像设备的运转效率，在对厂家的售后服务质量进行评估后，院方还需要注明对售后服务的要求，以便在进入临床使用阶段后，除了检查环境状况的达标情况外，还要做好设备的维护和保养工作，随时做好应对故障的准备。此要求有助于在发生故障后的检修工作，同时还有助于及时发现潜在问题，做好预防对策，从而能够保障医疗影像设备的正常运转。要想做好医疗影像设备的维护和保养，工作人员首先应当增强预防意识，尤其是对于一些损坏风险较高的零部件应当定期进行更换，以免造成严重的后果。

（3）具体操作计划：首先，制订详细的关于医疗影像设备定期检查与质量控制目的的计划表，要求影像科技师重视设备的日常维护和保养；其次，影像科技师还需要针对不同设备具体机型的特点，要求生产厂家提供技术培训和指导，进一步了解医疗影像设备的工作原理，熟悉掌握质量控制手册的相关知识，保证质控工作的高效展开；最后，严格要求影像科技师按时上报计划执行的情况，要求必须符合相关规定并且完成所有操作任务后才能开展后续服务。

（4）落实部门联合制度：部门联合制度能够增强各个部门的沟通，从而真正达到有效提升医疗影像设备管理及质量控制水平的目的。具体操作应当包括以下几点：首先，建立全员医疗影像设备档案，所有医疗影像设备的档案均在完善后实现全院信息共享，档案的内容应当包括设备名称、生产厂家、型号、生产日期、购置日期、参数配置、性能评估、常见故障及解决措施等，能够为后期的维护和保养提供参考；其次，建立并落实三级保养制度，即日常保养、一级和二级保养，日常保养主要侧重表面的洁净工作；一级保养侧重设备电路板清洁、防氧化处理工作；二级保养则侧重设备零部件更换、处理重大的系统性或者功能性问题等；三级保养制度的实施是部门联合的关键性目标，也是保障医疗影像设备管理及质量控制效率的基础条件，必须引起足够的重视。经过上述分析可知，医疗影像设备管理与质量控制是保障设备正常运行、为临床诊断和治疗提供可靠诊断信息的重要环节，做好其管理与质量控制还可保护患者与医护人员的安全。

（黄宽龙　徐丙仁　曾灵子　张亚明　郑广平）

参 考 文 献

［1］　中华医学会影像技术分会, 新型冠状病毒肺炎放射检查方案与感染防控专家共识（第一版）[J]. 新发传染病电子杂志, 2020, 1 (5): 1-9.
［2］　石明国, 王鸣鹏, 余建明. 放射师临床工作指南 [M]. 北京: 人民卫生出版社, 2013: 43-45.
［3］　中华医学会放射技术分会传染病影像技术专业委员会结核学组, 中华医学会结核病学分会影像专业委员会. 胸部

CT 扫描规范化专家共识 [J]. 中国医疗设备, 2020, 35 (2): 185-189.

［4］ 余建明, 曾勇明. 医学影像检查技术学 [M]. 北京: 人民卫生出版社, 2016: 139-142.

［5］ 李宏军. 实用传染病影像学 [M]. 北京: 人民卫生出版社, 2014: 1-3.

［6］ 陆普选, 施裕新, 鲁植艳, 等. 中国传染病影像学跨越式创新发展的历程与成就 [J]. 新发传染病电子杂志, 2020, 5 (4): 223-228.

［7］ 吕秋莹, 梅树江, 张仁利, 等. 新型冠状病毒肺炎精准防控体系构建与效果评价 [J]. 新发传染病电子杂志, 2020, 5 (4): 229-234.

［8］ 吴锋耀, 蒙婷婷, 韦彩云, 等. 传染病医院新型冠状病毒肺炎疫情防控与职业健康长效机制建设 [J]. 新发传染病电子杂志, 2020, 5 (3): 198-202.

第九章　SARS 影像学表现

第一节　早期影像表现

一、影像学表现

（一）X 线

单发或多发的小片状阴影，密度低，以单发多见，有时病变处局部出现肺纹理增多、增粗。X 线对于较小的或密度低的病灶显示率较低，对于纵隔及心影重叠病变有时也难以显示。

（二）CT

小片状磨玻璃影，单发多见，占 82.1%。多数为类圆形，有时类似肺小叶解剖结构，形态呈圆锥形。病变内可见密度稍高的穿行血管影，小叶间隔增厚呈网格状征象。也可见局灶小片状、多发或较大的实变影。肺小叶病灶可融合达肺段范围，可为磨玻璃影伴实变影，但较少见。有的病灶周围血管影增多、增粗，病变多为双肺下叶及肺边缘胸膜下部位。

二、病例介绍

病例 1：患者，女，31 岁。确诊为 SARS，病程第 1 天影像表现见图 9-1-1。

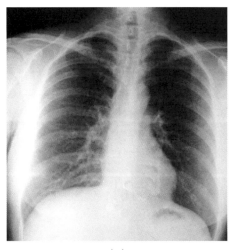

（a）

图 9-1-1　SARS 早期的影像表现（一）

（a）X 线胸片未见异常；（b）CT 示右肺下叶外带胸膜下磨玻璃影；（c）HRCT 示右肺下叶外带胸膜下磨玻璃影，病变内可见密度稍高的穿行血管影。

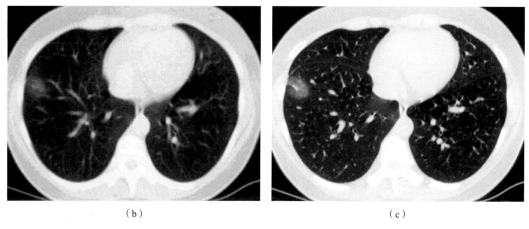

（b） （c）

图 9-1-1（续）

病例 2：患者，女，38 岁。确诊为 SARS。病程第 2 天影像表现见图 9-1-2。

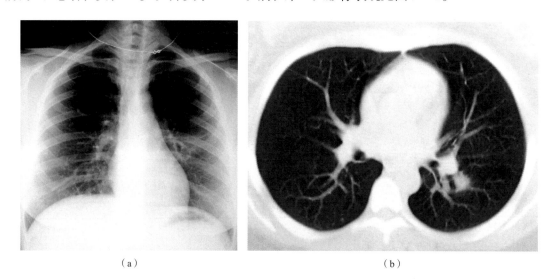

（a） （b）

图 9-1-2 　SARS 早期的影像表现（二）

（a）X 线胸片示左肺门小片状阴影；（b）CT 示左肺下叶小片状磨玻璃影。

病例 3：患者，男，49 岁。确诊为 SARS。病程第 3 天影像表现见图 9-1-3。

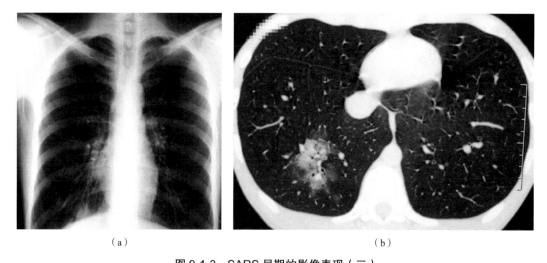

（a） （b）

图 9-1-3 　SARS 早期的影像表现（三）

（a）X 线胸片示右肺下叶胸膜下磨玻璃影；（b）HRCT 示右肺下叶小叶融合成大片状磨玻璃影伴有实变影。

三、诊断要点

（1）早期病灶为胸膜下单发或多发小片状阴影，密度低，以单发多见，有时病变局部出现肺纹理增多、增粗。

（2）早期小片状磨玻璃影内可见密度稍高的增粗血管影，较大病灶可达肺段范围，但较少见，可见肺小叶磨玻璃影伴有实变影，有的病灶周围血管影增多，病变多为两肺下叶肺段胸膜处及肺外带边缘胸膜下部位。

（赵大伟　李　莉　袁　虹）

第二节　进展期影像表现

一、进展期影像表现

多数患者在发病后 14 天内病变进展迅速加重。病变早期小片状影可在 3～7 天内演变融合为大片、多发或弥漫性病变。病变由单侧肺发展到双侧肺，由单个肺段进展到多个肺段融合。严重者在发病 1～2 天即可发生明显进展。

（一）X 线

主要为大片状及广泛的磨玻璃影和实变影，也可显示呈团块状阴影。磨玻璃影为界限模糊不清的肺透亮度减低区，肺实变为密度较高阴影，边界模糊或较清楚。病变多为两肺弥漫分布，也可位于一侧肺内，以肺野下部多见。病程较长，可发生气胸、纵隔气肿和皮下气肿，气胸的量一般较少。有的病例气胸在使用呼吸机之后发生，但未使用呼吸机的患者也可发生气胸。邻近胸膜的病变可合并局部胸膜增厚，或呈轻度幕状粘连，胸膜改变可随肺内病变的吸收而消退。

（二）CT

CT 主要表现为磨玻璃影伴有肺实变影。

（1）磨玻璃影：病变形态可为斑片状，相当于肺叶或肺段的形态，或大小不一的类圆形。病灶直径在 3 cm 以上者占 50% 以上。病变常为多发，弥漫性分布。各种形态的病变可同时存在，类圆形磨玻璃影较为常见。部分病例自发病开始至病变吸收均表现为磨玻璃影。磨玻璃影的密度可不均匀，密度较低的磨玻璃影内可见较细的肺血管分支，部分磨玻璃影内可见小叶间隔及小叶内间质增厚，出现胸膜下的细线影和网状结构。

（2）磨玻璃样密度伴肺实变：在大片状、小片状或类圆形磨玻璃影内均可有密度更高的肺实变影。

（3）肺实变为主的病变：肺实变为斑片状高密度影或肺叶及肺段的实变影，一般为多发，少数为单个肺叶实变影。肺实变通常伴有不同程度的磨玻璃影，不伴磨玻璃影的肺实变则少见。文献报道 69.8% 的患者病变部位以两肺下叶肺段明显，60.1% 的患者内带和外带混合分布，中心分布者仅 4.3%。

（4）出院后胸部 CT 随访，可表现为两肺不同程度的肺间质性纤维化改变，重症患者可遗留肺纤维化。

二、病例介绍

病例 1：患者确诊为 SARS。病程第 7 天影像表现见图 9-2-1。

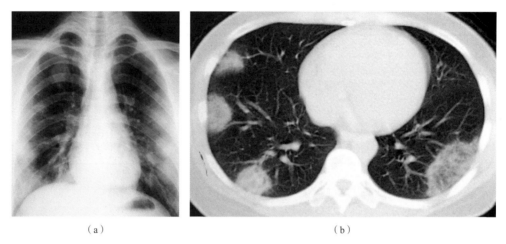

（a）　　　　　　　　　　　　　　　　　（b）

图 9-2-1　SARS 进展期的影像表现（一）

（a）X 线胸片示双侧肺野外带胸膜下大片状磨玻璃影；（b）CT 示双侧胸膜下大片状磨玻璃影，病变内可见密度更高的肺实变影。

病例 2：患者确诊为 SARS。影像表现见图 9-2-2。

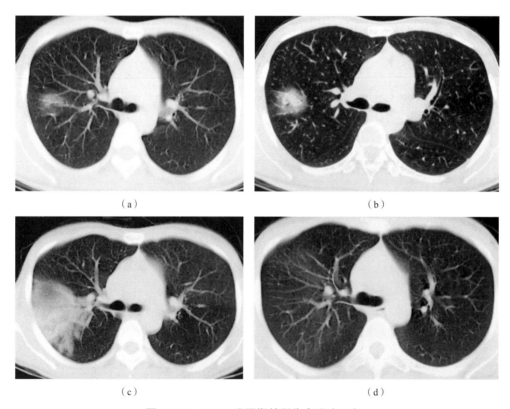

（a）　　　　　　　　　　　　　　　　　（b）

（c）　　　　　　　　　　　　　　　　　（d）

图 9-2-2　SARS 进展期的影像表现（二）

（a）病程第 2 天，CT 示右肺病变初期呈较淡的小片状磨玻璃影；（b）病程第 5 天，CT 显示实变影；（c）病程第 11 天，实变影范围明显扩大，其内可见空气支气管征；（d）病程第 16 天，肺内残余少量纤维索条影，病变基本吸收。

病例 3：患者确诊为 SARS。影像表现见图 9-2-3。

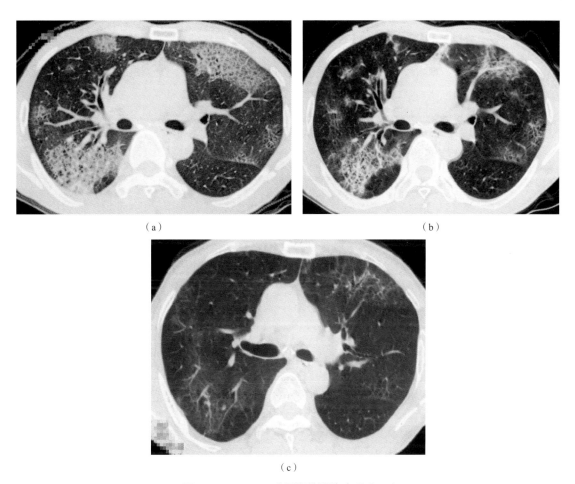

图 9-2-3　SARS 进展期的影像表现（三）

（a）病程第 7 天，CT 示两肺多发磨玻璃影，呈"铺路石"样改变；（b）病程第 16 天，CT 示两肺磨玻璃影较前吸收；（c）病程第 25 天，CT 示两肺磨玻璃影明显吸收，局部见纤维索条影。

三、诊断要点

（1）大片状实变影或广泛的磨玻璃影伴实变影是 SARS 进展期的主要影像表现，两者可单独出现，也可同时出现。

（2）空气支气管征、"铺路石"征是 SARS 进展期常见的征象。

（赵大伟　李　莉）

第三节　恢复期影像表现

一、影像学表现

通过 HRCT 扫描的连续观察，SARS 肺内病变在第 4 周达到峰值。第 4 周后，55% 的患者出现早期纤维化的特征表现，包括网格状阴影，伴或不伴磨玻璃影，有时可见牵拉性支气管扩张，其中多发生在年龄较大的重症患者（62%）。出院2个月的患者随访HRCT显示，49.0%的SARS恢复期患者CT检查异常，包括磨玻璃影占95.9%和网格影占59.2%。出院的患者随访整体功能和健康状况都有不同程度的损伤，应对其进行全面的评估，避免发生严重后遗症。

（一）SARS影像动态演变

影像的动态变化与多种因素有关，如年龄、原有的疾病及治疗效果等。病变吸收一般在发病7～14天后，表现为病灶阴影范围缩小，密度逐渐降低。特别是在激素治疗后效果显著者，肺内影像在1天后即可有明显好转。部分患者病变吸收过程中，在其他部位可能出现新的病灶影。因患者受个体多种因素的影响，有的患者病变影像持续时间较长，病程可比普通患者增加1倍，甚或更长。病变加重者表现为上述影像的范围增加及出现新的病灶。

成人急性呼吸窘迫综合征是患者致死的主要原因。表现为肺内弥漫的肺泡实变及高密度影。初步观察表明，死亡病例在病变进展时较多出现广泛的肺实变影。

（二）影像表现的病理基础

尸检病理显示病变主要为严重的肺组织损伤和ARDS，在组织学上有肺间质和肺实质气腔的改变。肺间质病变有间质增厚、水肿、单核细胞及多核细胞浸润。气腔改变包括肺组织大面积实变，可见Ⅱ型肺泡上皮细胞变性及坏死脱落、肺泡水肿、局灶性出血、肺透明膜形成。病变机化的早期见肺泡内充满黏液样纤维渗出物。

肺间质病变在X线和CT上形成网格状磨玻璃影。肺气腔未完全充盈还存有含气腔隙，或充盈与未充盈的肺泡混杂存在，形成磨玻璃影。在HRCT上，肺气腔残存程度不等，磨玻璃影的密度也不同。肺泡腔完全充盈则形成肺实变影。

患者也可在短期内快速变化类似于水肿的特点，可能为机体免疫反应所致，以肺水肿改变更显著。

（三）并发症相关影像表现

（1）肺间质增生：较明显的肺间质增生出现在发病后30～40天，首先出现小叶间隔和小叶内间质增厚、胸膜下弧线等影像。肺内片状影体积缩小，密度增高，肺内逐渐出现高密度的索条及蜂窝状影像，严重者使肺体积缩小，纵隔移位。肺间质增生可在肺内广泛出现，以小叶间隔、小叶内间质增厚及胸膜下弧线影像改变为主，也可为局部不规则的高密度斑片和索条状影。出现蜂窝状影则是肺间质纤维化的指征。

（2）感染：合并感染出现空洞及胸腔积液。一般在发病3周以后。

（3）气胸、纵隔气肿和皮下气肿。

（4）骨缺血坏死。

二、病例介绍

病例1：病程第62天，SARS并发肺间质影像表现见图9-3-1。

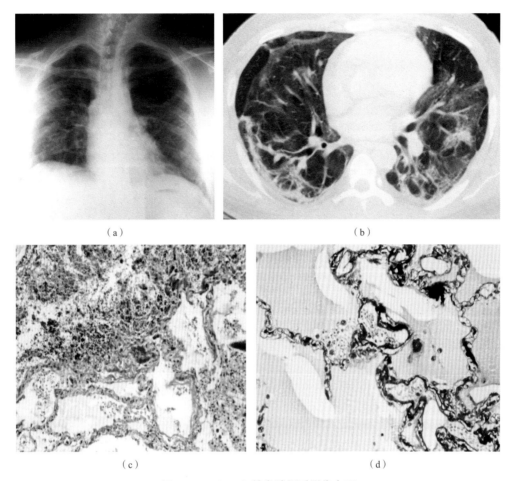

图 9-3-1　SARS 并发肺间质影像表现

（a）X 线胸片示两肺纹理增强，纤维索条影；（b）CT 示两肺内残留的胸膜下弧线影、纤维索条影、磨玻璃影；（c）肺泡毛细血管壁网状纤维增生，致使毛细血管壁不规则增厚（网状纤维 ×200）；（d）肺泡间隔内胶原纤维增生，呈玫瑰红色不规则状（PTAH ×200）。

病例 2： SARS 并发金黄色葡萄球菌感染影像表现见图 9-3-2。

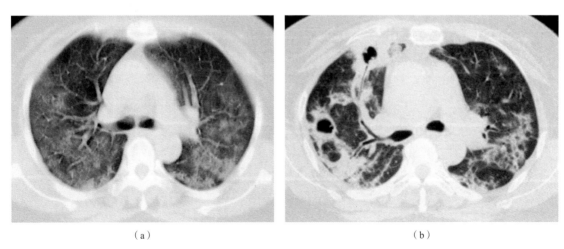

图 9-3-2　SARS 并发金黄色葡萄球菌感染影像表现

（a）病程第 16 天，CT 示两肺弥漫的磨玻璃影；（b）病程第 25 天，CT 示右肺实变影及多发空洞影形成。

病例 3：SARS 并发纵隔气肿影像表现见图 9-3-3。

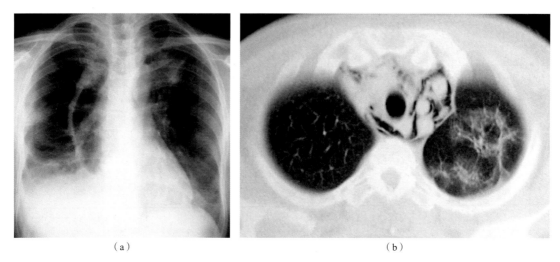

（a）　　　　　　　　　　　　　　　　（b）

图 9-3-3　SARS 并发纵隔气肿影像表现
（a）X 线胸片示纵隔内显示不规则透亮区；（b）CT 示纵隔内多发气体密度影，左肺上叶多发斑片影及纤维索条影。

病例 4：SARS 并发骨缺血坏死影像表现见图 9-3-4。

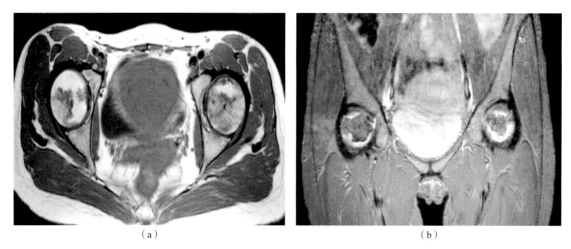

（a）　　　　　　　　　　　　　　　　（b）

图 9-3-4　SARS 并发骨缺血坏死影像表现
（a）MRI T_2WI 序列示两侧股骨头内信号不均匀，高信号环内见不均匀片状等信号及线状低信号，股骨头未见变形；（b）髋关节冠状面 T_1WI 脂肪抑制序列示股骨头线状低信号带，股骨关节软骨下不均匀低信号区。

三、诊断要点

（1）当临床出现呼吸道症状持续加重、影像出现非 SARS 常见影像表现时，应警惕并发症的发生。
（2）SARS 的骨骼并发症和后遗症并不少见，需引起警惕。

（赵大伟　李　莉　袁　虹）

参 考 文 献

［1］ 赵大伟, 马大庆, 王薇, 等. SARS 的早期 X 线及 CT 表现 [J]. 中华放射学杂志, 2003, 37 (7): 597-599.

［2］ 王微, 马大庆, 赵大伟, 等. SARS 的 CT 表现及动态变化 [J]. 中华放射学杂志, 2003, 37 (8): 686-689.

［3］ 王召钦, 陆普选, 周伯平, 等. 严重急性呼吸综合征的胸部 X 线表现 [J]. 临床放射学杂志, 2003, 22 (6): 449-451.

［4］ 刘晋新, 江松峰, 陈碧华, 等. 260 例 SARS 患者胸部 X 线表现 [J]. 中国医学影像技术, 2003, 19 (7): 790-792.

［5］ XIE L X, LIU Y N, XIAO Y Y, et al. Follow-up study on pulmonary function and lung radiographic changes in rehabilitating severe acute respiratory syndrome patients after discharge [J]. Chest, 2005, 127 (6): 2119-2124.

［6］ 陆普选, 杨桂林, 余卫业, 等. SARS 患者合并肺纤维化的影像学随访 [J]. 中国医学影像技术, 2004, 20 (12): 1901-1903.

［7］ 余卫业, 陆普选, 朱文科, 等. 34 例 SARS 患者影像随访观察 [J]. 中国中西医结合影像学杂志, 2005, 3 (3): 175-177, 180.

［8］ 郎振为, 张立洁, 张世杰, 等. 严重急性呼吸综合征 3 例尸检病理分析 [J]. 中华病理学杂志, 2003, 32 (3): 201-204.

第十章 MERS 影像学表现

第一节 MERS 概述

截至 2020 年 4 月底，全球共报告了 2 519 例实验室确诊的 MERS 病例，其中 866 例死亡，病死率为 34.3%。在确诊的病例中，沙特阿拉伯报告 2 121 例，约占全部确诊病例的 84.2%，死亡 788 例，病死率为 37.1%。在中东以外国家发生的疫情较为少见，患者通常有前往中东地区旅行史。2013～2018 年同期比较，报告病例的人口学和流行病学特征无明显变化。50～59 岁年龄组仍然是原发病例感染的最高风险人群，死亡人数最多。30～39 岁年龄组人群最容易成为继发性病例，继发性病例死亡人数较多的为 70～79 岁年龄组。自 2015 年以来，由于医院感染预防和控制措施的改善，医院获得性 MERS 病例数量显著下降。我国在 2015 年有 1 例境外输入病例。

蝙蝠可能是 MERS-CoV 的起源，但随着研究的深入，发现该病原体宿主主要为单峰骆驼，表现多为有限的人传人散发流行方式。人感染 MERS-CoV，一般经呼吸道吸入被感染的单峰骆驼的飞沫或频繁密切接触被感染的单峰骆驼和患者。此外，MERS 感染人群不仅限于成人，也可以感染儿童，儿童病例多数是轻症和无症状感染者，但是在有基础性疾病的儿童患者中容易出现重症与死亡。有报道孕产妇感染 MERS-CoV 的病例，但目前对病毒是否通过胎盘传播尚不清楚。

（何玉麟　陆普选　刘　军）

第二节 MERS 影像学表现及诊断

一、MERS 影像学表现

影像学检查是 MERS 临床综合诊断的主要组成部分，也是指导治疗的重要依据。包括疾病早期发现、鉴别诊断、监视动态变化和检出并发症。充分发挥影像诊断的作用，X 线胸片和 CT 是 MERS 的主要检查方法，普通 X 线检查一般采用立位后前位胸片。床旁胸片检查在患者病情允许的情况下应采用坐位拍摄后前位胸片，数字化影像技术如计算机 X 线摄影术（CR）和数字 X 线摄影术（DR）有助于提高胸部 X 线检查的诊断质量。CT 可检出 X 线胸片难以发现的病变，一般应采用高分辨 CT（HRCT）检查。在图像存储与传输系统（PACS）基础上建立的影像工作流程可提高工作效率，减少交叉感染。影像学检查程序，①初次检查：对于临床怀疑为 MERS 的患者首先选用 X 线胸片检查；若 X 线胸片未见异常，则应及时复查，如有条件可采用 CT 检查。②治疗复查：在 MERS 治疗中，需要复查胸片以了解疾病的病情变化和治疗效果。一般 1～2 天复查胸片 1 次，或根据患者的病情发展及治疗情况缩短或延长复查时间。如果胸片怀疑肺部病灶，有条件者可进行 CT 检查。③出院检查：出院时需要拍摄胸片。出院后应定期复查，直至炎性影像完全消失。对于 X 线胸片已恢复正常的病例，CT 可以显示 X 线不能发现的病变。影像学变化快，无明显特异性，对于诊断 MERS 及监测病情进展及预后有明确的提示作用。

　　MERS 患者 X 线胸片均有异常表现，病变可较小或广泛，累及单侧或双侧肺野，常见表现有肺纹理增多、肺内磨玻璃影、斑片状渗出性改变、间质性改变、斑片或融合的实变影、结节状影、网格状影及胸腔积液等。部分患者可无异常胸部 X 线征象，其可能原因是感染早期胸部病变不明显及胸部 X 线片对较小磨玻璃密度病变的显示具有局限性。见图 10-2-1。

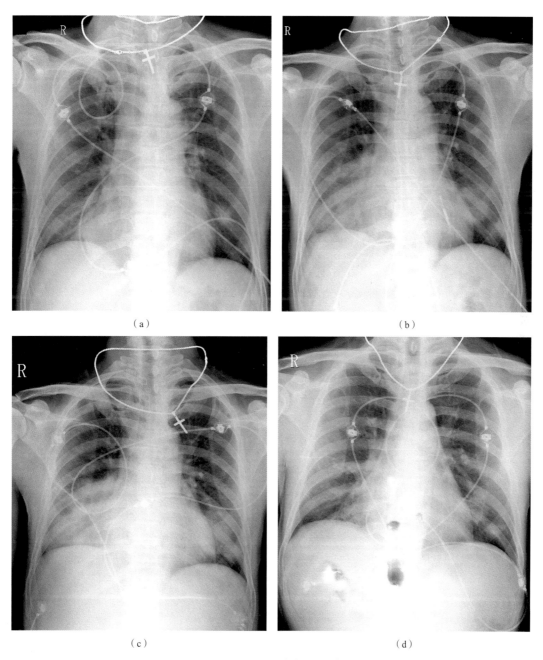

（a）　　　　　　　　　　　　　　　　　（b）

（c）　　　　　　　　　　　　　　　　　（d）

图 10-2-1　胸部 X 线片

（a）发病第 7 天，入院后胸片示两下肺野近心缘处见小片状密度增高阴影；（b）发病第 10 天，胸片见两下肺片状影明显增大，右下肺病变进展为甚；（c）发病第 13 天，两肺病变继续进展，呈大片状实变影改变；（d）发病第 32 天，胸片示两中下肺病灶明显吸收，仅见小片状网格影。

两肺胸膜下磨玻璃密度样改变是 MERS 特征性的 CT 表现，然而这种征象也可以出现在支原体、衣原体感染引起的肺炎、严重急性呼吸综合征、甲型 H1N1 流感及其他病毒性肺炎中。单纯依靠 CT 检查很难将 MERS 与上述疾病相鉴别，而最终诊断需要结合实验室检查。对有相应接触史及临床症状者，胸部 CT 上较早出现磨玻璃影时应高度怀疑 MERS-CoV 感染。

二、SARS、MERS 和 COVID-19 的影像鉴别要点

MERS 与 SARS 及 COVID-19 均是由冠状病毒导致的肺部炎症，影像学表现主要为肺部出现磨玻璃影和肺实变。但影像分期及病程演变略有不同，其影像学表现稍有差别，具体鉴别要点见表 10-2-1。

表 10-2-1　3 种冠状病毒的影像特点

	SARS	MERS	COVID-19
影像分期（型）	发病初期、进展期、恢复期；1 型（70.29%）、2 型（17.39%）、3 型（7.25%）、4 型（5.07%）	1～4 型	早期、进展期、重症期（危重症期）、恢复期（转归期）
常见表现	磨玻璃影（多见、早期）、实变、"铺路石征"（早期）	磨玻璃影（更广泛）、实变	①早期：病变局限，呈斑片状、亚段或节段性磨玻璃影，多伴有小叶间隔增厚 ②进展期：病灶增多、范围扩大，累及多个肺叶，部分病灶实变，磨玻璃影与实变影或条索影共存，有时会出现"铺路石征" ③重症期：两肺弥漫性病变，少数呈"白肺"表现，实变影为主，合并磨玻璃影，多伴纤维索条影，支气管充气征
其他表现	纵隔气肿、气胸	胸腔积液、气胸	"晕征""反晕征"
少见表现	胸腔积液、淋巴结肿大、空洞、钙化、网格、结节	空洞	淋巴结肿大，胸腔积液仅见于重型及危重型
分布	均为肺外带、下肺多见		
进程演变	重症进展迅猛，2 天左右可明显加重；磨玻璃影→混合密度→实变；局灶性→多灶→弥漫；下叶→弥漫；单肺→双肺；外带→内外带→弥漫（SARS）；外带→中外带→弥漫（COVID-19）；最终呈"白肺"；恢复期病变范围变小，密度变淡；少数形成肺纤维化		

三、病例介绍

患者，男，1971 年出生，MERS 病例的密切接触者。于 2015 年 5 月 21 日开始出现背部酸痛，无发热，无咳嗽、咳痰。未予特殊治疗。2015 年 5 月 25 日出现发热，体温高达 39.7℃，无畏寒，无咳嗽、咳痰，无气促，无腹痛、腹泻，无咽痛。当时自服感冒药无效。2015 年 6 月 1 日患者痰液病毒学检测 MERS-CoV 阳性。确诊为 MERS。胸部 X 线片见图 10-2-1。

四、诊断要点

（1）大多数 MERS-CoV 感染病例发生在沙特阿拉伯，因此，又被命名为中东呼吸综合征。

（2）MERS 的传染源为单峰骆驼，传播途径主要为气溶胶、密切接触传播。易感人群：各年龄段均可发病。合并基础疾病者，易进展为重症。

（3）以急性呼吸道感染为主要表现，起病急，体温高达 39～40℃，可伴有畏寒、寒战、咳嗽、咳痰、胸痛、头痛、全身肌肉关节酸痛、乏力、食欲减退等症状。潜伏期：2～14 天。

（4）病原学相关检查主要包括病毒分离、病毒核酸检测、血清 MERS-CoV 抗体检测等。可留取多种标本（咽拭子、鼻拭子、鼻咽或气管抽取物、痰或肺组织、血液和粪便）进行检测，以下呼吸道标本阳性检出率最高。

（5）确诊病例应具备下述 4 项之一：①至少双靶标 PCR 检测阳性。②单个靶标 PCR 阳性产物，经过基因测序确认。③从呼吸道标本中分离出 MERS-CoV。④恢复期血清 MERS-CoV 抗体较急性期血清抗体水平阳转或呈 4 倍以上升高。

（6）病毒性肺炎的影像特征主要是两肺或胸膜下为主的磨玻璃影和（或）肺实变。在肺炎基础上，部分病例临床病情进展迅速，很快发展为呼吸衰竭、ARDS 或 MODS，特别是肾功能衰竭，甚至危及生命。

（何玉麟　陆普选　郑秋婷）

参 考 文 献

［1］ 陆普选, 周伯平. 新发传染病临床影像诊断 [M]. 北京: 人民卫生出版社, 2013: 37-48.

［2］ LAN B W, LU P X, ZENG Y J, et al. Clinical imaging research of the first Middle East respiratory syndrome in China [J]. Radiology of Infectious Diseases, 2015: 2(4): 173-176.

［3］ LU P X, ZHOU B P. Diagnostic imaging of emerging infectious diseases [M]. Berlin: Springer, 2015: 5-28.

［4］ 陆普选, 杨桂林, 余卫业, 等. SARS 患者合并肺纤维化的影像学随访 [J]. 中国医学影像技术, 2004, 20 (12): 1901-1903.

［5］ LU P X, ZHOU B P, CHEN X C, et al. Chest X-ray imaging of patients with SARS [J]. Chinese Medical Journal, 2003, 116 (7): 972-975.

［6］ 陆普选. 全球首发于中国的人禽流感流行病学与临床影像学特点 [J]. 新发传染病电子杂志, 2017, 2 (2): 124-126.

［7］ 宋璐, 曾宝婷, 龚晓明, 等. 新型冠状病毒肺炎影像表现及鉴别诊断 [J]. 新发传染病电子杂志, 2020, 5(2): 82-86.

［8］ 郑秋婷, 卢亦波, 谭理连, 等. 新型冠状病毒肺炎临床及影像学研究进展 [J]. 新发传染病电子杂志, 2020, 5(2): 140-144.

第十一章　COVID-19影像学表现

第一节　早期影像学表现

一、临床特征

COVID-19患者早期可无临床症状，或出现以低热、中热为主的发热，咳嗽、咳痰、气促、胸闷等临床症状，部分患者还可见乏力、鼻塞、流涕、头痛、腹泻的症状。

二、影像学表现

多见于COVID-19发病1周内，常为双肺多发病灶，单发少见。病灶多位于肺外周或胸膜下，以中下肺的背段或外侧段多见。病灶密度不均，早期多见淡薄的磨玻璃影，其内可见增粗血管及厚壁支气管穿行，伴有或不伴有局部小叶间隔网格状增厚；实变范围小且局限，其内可见空气支气管征；磨玻璃影多单独存在，也可与实变同时存在。病灶以不规则形、尖端指向肺门方向的楔形或扇形多见，也可见片状或类圆形病灶，病灶一般不累及整个肺段。无肺部其他疾病者，未见纵隔和肺门淋巴结肿大，未见胸膜增厚和胸腔积液。如果早期CT影像上仅表现为局部的胸膜下磨玻璃影，X线胸片往往难以显示，容易造成漏诊。

三、病例介绍

病例1：患者，男，62岁。发热、乏力、干咳3天。近期有疫区旅行史。查体：咽稍红。实验室检查：C反应蛋白3 mg/L，白细胞计数$4.2×10^9$/L，淋巴细胞百分比29.5%，中性粒细胞百分比58.6%，降钙素原<0.072 ng/mL，肌酸激酶<0.5 U/L，心肌肌钙蛋白I<0.017 μg/L，氨基末端脑钠肽前体10 pg/mL，甲型流感、乙型流感、呼吸道合胞病毒检测（－），SARS-CoV-2核酸RT-PCR检测2次（＋）。影像表现见图11-1-1。

病例2：患者，女，54岁。发热6天，伴有乏力、头痛。患者于2020年1月24日出现发热，少量咳嗽、咳痰，伴有乏力，间断头痛。肺部CT提示两肺胸膜下多发磨玻璃影。检测SARS-CoV-2核酸阳性，考虑COVID-19确诊病例。患者有疫区居住史。查体：无阳性体征。实验室检查（2020年1月31日），血常规：白细胞计数$2.87×10^9$/L，红细胞计数$4.14×10^{12}$/L，血红蛋白112 g/L，磷脂转运蛋白$206×10^9$/L，中性粒细胞百分比61.7%。血清钾离子浓度3.22 mmol/L，血清钠离子浓度137.5 mmol/L。肝功能：谷丙转氨酶43 U/L，谷草转氨酶38 U/L，总胆红素9.6 μmol/L，白蛋白38.5 g/L。患者的影像表现见图11-1-2。

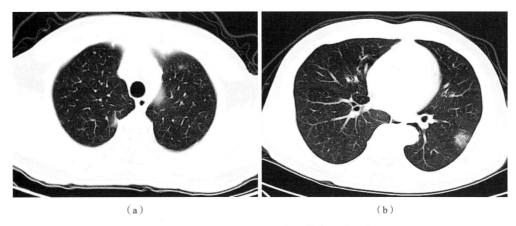

（a）　　　　　　　　　　　　　　　（b）

图 11-1-1　COVID-19 早期影像表现（一）

（a）CT 示右肺上叶后段胸膜下小磨玻璃影，内见血管分支穿行、增粗，邻近胸膜略受牵拉；（b）左肺下叶胸膜下类
圆形磨玻璃密度结节，内见血管分支增粗、穿行。

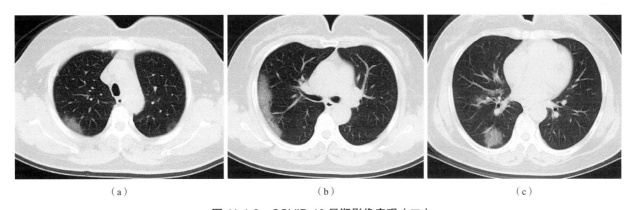

（a）　　　　　　　　　　（b）　　　　　　　　　　（c）

图 11-1-2　COVID-19 早期影像表现（二）

（a）～（c）CT 示两肺胸膜下多发类圆形及片状磨玻璃影，密度较淡，边缘模糊，部分病灶长轴与胸膜平行。

　　病例 3：患者，女，39 岁。运动受凉后咽痛、流涕 8 天，无发热。近期曾接触 COVID-19 确诊患者。查体：咽稍红。实验室检查：超敏 C 反应蛋白<0.5 mg/L，白细胞计数 $6.07×10^9$/L，淋巴细胞百分比 22.1%，中性粒细胞百分比 74.1%，降钙素原<0.072 ng/mL，肌酸激酶 54 U/L，甲型流感、乙型流感、呼吸道合胞病毒检测（－），SARS-CoV-2 核酸 RT-PCR 检测 2 次（＋）。影像表现见图 11-1-3。

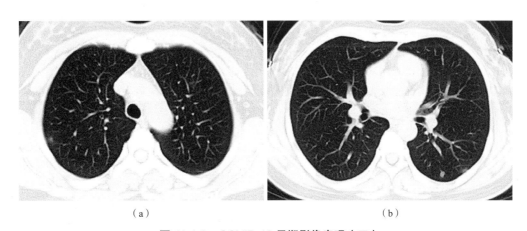

（a）　　　　　　　　　　　　　　　（b）

图 11-1-3　COVID-19 早期影像表现（三）

（a）（b）CT 示右肺上叶及两肺下叶多发小结节，大部分呈磨玻璃密度；（c）左肺下叶紧贴胸膜病变为磨玻璃密度，其邻近胸膜下结节呈部分
实性密度，病变以肺外周带胸膜下分布为主；（d）左肺下叶后基底段小结节与支气管血管束关系密切。

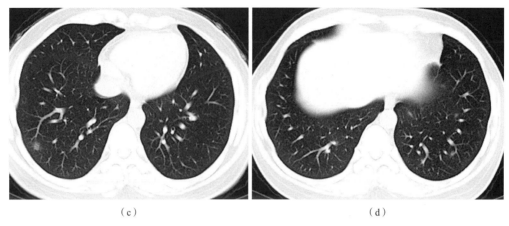

（c）　　　　　　　　　　　（d）

图 11-1-3（续）

四、诊断要点

（1）COVID-19 早期 CT 影像学可仅表现为胸膜下散在磨玻璃密度小结节或淡片状影。

（2）病变内部常见血管束增粗、穿行，常与支气管束伴行。

（李宏军　刘白鹭　吕哲昊　宋　兰）

第二节　进展期影像学表现

一、临床特征

COVID-19 患者进展期病情进行性加重，临床出现明显咳嗽、发热、胸闷、喘憋等症状。实验室检查，外周血白细胞计数正常或降低，淋巴细胞计数正常或下降。

二、影像学表现

病灶分布区域增多，以胸膜下分布为主，可累及多个肺叶。部分磨玻璃影范围融合扩大，密度增高，呈不规则状、楔形或扇形，边界不清，散在多灶性、斑片状甚至是弥漫性，可多灶融合成大片，呈双侧非对称性。支气管血管束增粗或胸膜下多灶性肺实变影，病灶进展及变化迅速，短期内复查形态变化大，可以合并组织坏死形成小空洞，可见充气支气管征。部分病例均为磨玻璃样病变，通常无胸腔积液，极少数伴纵隔及肺门淋巴结增大。无基础性疾病患者多无胸腔积液、纵隔及肺门淋巴结增大。

三、病例介绍

病例 1：患者，女，26 岁，因"胸背部酸痛 3 天、鼻塞 2 天"入院。第 5 次 SARS-CoV-2 核酸检测（＋）。白细胞计数 4.45×10^9/L、中性粒细胞计数 2.47×10^9/L、淋巴细胞计数 1.05×10^9/L、中性粒细胞百分比 55.5%、淋巴细胞百分比 23.6%、降钙素原定量 0.15 ng/mL。COVID-19 进展期动态变化影像表现见图 11-2-1。

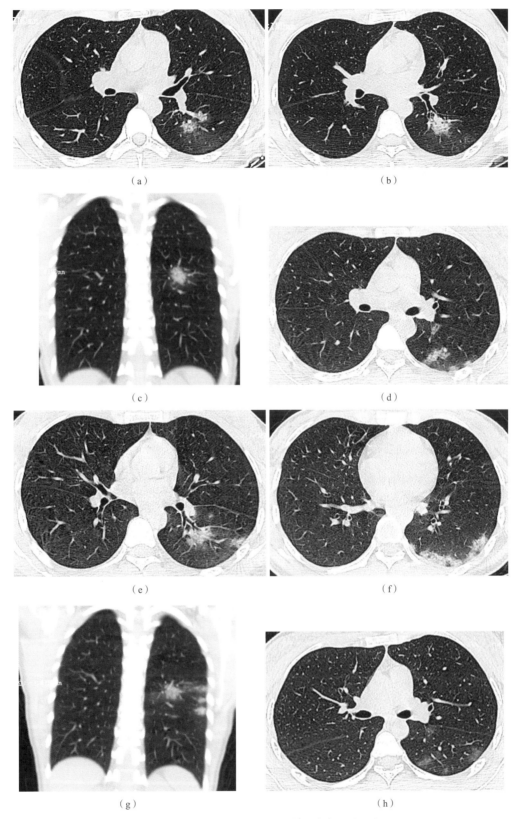

图 11-2-1 COVID-19 进展期影像表现（一）

（a）～（c）入院第 3 天，首次胸部 CT 检查，左肺下叶见磨玻璃影及片状实变影，周围伴"晕征"；（d）～（g）入院第 8 天，左肺下叶实变影
范围增大，胸膜下新出现片状实变影；（h）～（j）入院第 13 天，左肺下叶实变影密度减低，呈片状磨玻璃影，范围缩小；右肺下叶后基底段
新出现一片状磨玻璃影，伴实变；（k）（l）出院第 12 天复查，原磨玻璃影密度基本吸收。

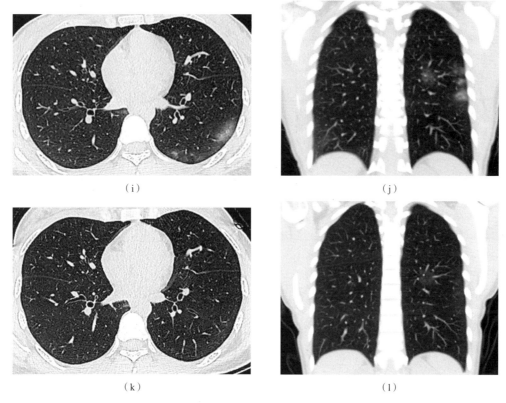

（i）　　　　　　　　　　　　　　　（j）

（k）　　　　　　　　　　　　　　　（l）

图 11-2-1　（续）

病例 2：患者，男，65 岁。主诉：发热 2 天。现病史：患者 2 天前从疫区探亲乘飞机回北京后，出现发热，最高体温 37.8℃，伴有咳嗽、咳痰，无畏寒、寒战，无心悸、胸闷。就诊于外院，SARS-CoV-2 核酸检测阳性，确诊 COVID-19。接触史：疫区旅居史。查体：呼吸音粗。实验室检查：二氧化碳分压：33.3 mmHg↓，氧分压：113 mmHg，血氧饱和度：98.5%，细胞外液剩余碱：−4.1 mmol/L↓。血常规（2020 年 1 月 24 日）：白细胞计数：$4.91×10^9$/L↑，淋巴细胞百分比：19.1%↓，中性粒细胞百分比：69.9%。降钙素原检测（2020 年 1 月 24 日）：0.11 ng/mL。C 反应蛋白（2020 年 1 月 24 日）：2.2 mg/L。肝功能（2020 年 1 月 24 日）：谷丙转氨酶：25 U/L，谷草转氨酶：14 U/L，总胆红素：7 μmol/L，直接胆红素：1.4 μmol/L。血生化（2020 年 1 月 24 日）检查，肌酐（酶法）：86 μmol/L，血钾：3.61 mmol/L。乳酸（2020 年 1 月 24 日）：1.84 mmol/L。患者的影像表现见图 11-2-2。

病例 3：患者，男，35 岁。主诉发热 6 天，乏力。现病史：入院前发热 6 天，最高体温 38℃。发病前有疫区旅行史。查体：急性病容。实验室检查：谷丙转氨酶 71 U/L，谷草转氨酶 52 U/L，总胆红素 16.3 μmol/L，白蛋白 34.6 g/L。SARS-CoV-2 核酸检测阳性。影像表现见图 11-2-3。

病例 4：患者，男，21 岁。下一代测序（next generation sequencing，NGS）为 NL-63。影像表现见图 11-2-4。

四、诊断要点

（1）病变进展期可见大片磨玻璃病变，内部细小网格，边界清晰，病变有融合倾向，且与胸膜平行分布，位置接近肺门侧病变，呈楔形分布，病变可以出现实变区，且实变区有重力分布倾向。

（2）COVID-19 早期多是磨玻璃片状密度影，无实变，病灶起源于次级肺小叶，累及小叶间质；

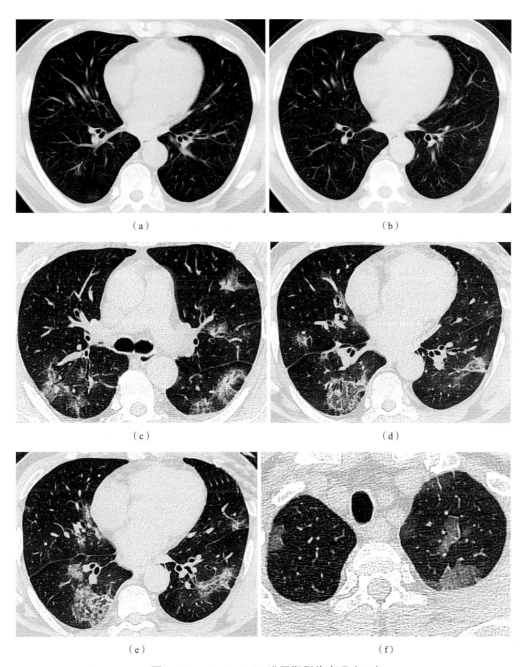

（a）　　　　　　　　　　　　　（b）

（c）　　　　　　　　　　　　　（d）

（e）　　　　　　　　　　　　　（f）

图 11-2-2　COVID-19 进展期影像表现（二）

早期：2020 年 1 月 24 日（a）（b），病变早期两肺下叶呈散在纯磨玻璃密度病变，密度较为均一，边界模糊，病变位于胸膜下及小叶核心间质区，胸膜下区病变数量较小叶核心区更为丰富。进展期：2020 年 1 月 29 日（c）～（e），（c）病变较前明显进展，波及上叶，多数病变边界模糊，可见晕征，实变区有空气支气管征；（d）两肺下叶病变范围明显增大，右肺下叶"反晕征"；（e）下叶病变范围增大，右肺下叶病变融合。2020 年 2 月 2 日（f）～（h），（f）病变进展，可见增厚的小叶间隔，边缘较为光滑；（g）病变呈弥漫进展，呈现磨玻璃密度区与实变区相间分布，实变区主体位于中心，呈"晕征"；（h）两中下肺见大片实变影。恢复期：2020 年 2 月 5 日（i）～（k），（i）肺尖病变范围有所增加；（j）上叶实变区域明显吸收；（k）病变吸收，有瘢痕收缩支气管扩张，部分吸收区域有肺不张、纤维化表现，边缘清晰，病变区僵硬。恢复期：2020 年 2 月 9 日（l）～（n），（l）肺尖病变有所增加；（m）病变区见斑片状磨玻璃影；（n）早发病的部位早吸收，中央区病变及邻近胸膜处病变吸收较快，与残余病变形成类似"夹心饼干"样改变。恢复期：2020 年 2 月 12 日（o）～（q），（o）肺尖病变实变增加；（p）病变区出现纤维化表现；（q）磨玻璃病变区出现实变。恢复期（病情出现反复）：2020 年 2 月 19 日（r）～（t），患者有轻微肝损害，低蛋白血症，（r）实变部分较 2020 年 2 月 12 日略有加重；（s）原来纤维化的区域重新出现实变区；（t）肺底区实变范围增加。恢复期：2020 年 2 月 22 日（u）（v），低蛋白血症未纠正，（u）病变较 2020 年 2 月 19 日略吸收，病变纤维化部分边缘相对清晰；（v）之前纤维化较重区域内实变部分再次吸收。

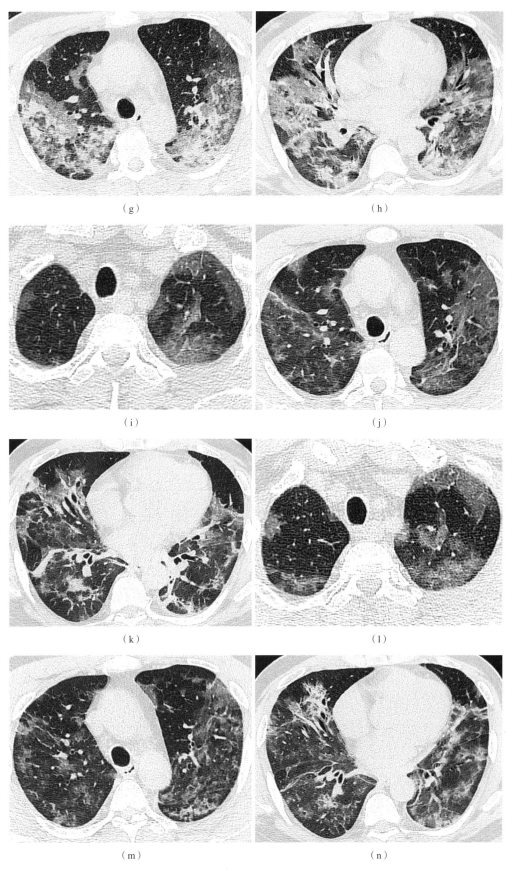

（g）

（h）

（i）

（j）

（k）

（l）

（m）

（n）

图 11-2-2 （续）

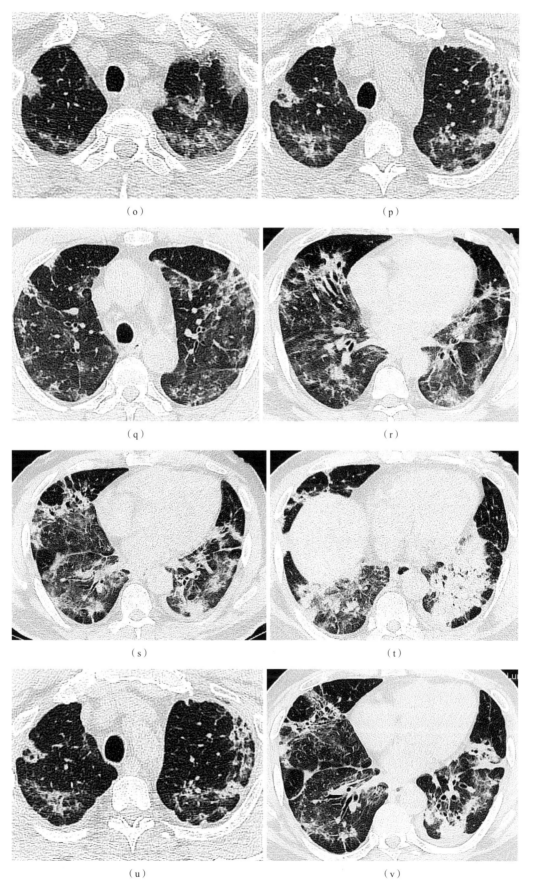

图 11-2-2（续）

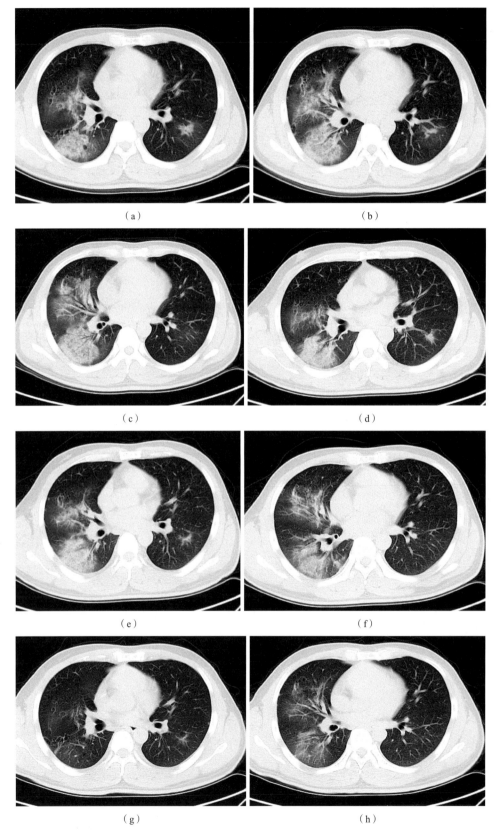

图 11-2-3 COVID-19 进展期影像表现（三）

（a）～（c）2020 年 1 月 26 日 CT 示右肺中叶、两肺下叶可见磨玻璃样斑片状密度影，病灶内可见血管走行，部分血管增粗；病变部位小叶内间质及小叶间隔增厚；（d）～（f）2020 年 1 月 31 日 CT 示右肺下叶磨玻璃密度病变，与前片对比，病变部位略变实，左肺下叶病变范围略减小；（g）～（i）2020 年 2 月 5 日 CT 示右肺中叶、两肺下叶可见磨玻璃样斑片状密度病灶范围减小，密度减低，右肺下叶邻近胸膜增厚。

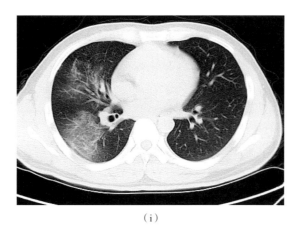

（i）

图 11-2-3 （续）

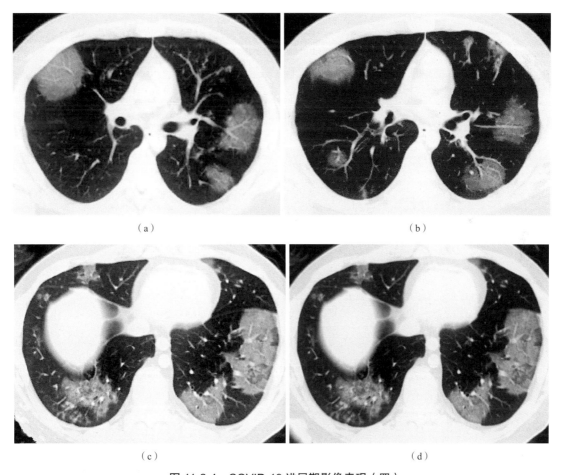

（a）　　　　　　　　　　　　　　　　（b）

（c）　　　　　　　　　　　　　　　　（d）

图 11-2-4　COVID-19 进展期影像表现（四）

（a）～（d）CT 示两肺多发类圆形、片状及不规则形磨玻璃影，病灶多位于胸膜下，密度欠均匀，其内可见多条增粗的血管影。

小叶核心起源易形成小圆形磨玻璃影，后向四周弥漫形成斑片影。小叶外周间质易向胸膜侧及两侧小叶间隔弥漫，形成胸膜下条带影。

（3）病变演变较快，几天内可出现广泛实变，实变可以以段叶分布，病变呈现多期相共存特点，即不同位置出现不同时相病变，可见磨玻璃病变、实变、纤维化共存。

（4）病变内可见细小支气管及血管扩张，病变体积增大时，其内可见"空气支气管征"。可伴有少量胸腔积液。

（李宏军　刘白鹭　王海波　陈婷婷　管　莹　李　萍）

第三节　转归期影像学表现

一、临床特征

SARS-CoV-2 感染患者以发热、乏力、干咳为主要临床表现，少数患者伴有鼻塞、流涕、咽痛和腹泻等症状。重症患者多在发病 1 周以后出现呼吸困难和（或）低氧血症。转归期指临床症状出现后 2～3 周。上述症状经有效治疗后可缓解，多数患者复查胸部 CT 提示双肺病变出现好转，白细胞计数、C 反应蛋白等指标回归正常范围。胸部 CT 对 COVID-19 的诊断具有较高的敏感性，因此，在流行地区通过 CT 影像表现判断患者病情进展与转归情况具有重要意义。

二、转归期影像学表现

（1）转归期 CT 表现为磨玻璃样密度病灶和实变病灶的减少、密度减低，或出现肺纤维化改变。普通型 SARS-CoV-2 感染者经 1～2 周抗病毒、抗炎等积极治疗后，病变范围缩小，密度减低，实变部分减少，相应区域纤维条索影增加，边界变清晰，也可在主要病变吸收的同时，其他区域新发散在小病灶。

（2）部分患者自首次 CT 检查有阳性发现后，复查 CT 病灶无进展变化，直接进入转归期，可仅表现为纯实变病灶，类似肺纹理密度，或病灶密度近似肺纹理，病灶边缘皱缩。

（3）随着时间的推移，渗出物被机体机化或吸收，病灶呈网格状小叶间隔增厚，支气管壁扭曲增厚，呈条索样改变及少数散在分布斑片状密度增高影，磨玻璃影可完全吸收。

（4）晕征或反晕征可出现于转归期。

（5）纵隔内淋巴结肿大少见。

（6）少部分病例可有胸腔积液，转归期完全吸收，胸膜增厚程度减轻或恢复正常。

三、病例介绍

病例 1：患者，女，46 岁，入院 1 周前曾与来自疫区人员密切接触。1 天前患者无明显诱因出现发热，自测体温最高为 38.5℃，无畏寒、咳嗽、咳痰、胸闷等不适。入院查中性粒细胞升高，C 反应蛋白升高。影像表现见图 11-3-1。

病例 2：患者，男，77 岁，反复发热 2 周，自诉体温波动在 37.0～38.5℃，无咳嗽、咳痰，无乏力、肌肉酸痛。入院前 2 天胸部 CT 提示双肺炎症，考虑病毒性肺炎。影像表现见图 11-3-2。

四、诊断要点

（1）有发热临床表现。发病前 14 天内有疫区旅居史或疫区人员接触史。

（2）患者胸部 CT 病灶呈早期—进展期—转归期变化，转归期表现为实变病灶密度减低，伴其他

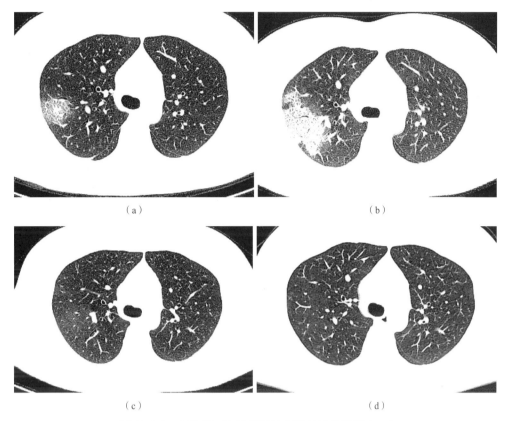

（a）   （b）

（c）   （d）

图 11-3-1 COVID-19 进展及转归期的影像表现（一）

入院第 1 天（a）：胸部 CT 提示右肺上叶后段可见磨玻璃影，边界欠清；入院第 4 天（b）：胸部 CT 显示右肺上叶后段病灶范围增大，密度增高，呈进展期变化；入院 3 周后（c）：胸部 CT 示右肺上叶后段病灶明显吸收，范围减小，密度减低；出院 1 个月后（d）：复查 CT 显示右肺上叶后段磨玻璃影已完全吸收。

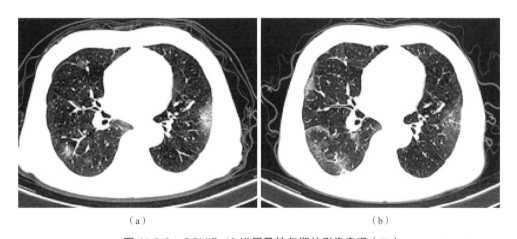

（a）   （b）

图 11-3-2 COVID-19 进展及转归期的影像表现（二）

入院当天（a）：患者胸部 CT 显示双肺胸膜下区散在分布斑片状、云絮状密度增高影，边界欠清；入院后第 11 天复查胸部 CT（b）：显示双肺部分病灶密度稍减低，伴右肺中叶新增磨玻璃样密度病灶；入院后第 14 天复查胸部 CT（c）：显示病灶范围明显减小，密度较前降低；出院 1 个月后复查胸部 CT（d）：显示双肺炎症明显吸收减少，原病灶处少许纤维索条灶。

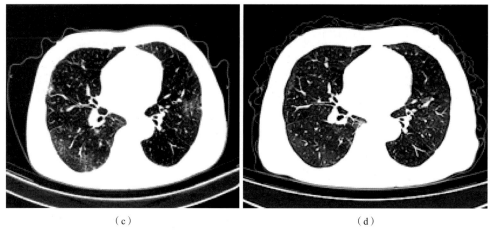

（c）　　　　　　　　　　　　　　（d）

图 11-3-2　（续）

肺野新增少许磨玻璃样密度病灶。

（3）随着实变病灶密度逐渐减低，范围缩小，原病灶经机体吸收或机化而产生的纤维索条影增多，新增的磨玻璃病灶密度逐渐降低直至消失。

（陈天武）

第四节　重症及危重症患者影像学表现

一、临床特征

COVID-19 临床分型包括轻型、普通型、重型及危重型四型，重型及危重型约占 14%。成人符合以下任意一条即可诊断为重型：①出现气促，RR≥30 次 / 分；②静息态下，指氧饱和度≤93%；③ PaO_2/FiO_2≤300 mmHg（1 mmHg＝0.133 kPa）；④胸部影像学显示 24～48 小时内病变明显进展＞50%者按重型管理。符合下列条件之一者为成人危重型：①出现呼吸衰竭，且需要机械通气；②出现休克；③合并其他器官功能衰竭需 ICU 监护治疗。

重型及危重型患者通常年龄高且多伴有基础疾病，合并多器官功能不全的比例较高。危重型患者可合并呼吸窘迫综合征、心肌损伤、肝肾功能损伤、胃肠道损伤等。重型及危重型患者更容易出现高热，实验室检查结果主要表现为 C 反应蛋白升高、白细胞计数正常或降低、淋巴细胞计数降低等。

二、影像学表现

（1）COVID-19 主要 CT 表现是肺内胸膜下为主的片状磨玻璃影，病灶内血管纹理增粗，部分伴有实变及"铺路石"征。

（2）重症及危重症 COVID-19 患者肺内病变范围更广，双肺多个叶、段受累，肺内病灶数量大于普通型患者，病灶占肺体积百分比更大。

（3）重症及危重症患者的肺实变发生率更高，可呈"白肺"表现。

（4）部分重症及危重症患者伴有心包积液、胸腔积液，少部分患者伴有纵隔淋巴结肿大。

三、病例介绍

病例 1：患者，男，64 岁，因与 COVID-19 确诊患者密切接触后出现发热就诊。入院后行咽拭子实时荧光 PCR 检测 SARS-CoV-2 核酸阳性。静息状态指氧饱和度 92%～93%。实验室检查：淋巴细胞百分比 14.2%，肌酸激酶 3 U/L，C 反应蛋白 7.87 mg/L，单核细胞百分比 9.1%。诊断为 COVID-19（重型）。影像表现见图 11-4-1。

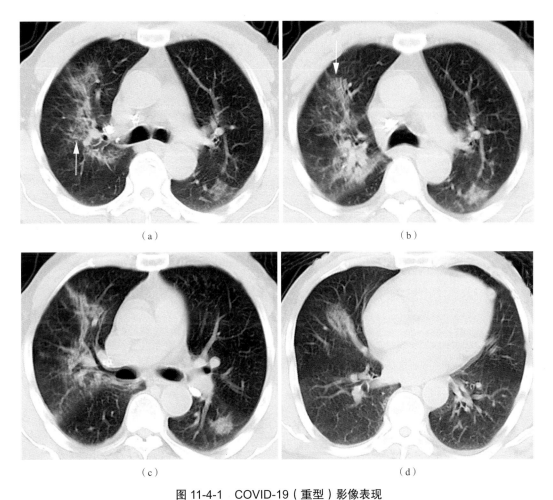

（a）　　　　　　　　　　　　　　　　　　（b）

（c）　　　　　　　　　　　　　　　　　　（d）

图 11-4-1　COVID-19（重型）影像表现

（a）～（d）两肺多个肺叶、段多发片状磨玻璃影，部分呈"铺路石"改变（白箭号）。病灶内血管稍增粗，右肺上叶病灶部分实变。双侧胸腔少量积液，心脏增大。

病例 2：患者，男，80 岁，间断发热、咳嗽、咳痰 4 天。患者有近期与疫区返回人员接触史。咽拭子实时荧光 PCR 检测 SARS-CoV-2 核酸阳性。静息状态指氧饱和度 90%～95%，予以无创呼吸机支持。实验室检查，淋巴细胞百分比 14.8%，单核细胞百分比 16.8%，C 反应蛋白 16.3 mg/L。诊断为 COVID-19（危重型）。影像表现见图 11-4-2。

四、诊断要点

（1）患者有明确流行病学史。

（2）患者有典型的临床症状（发热、咳嗽、乏力等）。

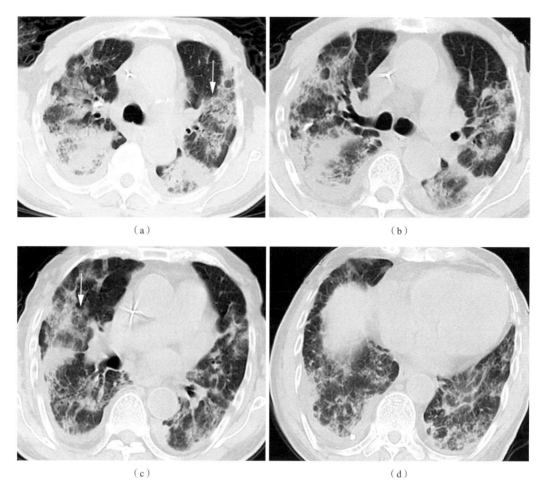

（a）　　　　　　　　　　　　　　　　（b）

（c）　　　　　　　　　　　　　　　　（d）

图 11-4-2　COVID-19（危重型）影像表现

（a）～（d）两肺多个肺叶、段弥漫性多发片状磨玻璃影，可见"铺路石"征（白箭号）。病灶内见多发实变，病灶内血管增粗，部分呈"白肺"表现。双侧胸膜增厚，胸腔少量积液，心脏轻度增大。

　　（3）指氧饱和度 90%～95%，实验室检查，淋巴细胞及单核细胞百分比降低，SARS-CoV-2 核酸检测阳性。

　　（4）胸部 CT 示两肺多个肺叶、段磨玻璃病灶部分伴有实变，病灶内血管影增粗，可见"铺路石"征及"白肺"表现。

　　（5）合并双侧胸腔少量积液，心脏增大。

（鲁　宏　刘　衡）

第五节　特殊人群影像学表现

一、婴幼儿

（一）临床特征

　　流行病学显示目前婴幼儿发病较少，且以轻型及普通型为主，重型及危重型少见，预后较好，家族聚集性发病为主要感染途径。

（二）影像学表现

1. X 线

早期：平片可以阴性，病变初期多无异常发现，漏诊率高。可以表现为支气管炎或细支气管炎。

进展期：可以表现为肺野局限性或团块状影，以外带为主，无特异性。

重症期：表现为两肺多发弥漫性实变影，甚至出现"白肺"，伴或不伴一侧胸腔积液。

转归期：病变范围较前缩小吸收，残留纤维索条。

2. HRCT

早期：肺单发或多发胸膜下以小叶为中心斑片状或磨玻璃影，中央肺小血管增粗增多；纹理可呈网格状（"铺路石"征）；沿支气管束或背侧、肺底胸膜下分布为主，可见空气支气管征。

进展期：新旧磨玻璃范围增大开始实变，多沿支气管束走行，可以合并或不合并肺小叶间隔增厚，胸腔积液少见。

重症期：两肺多发磨玻璃影，弥漫性多发大片实变影，合并肺小叶间隔及叶间隔胸膜增厚，伴或不伴一侧胸腔积液。

转归期：病变范围较前缩小吸收，或仅可见残留纤维索条。

（三）病例介绍

病例 1：患儿，男，7 月龄，1 天前发热，体温 37.5℃，流清涕，稍咳嗽。患儿哥哥与可疑病例接触，可疑病例家里有确诊病例。血常规示白细胞计数升高，淋巴细胞计数升高。影像表现见图 11-5-1。

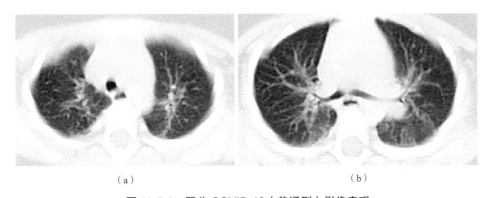

（a）　　　　　　　　　　　　　　　　　　（b）

图 11-5-1　婴儿 COVID-19（普通型）影像表现

（a）（b）两肺血管支气管束增粗，可见沿血管支气管束分布的斑片状磨玻璃影。（本病例由南昌大学第一附属医院提供）

病例 2：患儿，女，2 岁，因发热就诊，患儿母亲与疫区人员有过接触，确诊 COVID-19。患儿血常规示白细胞计数正常，淋巴细胞计数正常。影像表现见图 11-5-2。

（四）诊断要点

（1）家族聚集性发病为主要感染途径。家庭成员为确诊病例，或有与可疑病例接触史。

（2）临床症状为发热，可伴流涕、咳嗽。

（3）胸部 CT 可表现为肺单发或多发胸膜下斑片状或磨玻璃影，也可表现为双肺血管支气管束增粗，沿血管支气管束分布的斑片状磨玻璃影。

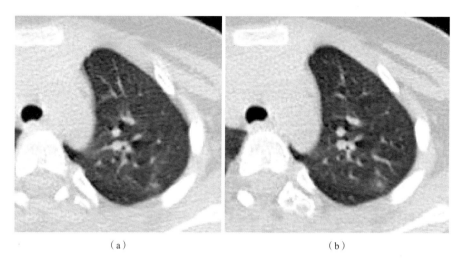

（a）　　　　　　　　　　　　　　　　　（b）

图 11-5-2　幼儿 COVID-19（普通型）影像表现

（a）（b）左肺上叶尖后段胸膜下可见斑片状磨玻璃影，边缘模糊，本例为普通型，影像表现为早期。（本病例由河间市人民医院提供）

二、儿童及青少年

（一）临床特征

由于 COVID-19 具有普遍易感性，所以儿童及青少年如有流行病学史，出现发热、咳嗽、少痰、肌肉酸痛等症状时需考虑到该病。家族聚集性发病为主要感染途径，属于第二代或第三代感染，病毒的毒力减弱；儿童免疫力较低或肺内细胞结构还不完善，导致儿童与成人的 ACE2 受体分布存在差异性。临床上多为轻型及普通型，重型和危重型少见，预后较好。钟南山院士等国内专家基于全国 31 个省（市、自治区）共 1 099 例确诊病例的研究表明，15 岁以下儿童发病率约为 0.9%。

（二）影像学表现

1. X 线

早期：阴性或两肺纹理增粗、模糊，肺野透亮度降低。

进展期：肺内出现斑片影，多位于肺外带胸膜下，常两肺受累，可单侧，也可表现为类支气管肺炎改变。

重症期：两肺呈多发斑片状实变影，内可见空气支气管征，甚至呈"白肺"表现，心影显示不清；胸腔积液少见。

转归期：病变范围缩小，边界变清晰，密度降低，并可见纤维索条影。

2. HRCT

早期：病灶多位于肺外带胸膜下，相对较局限，病灶较小，以磨玻璃影、斑片影多见；类支气管肺炎改变表现为支气管血管束增粗、模糊，沿支气管血管束周围分布的斑片状、结节状磨玻璃影，边界模糊；纵隔及肺门肿大淋巴结及胸腔积液少见。

进展期：肺内磨玻璃影密度增高实变，边界模糊不清，甚至多个病灶融合呈大片状实变影，内可见空气支气管征，病灶体积增大，数量可增多，"反蝶翼征"少见；类支气管炎病灶可沿支气管血管束周围进展；纵隔及肺门肿大淋巴结及胸腔积液少见。

重症期：两肺多发斑片状实变影，周边可见磨玻璃密度，实变影中可见空气支气管征，两肺可几乎全部受累，"白肺"表现较成人少见，胸腔积液少见。

转归期：实变病灶吸收，密度降低，边缘收缩内凹，边界清晰，部分可见残留纤维索条影。

轻型患儿影像学表现可为阴性。

青少年与成年人影像学表现基本一致。

（三）病例介绍

病例1：患儿，男，9岁，3天前无明显诱因出现发热，体温最高至38.9℃，患儿长期居住于疫区。外院查血常规示白细胞计数升高，淋巴细胞计数正常。入院后复查白细胞计数正常，淋巴细胞计数正常。影像表现见图11-5-3。

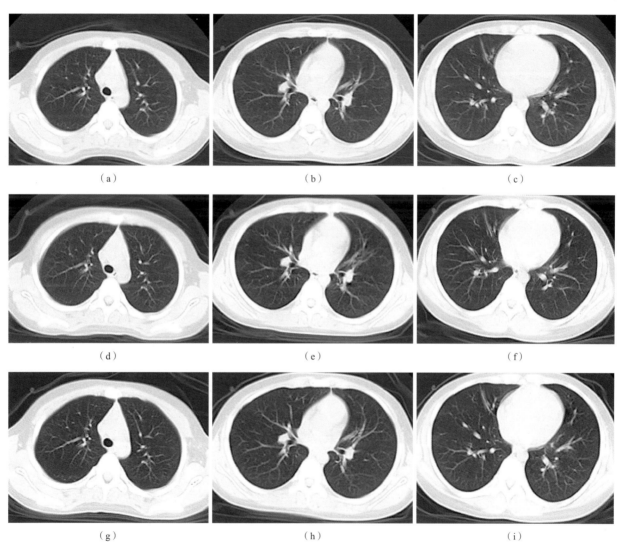

（a）　　　　　　　　　　（b）　　　　　　　　　　（c）

（d）　　　　　　　　　　（e）　　　　　　　　　　（f）

（g）　　　　　　　　　　（h）　　　　　　　　　　（i）

图 11-5-3　儿童 COVID-19 影像表现（一）

（a）~（c）入院后第1天胸部CT示右肺中叶可见索条影，余两肺未见明显异常，本病例为轻型；（d）~（f）为患儿入院后第3天CT图；（g）~（i）为入院第5天胸部CT图，两肺影像表现未见明显变化。（本病例由保定市人民医院提供）

病例2：患儿，男，4岁，5天前无明显诱因出现发热、干咳，体温波动在38.0℃左右，患儿父亲9天前自疫区归家，与患儿有密切接触，其父亲无明显异常。患儿实验室检查：白细胞计数正常，淋巴细胞计数正常，C反应蛋白、降钙素原、单核细胞、肌酐、乳酸脱氢酶、碱性磷酸酶、肌酸激酶同工酶升高，血红蛋白、总胆红素降低。影像表现见图11-5-4。

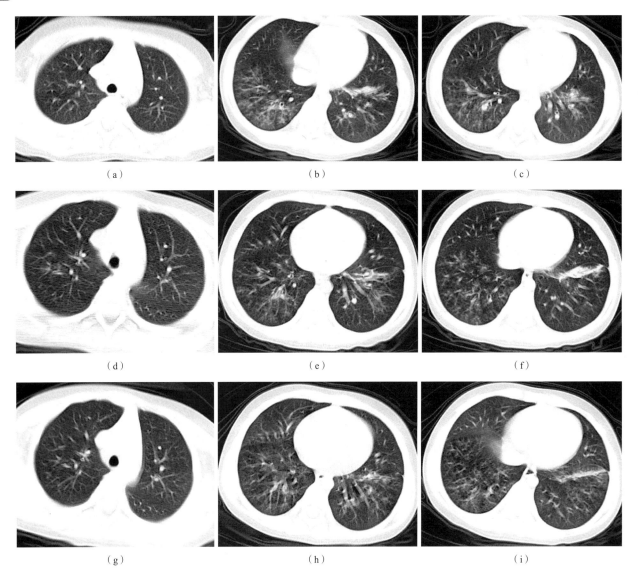

图 11-5-4　儿童 COVID-19 影像表现（二）

（a）～（c）入院第 1 天胸部 CT 示两肺下叶多发斑片状磨玻璃影沿血管支气管束周围分布，左肺下叶部分实变，考虑本病例为普通型；（d）～（f）入院第 3 天胸部 CT 示右肺下叶部分病灶密度降低，左肺下叶实变范围增大，右肺上叶出现新发磨玻璃影，考虑为进展期；（g）～（i）入院第 6 天胸部 CT 示两肺下叶病变吸收、密度降低，趋于转归期。（本病例由邢台市第二医院提供）

病例 3：患者，男，17 岁，发热伴咳嗽 5 天，体温最高达 39℃，其父亲为疫区返乡人员，确诊 SARS-CoV-2 感染。患者实验室检查：白细胞计数正常，淋巴细胞计数正常。影像表现见图 11-5-5。

（四）诊断要点

（1）流行病学史：疫区居住史，发病前 14 天内疫区人员接触史。

（2）临床症状：无明显诱因出现发热，伴或不伴咳嗽。

（3）胸部 CT 多为轻型和普通型。可表现为类支气管肺炎改变，支气管血管束增粗、模糊，沿支气管血管束周围分布的斑片状、结节状磨玻璃影，边界模糊。进展期实变范围增大，但"反蝶翼"征少见。转归期病灶吸收，密度降低。

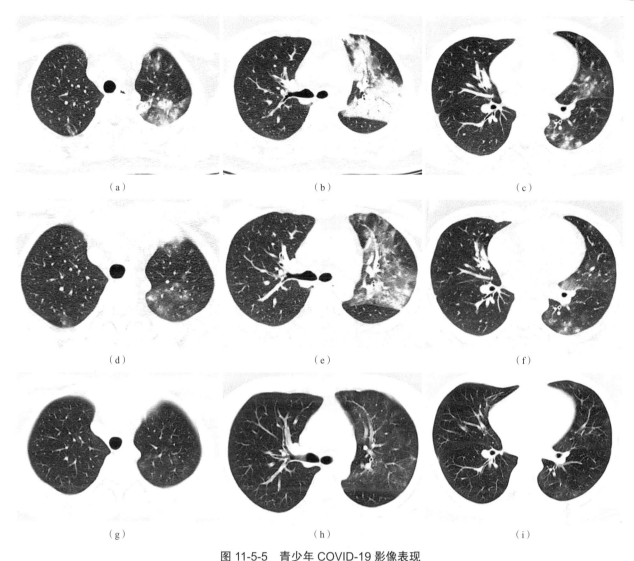

（a）　　　　　　　　　　　　（b）　　　　　　　　　　　　（c）

（d）　　　　　　　　　　　　（e）　　　　　　　　　　　　（f）

（g）　　　　　　　　　　　　（h）　　　　　　　　　　　　（i）

图 11-5-5　青少年 COVID-19 影像表现

（a）～（c）入院第 1 天胸部 CT 示两肺多发磨玻璃影及斑片影，左肺为著，左肺部分实变，其内可见空气支气管征，考虑本病例为普通型，影像表现为进展期；（d）～（f）入院第 4 天胸部 CT 示两肺磨玻璃影及实变均有所吸收、密度降低，趋于转归期；（g）～（i）入院第 7 天胸部 CT 示两肺病变明显吸收，残留少许磨玻璃影。（本病例由石家庄市第五医院提供）

三、中期妊娠患者

（一）病例介绍

患者，女，27 岁，发热、咽痛 7 天。2020 年 1 月 25 日开始出现发热，体温 37.6℃；伴咽痛、头痛，无咳嗽、咳痰、胸闷气促，隔离治疗后自行好转。2020 年 1 月 29 日再次出现发热伴胸闷气短，活动后明显，输液治疗后效果不佳，因 SARS-CoV-2 核酸检测阳性而入院。流行病学史：2020 年 1 月 22 日从疫区回家过年，其配偶在疫区菜市场卖猪肉。患者体征：左上肺闻及少许干性啰音；腹部膨隆如孕周；已妊娠 26 周。实验室检查，2020 年 1 月 28 日：咽拭子 SARS-CoV-2 核酸检测阳性。2020 年 2 月 2 日，血常规＋C 反应蛋白：白细胞计数 13.04×10⁹/L，淋巴细胞绝对值 2.73×10⁹/L，淋巴细胞百分比 20.9%，中性粒细胞绝对值 9.51×10⁹/L，中性粒细胞百分比 72.9%，C 反应蛋白 7.54 mg/L。2020 年 2 月 6 日，血常规＋C 反应蛋白：白细胞计数 15.46×10⁹/L，淋巴细胞绝对值 2.44×10⁹/L，淋巴细胞百分比 15.8%，中性粒细胞绝对值 12.28×10⁹/L，中性粒细胞百分比 79.4%，C 反应蛋白 2.36 mg/L。2020
年 2 月 9 日，血常规＋C 反应蛋白：白细胞计数 14.03×10⁹/L，淋巴细胞绝对值 3.07×10⁹/L，淋巴细
胞百分比 21.9%，中性粒细胞绝对值 10.23×10⁹/L，中性粒细胞百分比 72.9%，C 反应蛋白 30.8 mg/L。
影像学表现：左上肺胸膜下见结节状实变影，周围见片状磨玻璃影，并可见支气管充气征。影像表现
见图 11-5-6。

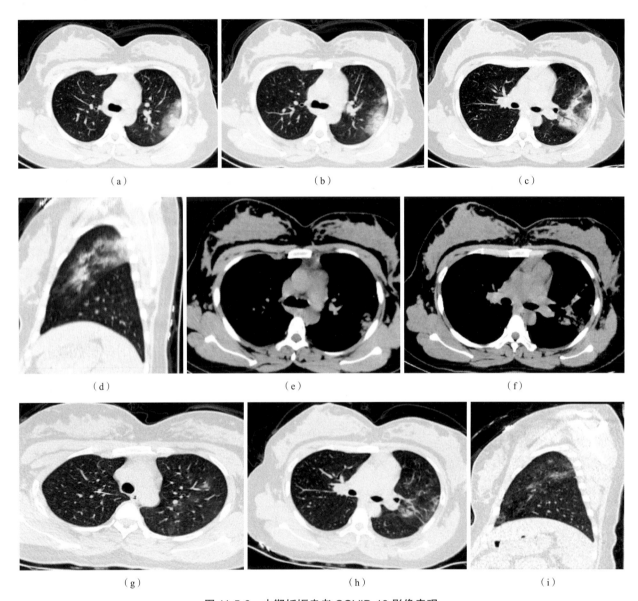

图 11-5-6　中期妊娠患者 COVID-19 影像表现

（a）～（d）2020 年 2 月 4 日 CT 肺窗显示左上肺胸膜下大片状磨玻璃影，部分实变，磨玻璃病变内见细网格影，实变病灶内见空气支气管影；
（e）（f）CT 纵隔窗显示病灶实变部分；（g）～（i）2020 年 2 月 12 日 CT 肺窗显示，治疗后 8 天复查原病灶明显吸收，肺尖新增少许磨玻璃影。

（二）诊断要点

（1）CT 检查可明确病灶分期和评价疗效。

（2）注意胎儿的辐射损伤，CT 检查应征得孕妇同意并做好腹部必要防护。

四、老年人

（一）临床特征

由于人体缺乏对COVID-19的免疫能力，人群普遍易感，老年人常因免疫力及合并基础疾病而更易感染，且老年患者重症率及病死率更高，到目前为止，死亡病例中，80%以上为60岁以上老年人。免疫衰老是导致老年人容易出现危重的重要原因。老年人因合并基础疾病，可能导致临床表现、实验室检查及肺部影像学表现不典型。如有流行病学史，出现发热、咳嗽、少痰、肌肉酸痛等症状，实验室及肺部影像学表现异常时需考虑到本病。临床分为轻型、普通型、重型及危重型，轻型少见。

（二）影像学表现

1. X线表现

早期：两肺可无异常改变，或仅表现为两肺纹理增多、模糊，或肺野外带局限性斑片影。

进展期：短期（1～3天）可迅速进展，表现为两肺纹理增多、增粗紊乱，肺野单发或多发性斑片状密度增高影，以两下肺野中外带常见。

重症期：两肺病灶明显增多，多发斑片状及大片实变影，或表现为两肺透亮度降低，弥漫性多发实变影。

转归期：病变范围缩小，残留纤维索条。

2. CT表现

早期：多见两肺斑片状磨玻璃影或小结节影，或较淡的磨玻璃影背景下见局部细小网格，病灶多位于肺外周胸膜下。

进展期：病灶进展及变化迅速（1～3天），两肺磨玻璃影及实变范围增大，累及多个肺叶，由两肺周围向中央进展，磨玻璃影密度增高，部分内见空气支气管征及增粗的血管影，小叶间隔增厚明显，可伴索条影，结节周围可出现"晕征"，新发病变以两肺中下叶胸膜下分布为主，部分可出现少量胸腔积液。

重症期：48小时内病灶增加超过50%，两肺广泛或弥漫实变为主，内见空气支气管征，少数两肺密度大幅度增高，即"白肺"表现。可出现一侧或两侧少量胸腔积液。

转归期：两肺病变逐渐吸收，磨玻璃影范围缩小、密度降低，或可见残留纤维索条灶及细支气管扩张，少部分可完全吸收。

（三）病例介绍

病例1：患者，男，70岁，因"咽痛、咳嗽7天，发热、气促3天"入院，自诉于7天前无明显诱因出现咽痛，伴阵发性咳嗽、咳黄痰，以干咳为主，2天后出现发热，体温最高达39.5℃。白细胞计数$6.8×10^9$/L、红细胞计数$3.99×10^9$/L、血红蛋白115 g/L、血小板$208×10^9$/L、中性粒细胞百分比79.3%、淋巴细胞百分比16.2%、嗜酸性粒细胞百分比0.1%、超敏C反应蛋白>5 mg/L、C反应蛋白定量69.50 mg/L、降钙素原定量1.58 ng/mL，肌酸激酶MB同工酶27.00 U/L、肌酸激酶387.70 U/L、乳酸脱氢酶607.00 U/L。患者有2型糖尿病病史7年，妻子确诊COVID-19。该患者的影像表现见图11-5-7。

病例2：患者，女，66岁，因"发热、肌肉酸痛、乏力5天"入院，5天前出现畏寒、发热（体温37.9℃）、四肢肌肉关节酸痛、乏力。白细胞计数$3.1×10^9$/L、淋巴细胞计数$0.9×10^9$/L、中性粒细胞百分比62.1%、超敏C反应蛋白>5 mg/L、C反应蛋白定量55.60 mg/L、降钙素原定量<0.1 ng/mL；

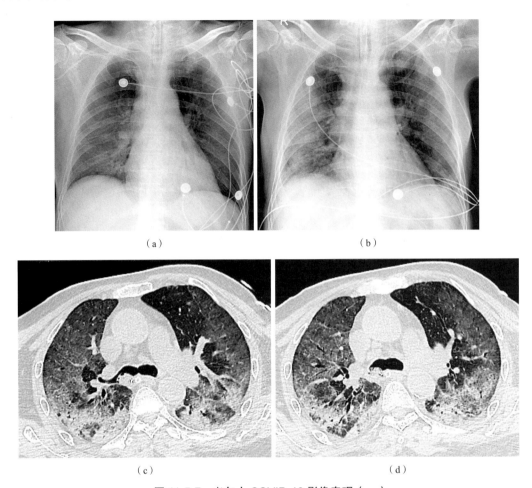

（a）　　　　　　　　　　　　　（b）

（c）　　　　　　　　　　　　　（d）

图 11-5-7　老年人 COVID-19 影像表现（一）

（a）发病第 3 天，胸部 X 线后前位示，两肺野透亮度改变，两肺大片磨玻璃影，其内肺纹理显示欠清，以右中下肺野为著；（b）（发病第 9 天后复查）胸部 X 线后前位示，病灶增多，磨玻璃影密度增高，病灶主要分布肺野中外带；（c）（d）（发病第 11 天后复查）胸部 CT 示两肺广泛分布磨玻璃影，部分实变，其内可见空气支气管征及增粗的小血管影。

肌酸激酶 MB 同工酶 10.00 U/L、肌酸激酶 55.90 U/L、乳酸脱氢酶 312.00 U/L。既往有高血压病史 20 余年，发病前 10 天在疫区参加老年人聚会。影像表现见图 11-5-8。

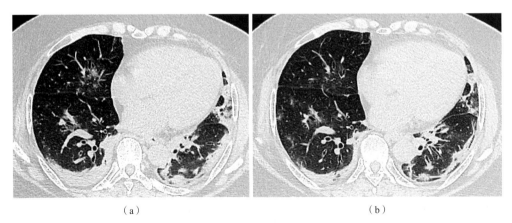

（a）　　　　　　　　　　　　　（b）

图 11-5-8　老年人 COVID-19 影像表现（二）

（a）两肺散在斑片磨玻璃影及实变，边缘模糊，左肺下叶实变为主，右侧少量胸腔积液；（b）（17 天后复查）病灶吸收，左侧实变范围缩小可见少许索条影，左侧少量胸腔积液；（c）（20 天后复查）病灶进一步吸收，两肺下叶散在少许索条影及胸膜下线，右侧胸腔积液吸收，可见薄带状胸膜增厚；（d）（60 天后复查）肺部病灶已基本完全吸收。

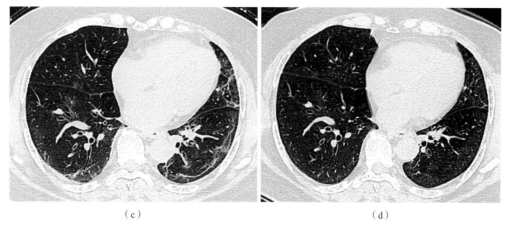

（c）　　　　　　　　　　　　　　　（d）

图 11-5-8　（续）

（四）诊断要点

（1）发病前与确诊患者有密切接触史。

（2）急性发病，无明显诱因出现咽痛、发热、干咳和肌肉酸痛。

（3）胸部 X 线平片示两肺透亮度降低，大片磨玻璃影，CT 示两肺广泛分布磨玻璃影，部分实变，其内见空气支气管征。转归期病灶吸收，先出现纤维索条影及胸膜下线，最后肺部完全吸收。

五、有基础疾病者

（一）临床特征

流行病学显示 25.2% 的患者至少存在一种基础疾病，包括糖尿病、高血压、慢性肝病、慢性阻塞性肺疾病、心脏病、恶性肿瘤、心脑血管疾病等。具有基础疾病者和老年人，尤其是老年男性，因其免疫力较低，感染后病情进展快，易引起严重或危重的呼吸系统症状，预后差，死亡率高。国家疾病预防控制中心基于 7 万例 COVID-19 患者的流行病学研究显示，全国 COVID-19 患者的粗病死率约为 2.3%，60 岁及以上的死亡病例占比达 81%，有合并症患者的死亡率高出很多。临床分型以普通型、重型及危重型多见。

（二）影像学表现

1. X 线

早期：可为阴性或呈基础性疾病所导致的肺部影像改变。

进展期：短期（1～3 天）可迅速进展，表现为两肺纹理增多、增粗、紊乱，交织成网格状或蜂窝状，以双肺下叶为著。

重症期：在两肺弥漫间质性病变的基础上，夹杂斑片状及片状密度增高影。

转归期：病变范围缩小，可残留纤维索条。

2. HRCT

早期：具有基础疾病患者，特别是老年人，早期以间质性病变为突出表现，部分为片状磨玻璃影，以两肺下叶为著。

进展期：两肺病变范围增大，由外围向中央推进，可伴有少量胸腔积液。

重症期：两肺弥漫性网格状小叶间隔增厚，伴有小叶间质内实变时呈蜂窝状改变，常有散在斑片状及片状实变影，实变内可见充气支气管征，可伴一侧或双侧胸腔积液。

转归期：经治疗后或患者自身免疫力提高，两肺病变逐渐吸收，可伴残留纤维索条，部分细支气管受牵拉扩张。

（三）病例介绍

病例 1：患者，男，80 岁，大汗、心悸、反应迟钝 8 天，伴发热 4 天，有 COVID-19 确诊患者密切接触史，既往慢性气管炎病史 10 年，高血压病史 5 年，实验室检查：白细胞计数 4.48×10⁹/L，淋巴细胞计数 0.65×10⁹/L，C 反应蛋白 34.3 mg/L。影像表现见图 11-5-9。

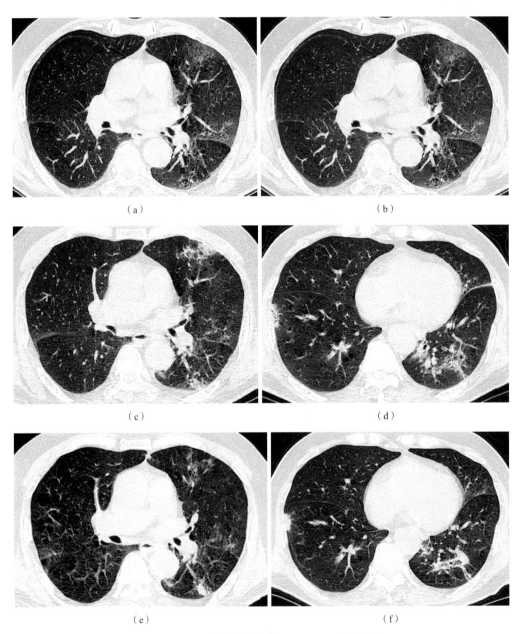

（a）　　　　　　　　　　　　　　　（b）

（c）　　　　　　　　　　　　　　　（d）

（e）　　　　　　　　　　　　　　　（f）

图 11-5-9　慢性气管炎合并 COVID-19 影像表现

（a）（b）发病后第 4 天，CT 示左肺上叶及两肺下叶可见磨玻璃影，伴小叶间隔及小叶内间隔增厚；（c）（d）发病第 11 天后病变进展，病变范围增大，并出现实变；（e）（f）发病后第 22 天，病变范围缩小，出现纤维索条影，趋于好转。

病例2：患者，女，73岁，发热、咳嗽、咳痰15天，呼吸不畅6天，冠心病病史10年，无疫区及COVID-19患者接触史，实验室检查：白细胞计数 $5.29×10^9$/L，中性粒细胞百分比79.8%，淋巴细胞百分比13.8%，C反应蛋白48.3 mg/L。影像表现见图11-5-10。

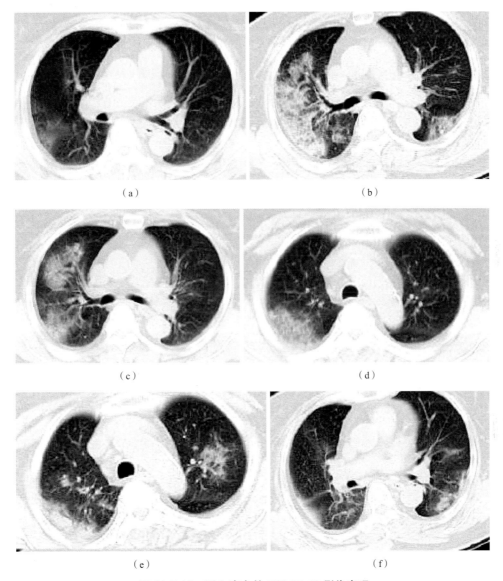

（a）　　　　　　　　　　　　　　　　（b）

（c）　　　　　　　　　　　　　　　　（d）

（e）　　　　　　　　　　　　　　　　（f）

图11-5-10　冠心病合并COVID-19影像表现

（a）～（c）显示两肺外周带多发片状密度增高影及磨玻璃影，部分为实性密度，边界不清，部分病变内小叶内间隔增厚；（d）～（f）为4天后复查，病变为进展期，右肺上叶病变缩小，但密度增高，右肺中叶及下叶病灶范围增大、融合，部分呈实性密度，左下叶新发斑片状密度增高影。

病例3：患者，女，56岁，发热2天，体温最高达37.7℃，伴畏寒，无寒战，无咳嗽、咳痰、咽痛、乏力症状，心肌炎病史7年。无疫区及COVID-19确诊患者接触史，发病前曾于南方旅游。实验室检查：白细胞计数 $5.95×10^9$/L，中性粒细胞百分比76.6%，淋巴细胞百分比17.3%，C反应蛋白18.8 mg/L，超敏C反应蛋白＞5 mg/L。影像表现见图11-5-11。

（四）诊断要点

（1）发病14天内有COVID-19确诊患者密切接触史或疫区人员接触史。

（2）伴有基础疾病，有发热、咳嗽等典型临床表现，白细胞计数不高，C反应蛋白升高。

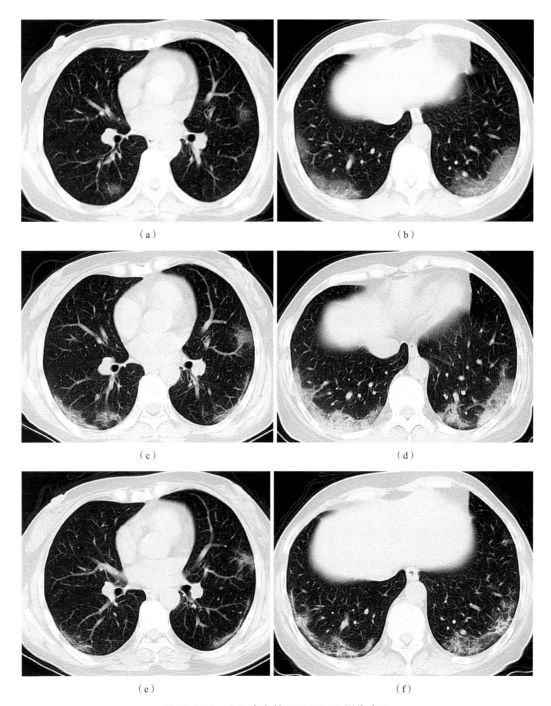

图 11-5-11 心肌炎合并 COVID-19 影像表现

（a）（b）入院第 1 天胸部 CT 示左肺上叶及两肺下叶外周带胸膜下见斑片状及条片状磨玻璃影，伴小叶内间隔增厚；（c）（d）入院第 3 天胸部 CT 示病变进展，范围增大，密度增高，部分为实性密度，伴小叶内间隔及小叶间隔增厚；（e）（f）入院第 8 天两肺磨玻璃影及实变均有所吸收、密度降低，可见索条状影，趋于好转。

　　（3）CT 表现：病变早期以磨玻璃密度为主，外周带、胸膜下分布，伴小叶内间隔增厚；进展期病变范围增大、密度增高，部分呈实变密度，伴小叶内间隔及小叶间隔增厚；转归期病变范围缩小、密度降低，部分可见索条影。

　　（4）实时荧光 RT-PCR 检测 SARS-CoV-2 核酸阳性。

（殷小平　鲁植艳　卢亦波　邢立红　何玉麟　龚晓明　张　宇）

第六节　病毒核酸复阳者影像学表现

（一）临床特征

目前，间断有 COVID-19 治愈出院患者出现核酸检测复阳。复阳时间长短不等，患者在指定隔离点复阳或从隔离点返家后复阳的病例均见报道。与患者首次发病时多以发热、咳嗽、咽干咽痛为主要表现不同，复阳病例多无明显不适，或仅表现为咳嗽、咽干咽痛等。实验室检查，白细胞计数、C 反应蛋白、降钙素原、乳酸和乳酸脱氢酶等指标多恢复正常，比较复阳者与非复阳者恢复期 T 淋巴细胞，差异无统计学意义（$P>0.05$）。比较患者复阳前后 CT，多表现为病灶吸收、好转，或未见变化，少见 CT 表现加重的病例。以上结果提示复阳患者病情尚处于持续恢复期。此外，复阳病例再次住院时间也短于首次住院时间。

目前，尚未见到复阳病例人传人现象的发生，考虑可能是复阳时距离首次发病时间较久，SARS-CoV-2 已经无活性及致病性，因此，复阳患者无临床症状，也未见发生人传人。

治愈患者复阳的原因，可能与以下几点有关：①出院标准执行不严，未严格执行《新型冠状病毒肺炎诊疗方案》的出院标准。②出院时核酸检测假阴性，可能与试剂的性能、采样和检测方法及采样部位有关。③患者的免疫力下降。④抗病毒药物的停用，超过了机体免疫功能的限制，从而出现部分患者的复阳。

（二）影像学表现

患者复阳前后 CT 表现多为病灶吸收、好转或未见变化，少见 CT 表现加重的病例。胸部 CT 可见多种病灶并存或仅表现为单一病灶。肺内可见磨玻璃影，呈小斑片状或小结节状。细支气管受牵拉扩张，支气管血管束增多、增粗，小叶间隔增厚，纤维索条影。胸膜增厚，有胸腔积液等。黄佳美等报道 1 例复阳后病变加重的病例，复阳前 CT 表现为右肺下叶少许小结节状致密影，两肺散在微小结节；复阳后 CT 表现为双肺支气管束增多、增粗较前明显，两肺透亮度降低，呈轻度磨玻璃样改变。

（三）病例介绍

病例：患者，女性，54 岁。发热 6 天，检测 SARS-CoV-2 核酸阳性 2 天。2020 年 1 月 24 日出现发热，最高体温 38.6℃，伴有少量咳嗽、咳痰，无其他症状，自服退热药物稍好转。2020 年 1 月 27 日患者再次发热，伴有乏力，间断头痛，就诊于外院。患者有疫区居住史。实验室检查：白细胞计数 $3.77×10^9$/L，中性粒细胞百分比 57%；甲型流感病毒抗原阴性。2020 年 1 月 28 日、2020 年 1 月 30 日检测 SARS-CoV-2 核酸为阳性，考虑为 COVID-19 确诊病例。2020 年 1 月 30 日至 2020 年 2 月 18 日于我院住院治疗，经抗病毒、退热、补钾及保肝治疗，3 次 SARS-CoV-2 核酸检测阴性，胸部 CT 提示肺部病变明显好转，符合《新型冠状病毒肺炎诊疗方案》出院标准。出院后患者于隔离点隔离，体温正常，无明显不适。2020 年 3 月 6 日因复查 SARS-CoV-2 核酸阳性而再次入院。患者无任何不适。影像表现见图 11-6-1。

（四）诊断要点

（1）本例患者急性期影像表现典型，以磨玻璃影和实变为主，恢复期病变吸收较慢。

（2）SARS-CoV-2 核酸复阳与临床症状和影像表现无相关性，复阳时肺炎病灶已基本完全吸收。

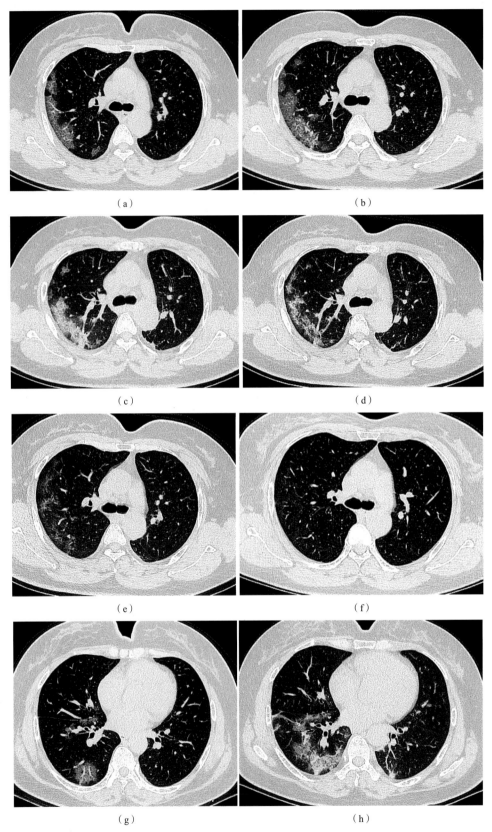

(a)　　　　　　　　　　　　　(b)

(c)　　　　　　　　　　　　　(d)

(e)　　　　　　　　　　　　　(f)

(g)　　　　　　　　　　　　　(h)

图 11-6-1　SARS-CoV-2 核酸检测复阳者影像表现

（a）第一次入院时 CT 示右肺上叶胸膜下弧形磨玻璃影，其内可见血管影；（b）入院后 4 天复查，病灶范围扩大；（c）入院后 7 天复查，病灶部分实变，部分吸收；（d）（e）入院后 11 天和 15 天复查，病灶明显吸收；（f）再次入院后 CT 复查，原病灶部位可见多发小淡片影；（g）入院时 CT 示右肺下叶多发磨玻璃影，其内可见增粗的血管影；（h）～（k）CT 复查（复查时间同上）示病灶体积增大、密度增加、实变，最终明显吸收；（l）再次入院后 CT 复查，病灶基本完全吸收。

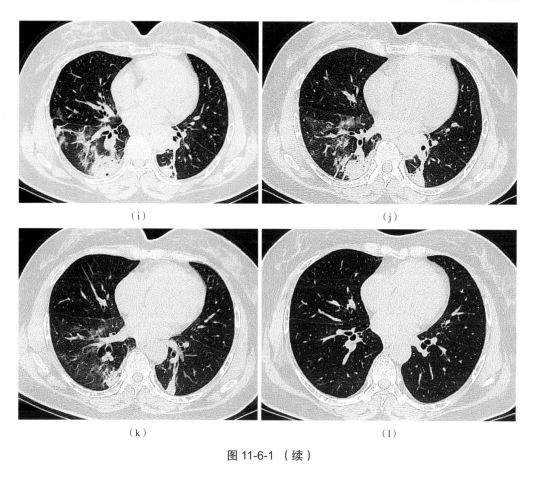

（i）　　　　　　　　　　　　　　　　（j）

（k）　　　　　　　　　　　　　　　　（l）

图 11-6-1　（续）

（李　莉　任美吉　孔丽丽　李宏艳）

第七节　无症状感染者影像学表现

一、临床特征

COVID-19 无症状感染者是指无相关临床症状，如发热、咳嗽、咽痛等自我感知或可识别的临床症状与体征，但呼吸道等标本 SARS-CoV-2 病原学检测呈阳性者。无症状感染者可分为两种情形：①感染者核酸检测阳性，经 14 天潜伏期观察，均无任何自我感知或临床识别的症状与体征，始终为无症状感染状态；②感染者核酸检测阳性，采样时无任何自我感知或临床识别的症状与体征，但随后出现某种临床表现，即处于潜伏期的"无症状感染"状态。

二、无症状感染者影像学表现

（1）部分无症状感染者胸部 CT 可表现为阴性。

（2）部分患者可表现为斑片状或结节状磨玻璃影，多分布于肺外带或胸膜下，累及肺叶数较少，病灶内可见增粗血管穿行，伴或不伴小叶间隔增厚；随疾病进展，病变范围可增大，由肺外带向肺叶中心推进；病变密度可由磨玻璃密度转变为磨玻璃密度加实变或以实变为主，实变影内可见空气支气管征，同时伴有小叶间隔增厚及小叶内间隔增厚，表现为"铺路石"征。

（3）经过治疗后，病灶较前吸收，范围缩小、密度降低，部分病灶可完全吸收或仅表现为索条样高密度影。

（4）纵隔淋巴结肿大及胸腔积液少见。

（5）与 COVID-19 患者相比，无症状感染者病灶累及范围小、病灶数目少，经过治疗后吸收好转快，部分病灶甚至可完全吸收。

三、病例介绍

病例 1：患者，男，69 岁，因发现肺部阴影 3 天，SARS-CoV-2 核酸检测阳性 1 天入院。患者儿子为 COVID-19 确诊病例，患者为密切接触者，在当地医院进行隔离。患者既往体健，无发热、乏力、无咳嗽、咳痰等明显不适。入院查白细胞计数降低，中性粒细胞、淋巴细胞计数及 D- 二聚体正常，C 反应蛋白升高。影像表现见图 11-7-1。

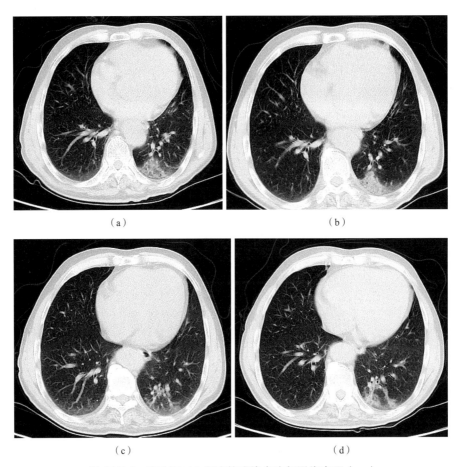

（a）　　　　　　　　　　　　　（b）

（c）　　　　　　　　　　　　　（d）

图 11-7-1　COVID-19 无症状感染者胸部影像表现（一）

（a）入院第 2 天，胸部 CT 示左肺下叶可见斑片状高密度影，病灶中心为实变影，周围可见磨玻璃影，余两肺未见明显异常，本病例为普通型；（b）入院第 4 天胸部 CT，左肺下叶病灶密度增高，病灶由实变加磨玻璃影转为实变；（c）入院第 6 天胸部 CT，左肺下叶病灶范围缩小，密度降低；（d）入院第 8 天胸部 CT，左肺下叶病灶较前明显吸收，病灶密度降低，范围缩小。（本病例由保定市人民医院提供）

病例 2：患者，男，33 岁，患者父亲为 COVID-19 确诊病例，患者为密切接触者，于 2020 年 1 月 30 日在当地医院进行隔离；既往体健，隔离期间无明显不适，2020 年 2 月 5 日无明显诱因出现发热，体温最高达 38.9℃，2020 年 2 月 7 日入院治疗。入院查白细胞计数、中性粒细胞及淋巴细胞计数均正常，C 反应蛋白升高。影像表现见图 11-7-2。

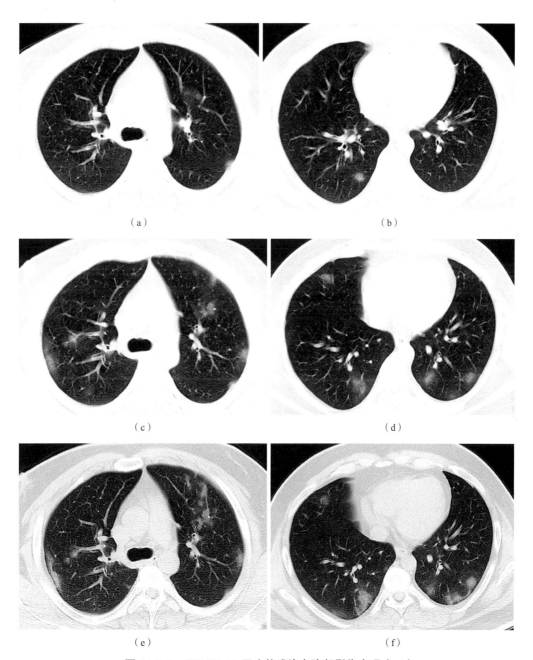

图 11-7-2　COVID-19 无症状感染者胸部影像表现（二）

（a）（b）2020 年 2 月 2 日，隔离期间，胸部 CT 示左肺上叶及右肺下叶磨玻璃影，病灶边界欠清，病灶分布于右肺下叶胸膜下及左肺上叶中心；（c）（d）2020 年 2 月 6 日，胸部 CT 示左肺上叶及右肺下叶病灶范围增大、密度增高，两肺上叶、右肺中叶及左肺下叶新发磨玻璃影；（e）（f）2020 年 2 月 7 日，入院第 1 天，左肺上叶及下叶病灶较前增多，右肺病灶密度增高，病变由磨玻璃密度转为实变；（g）（h）入院第 9 天，右肺上叶部分病灶已吸收，两肺上叶及下叶病灶较前明显吸收，范围缩小，密度降低。

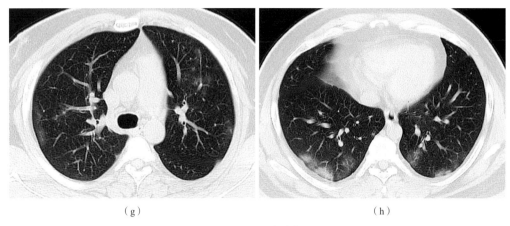

（g）　　　　　　　　　　　　　　　　（h）

图 11-7-2　（续）

四、诊断要点

（1）发病前 14 天内与 COVID-19 确诊患者有接触史。

（2）实时荧光 RT-PCR 检测 SARS-CoV-2 核酸阳性，无明显临床表现或明显不适，即始终为无症状感染状态。

（3）胸部 CT 示此病例影像表现符合早期 - 进展期 - 高峰期 - 转归期变化规律。

（殷小平　马　茜）

第八节　COVID-19 并发症影像学表现

一、临床特征

COVID-19 以发热、干咳、乏力等为主要表现，少数患者伴有鼻塞、流涕、腹泻等上呼吸道和消化道症状。重症病例多在 1 周后出现呼吸困难，严重者快速进展为急性呼吸窘迫综合征、病毒血症休克、难以纠正的代谢性酸中毒和出凝血功能障碍及多器官功能衰竭。多数患者预后良好，少数患者病情危重，累及呼吸、神经、心血管及消化等多个系统，可致死亡。

二、COVID-19 并发症影像学表现

1. 呼吸系统并发症

除典型的胸部 CT 表现外，病情严重的 COVID-19 患者由于 DAD，肺泡压力突然升高，导致肺泡破裂，还可出现纵隔气肿、巨大肺大疱及气胸。此外，病毒感染引起的 ARDS，出现继发性并发症，如侵袭性肺曲霉病。COVID-19 相关侵袭性肺曲霉病患者胸部 CT 表现为双侧磨玻璃影，周围结节性浸润性影和囊性空洞，部分呈空气新月征。

2. 循环系统并发症

COVID-19 患者可并发急性心肌损伤、各种心律失常、心力衰竭、心肌梗死、动静脉血栓栓塞

性疾病、弥散性血管内凝血等并发症。其中，急性心肌损伤是 COVID-19 中最常见的心血管并发症，MRI T_2WI 信号增高，MRI 增强扫描早期心肌强化；病变心肌 T_2WI 信号增高，室壁运动减弱，提示心肌梗死；CT 血管成像显示血管内部分附壁充盈缺损，肺动脉管腔狭窄，提示急性肺栓塞。

3. 消化系统并发症

消化系统并发症见于由药物、全身炎症反应以及多器官功能障碍所致的继发性肝损伤，病理上表现为肝细胞急性水肿、变性、坏死、碎裂，肝脏血流灌注量减少，CT 表现为肝脏密度普遍或局灶性降低。

4. 神经系统并发症

仅有少部分 COVID-19 患者有神经系统的病变，可在 COVID-19 发生后，突发意识障碍、头晕等。CT 及 MRI 提示病毒性脑炎、脑脊髓炎或急性坏死性脑病等改变。

三、病例介绍

病例 1：患者，男，38 岁，有疫区旅行史，因双耳听力下降和耳鸣 2 个月入院。入院当天，内窥镜鼓室检查阴性；入院第 2 天，体温 38.1℃，实验室检查显示中性粒细胞计数正常、淋巴细胞百分比下降。多重呼吸道病原体筛查均为阴性。咽拭子核酸检测显示 SARS-CoV-2 的 RT-PCR 反应阳性。入院第 10 天，患者出现高热和咳嗽，开始接受高流量鼻插管（high flow nasal cannula，HFNC）氧疗。入院 20 天，呼吸困难加重，严重低氧血症（血氧饱和度低于 70%）。此后，患者继续接受 HFNC 氧疗，直到最后一次 CT 随访发现病变好转并达到拔管的要求为止。影像表现见图 11-8-1。

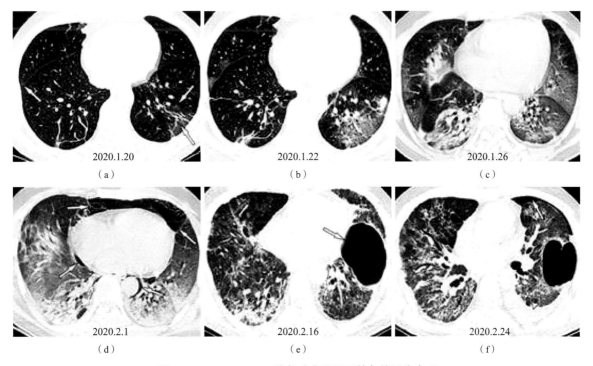

图 11-8-1　COVID-19 胸部病变进展及转归的影像表现

入院时胸部 CT（a）示两肺下叶沿支气管血管束和胸膜下区域的多灶性磨玻璃影（箭头）。入院第 3 天（b）和第 7 天（c）胸部 CT 示两肺下叶磨玻璃影和实变迅速发展。第 11 天（d）胸部 CT 示两肺下叶胸膜下实变和纵隔气肿（箭头）。经过一系列支持治疗后，第 26 天（e）胸部 CT 扫描显示肺部病变和纵隔气肿有好转，但左肺可见巨大肺大疱（箭头）。在第 34 天（f）最后一次随访 CT 显示左胸气胸（箭头）和胸腔积液（箭头）。

病例2～6：患者除有发热、干咳、乏力等症状外，均出现严重急性呼吸窘迫综合征，且SARS-CoV-2和人偏肺病毒（human metapneumovirus，hMPV）聚合酶链式反应（polymerase chain reaction，PCR）阳性。支气管肺灌洗液培养出烟曲霉，血清半乳甘露聚糖阳性。影像表现见图11-8-2。

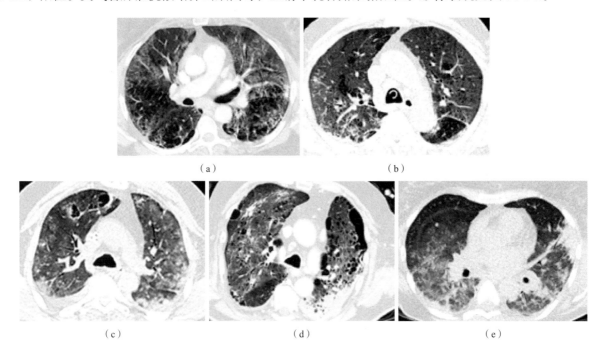

（a）　　　　　　　　　　　　　（b）

（c）　　　　　　　　　（d）　　　　　　　　　（e）

图 11-8-2　COVID-19 相关侵袭性肺曲霉病的影像表现

病例2（a）：两肺磨玻璃影伴大面积"铺路石"征和周围结节性表现；病例3（b）：两肺磨玻璃影，伴浸润小结节直径达1 cm；病例4（c）：两肺磨玻璃影，弥漫性结节性浸润和囊性空洞，部分呈新月征；病例5（d）：两肺大疱性肺气肿和磨玻璃影，间质性改变和结节性浸润；病例6（e）：两肺磨玻璃影，小面积"铺路石"征，浸润结节较小。

四、诊断要点

（1）患者除有发热、干咳、乏力等症状外，出现严重急性呼吸窘迫综合征表现。

（2）SARS-CoV-2和hMPV的RT-PCR阳性。支气管肺灌洗液培养生长烟曲霉，血清半乳甘露聚糖阳性。

（3）在病毒感染的基础上，即使在没有免疫缺陷的情况下，也容易发生侵袭性肺曲霉病。胸部CT显示磨玻璃影、间质性改变和结节性浸润、囊性空洞，部分呈新月征。严重COVID-19患者出现明显咳嗽，引起DAD，肺泡容易破裂。肺泡压力突然升高可引起纵隔气肿，并可伴有间质性肺气肿。巨大的肺大疱及胸膜下肺区有多个肺大疱，易破裂并引起气胸。

（陈天武）

第九节　COVID-19 心脏病变影像学表现

一、临床特征

COVID-19主要累及肺部，也可累及心脏、生殖系统与中枢神经系统等。当前已有多项研究显示一定比例的患者中出现心肌损伤标志物升高，提示存在心肌损伤，且存在心肌损伤的患者死亡风险较高。

早在 2020 年 1 月下旬，即有研究者注意到我国最早确诊的 41 例患者中有 5 例（12%）出现了急性心肌损伤。后续更大样本的单中心队列研究显示，416 例住院患者中有 82 例（19.7%）存在心肌损伤，无论基于入院时间还是症状出现时间，有心肌损伤患者死亡风险均高于无心肌损伤患者，分别为 4.26 倍与 3.41 倍。除心肌损伤标志物变化外，COVID-19 累及心脏的形式还包括：心电图异常（ST 段抬高等，类似缺血表现）、心源性休克、心力衰竭、心包积液及心脏压塞、暴发性心肌炎等。有患者的心内膜活检结果显示了心肌 T 淋巴细胞浸润。

当前，除心内膜活检外，心脏磁共振是心肌炎诊断的重要依据。根据 2018 年更新后的《非缺血性心肌炎症心血管磁共振检查专家共识》（路易斯湖诊断标准），心肌炎心脏磁共振诊断标准为：①局段或弥漫性 T_2WI 信号增高或 T_2 延长；②局段或弥漫性平扫 T_1 延长或 ECV 增大，或延迟强化区呈非缺血性病变分布。同时满足上述两个条件即可诊断心肌炎。而在当前数篇针对 COVID-19 引起的心肌炎个案报道中，大多数病例表现为弥漫性或局限性 T_2、T_2 Mapping 及 T_1 Mapping 变化，而延迟强化改变不明显，也有病例显示为弥漫性延迟强化伴心包积液。这样的改变与其他原因所致心肌炎典型表现中往往具有较明显的延迟强化这一特点不同。

综上，COVID-19 累及心脏较为常见，心脏磁共振可发现心脏炎性改变，对疾病诊治等具有重要价值。

二、心脏病变的 MR 表现

（1）COVID-19 累及心脏表现为心肌损伤，主要表现为心肌水肿。

（2）T_2WI 心脏磁共振评估：局部 T_2-STIR 信号增高或整体 T_2-STIR 信号与骨骼肌信号比值＞2 或 T_2 Mapping 弛豫时间增加。

（3）T_1WI 心脏磁共振评估：局部或者整体 T_1、ECV 增高或 LGE 表现为非缺血性心肌损伤强化特征。

（4）符合第（2）（3）条中任意 2 条心脏磁共振成像表现就可以诊断为心肌炎。

三、病例介绍

病例 1： 患者，女，24 岁。咳嗽 7 天，SARS-CoV-2 核酸检测阳性 5 天。有国外旅行史。心悸、胸痛 3 天余，肌钙蛋白 0.56 ng/mL，既往无心脏病相关病史。影像表现见图 11-9-1。

病例 2： 患者，男，22 岁。咳嗽 7 天，SARS-CoV-2 核酸检测阳性 5 天。有国外旅行史。无心脏症状或阳性体征。肌钙蛋白 0.25 ng/mL，心脏超声检查阴性。影像表现见图 11-9-2。

四、诊断要点

（1）患者有明确 COVID-19 患病病史，核酸检测阳性。

（2）患者出现肌钙蛋白轻度增高。

（3）心脏磁共振成像显示局部 T_2-STIR 信号增高，T_1 值及细胞外容积值均有不同程度增高，提示心肌炎症改变。

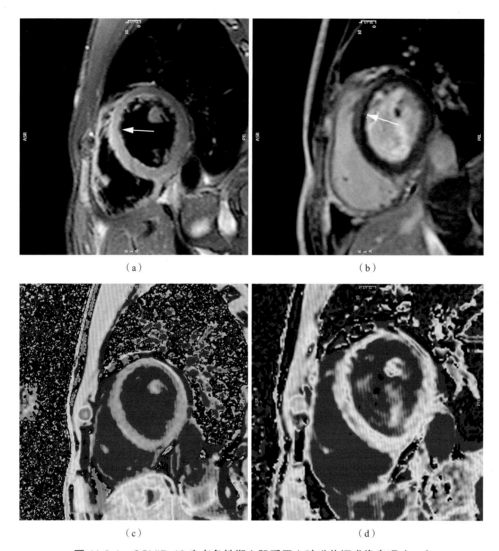

（a）　　　　　　　　　　　　　（b）

（c）　　　　　　　　　　　　　（d）

图 11-9-1　COVID-19 患者急性期心肌受累心脏磁共振成像表现（一）

（a）T₂-STIR 提示室间隔高信号；（b）LGE 心肌中层可疑心肌中层线状高信号；（c）T₁ Mapping 提示范围广泛的弥漫性高信号；（d）T₂ Mapping
提示范围广泛的弥漫性高信号。

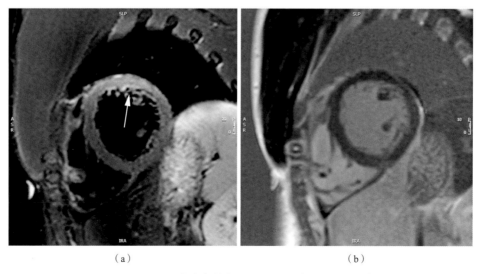

（a）　　　　　　　　　　　　　（b）

图 11-9-2　COVID-19 患者急性期心肌受累心脏磁共振成像表现（二）

（a）T₂-STIR 提示前壁及前侧壁高信号；（b）LGE 阴性；（c）T₁ Mapping 提示范围广泛的弥漫性高信号；（d）T₂ Mapping 提示范围广泛的弥漫
性高信号。

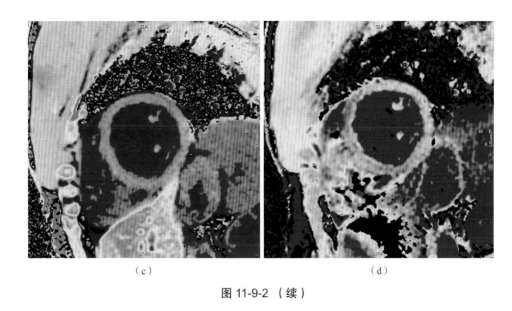

（c）　　　　　　　　　　　　　（d）

图 11-9-2 （续）

（吴连明　施裕新　许建荣）

第十节　COVID-19 神经系统病变影像学表现

一、临床特征

　　SARS-CoV-2 感染并不总是局限于呼吸道，在某些情况下，可以侵入中枢神经系统并引起神经系统病变。COVID-19 患者可能会出现神经系统症状，如头痛、头晕、肌痛和嗅觉缺失，以及不常见的神经系统症状，包括 SARS-CoV-2 感染相关的脑病、脑炎、坏死性出血性脑病、卒中、癫痫发作、横纹肌溶解和吉兰 - 巴雷综合征。SARS-CoV-2 神经系统并发症的发生率尚不清楚，可以确定的是严重的 COVID-19 患者比轻度患者更容易出现神经系统症状。死于 COVID-19 的患者通常存在脑水肿和神经变性。

二、神经系统病变影像学表现

　　只有少部分 COVID-19 患者有神经系统的病变，其 CT 或 MRI 检查可能是正常的，也可能有不典型的影像学表现。例如，磁共振弥散加权成像高 b 值时脑室壁高信号，提示脑室炎；双侧脑叶病灶在 T_1WI 呈低信号，T_2WI 及 T_2- 液体衰减反转恢复（fluid attenuated inversion recovery，FLAIR）呈高信号，弥散加权成像高 b 值时呈高信号，提示病毒性脑炎；CT 显示脑内及脑室内高密度灶，提示急性脑出血；磁共振 T_1WI 病灶呈低信号，T_2WI 表现为弥漫性多发高信号影，病灶多呈圆形、卵圆形或棉花球样，提示急性播散性脑脊髓炎。

三、病例介绍

　　病例 1：患者，男，51 岁，COVID-19 确诊患者，因突发意识障碍入院，无脑血管疾病病史及高血压、冠心病等基础疾病病史。影像表现见图 11-10-1。

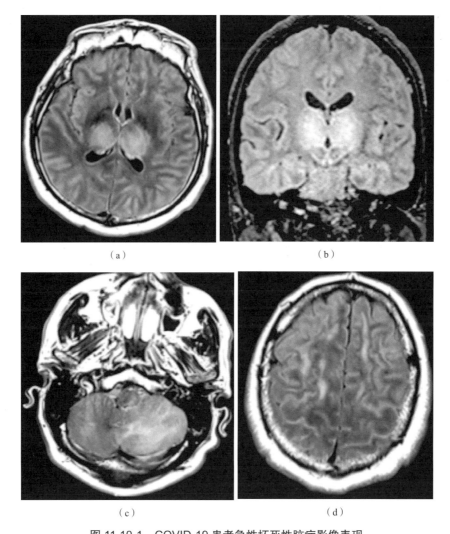

（a）　　　　　　　　　　　　　　（b）

（c）　　　　　　　　　　　　　　（d）

图 11-10-1　COVID-19 患者急性坏死性脑病影像表现

（a）轴位和（b）冠状位 T_2-FLAIR 显示双侧丘脑病变呈高信号；伴双侧小脑半球（c）和大脑白质（d）受累。

病例 2： 患者，男，54 岁，COVID-10 确诊患者，因镇静后出现头晕入院，无脑血管疾病病史及高血压、冠心病等基础疾病病史。影像表现见图 11-10-2。

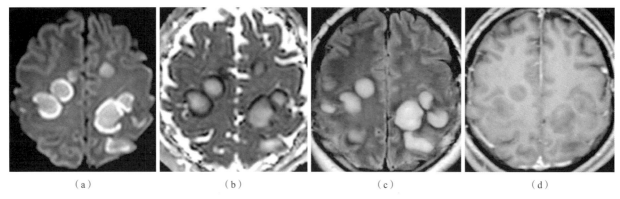

（a）　　　　　　　　（b）　　　　　　　　（c）　　　　　　　　（d）

图 11-10-2　COVID-19 患者非融合性多发脑白质病变影像表现

FLAIR 和扩散加权成像显示非连续性多灶性脑白质高信号病变，具有可变增强。（a）（b）为轴位扩散加权图；（c）（d）为表观弥散系数（apparent diffusion coeffecient，ADC）图；（e）（f）为轴位增强 FLAIR；（g）（h）为增强 T_1 加权 MRI 扫描；扩散加权成像和 FLAIR 显示皮质下和皮质脊髓束病变呈多发结节性高信号，对邻近结构有非常轻微的占位效应；（c）（d）显示与血管源性水肿相对应的病变中心可见 ADC 值升高，与周围细胞毒性水肿相对应的 ADC 降低环；（g）（h）显示注入对比剂增强后，小面积轻度强化。

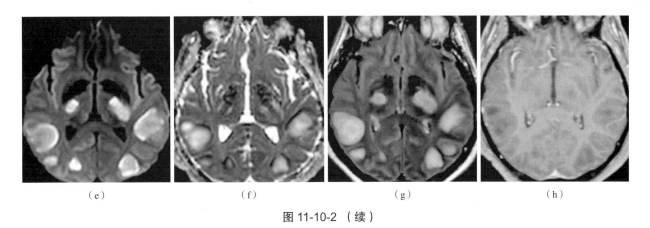

（e）　　　　　　　　（f）　　　　　　　　（g）　　　　　　　　（h）

图 11-10-2　（续）

四、诊断要点

（1）患者发病前 14 天有疫区旅居史或疫区人员接触史。

（2）患者有神经系统相应症状或者有神经系统相应的影像学表现。

（3）脑脊液或脑组织经核酸检测检出 SARS-CoV-2 或有证据证明有 SARS-CoV-2 特异性鞘内抗体。

（4）SARS-CoV-2 核酸检测阳性，有神经系统症状，并除外其他神经系统疾病。

（陈天武）

第十一节　COVID-19 消化系统病变影像学表现

一、临床特征

　　SARS-CoV-2 感染所致消化系统病变可累及肝脏、胆囊及胃肠道，患者常见症状包括腹泻、恶心、呕吐、腹痛和厌食等。尸体解剖证实患者的肝脏、胆囊、胃肠道及口腔黏膜中可检测到 SARS-CoV-2 的 RNA 和病毒颗粒。SARS-CoV-2 感染导致肝脏损伤主要表现为转氨酶升高，其肝功能和转氨酶异常水平与 COVID-19 的严重程度呈正相关，重症患者消化系统症状出现的比例较非重症患者更高。COVID-19 患者消化道症状出现时间较呼吸系统症状晚，约 50% 的 COVID-19 患者粪便病毒核酸检测可为阳性，部分患者咽拭子病毒检测为阴性后，粪便病毒核酸检测仍持续呈阳性。

二、消化系统病变影像学表现

　　（1）COVID-19 累及胃肠道表现为肠道及肠系膜炎性改变。

　　（2）表现为节段性肠壁肿胀、增厚，肠道周围脂肪间隙模糊，增强扫描肠壁黏膜强化，肠系膜血管不均匀增粗，边缘模糊。肠系膜淋巴结增多，肠系膜脂肪间隙渗出改变、模糊不清。

　　（3）有报道部分患者出现小肠和大肠扩张、积液增多，肠壁环状强化，甚至可出现绞窄性肠梗阻表现。

　　（4）与 COVID-19 患者肺部病变相比，COVID-19 累及胃肠道经过治疗后大部分病变可以完全吸收。

三、病例介绍

病例 1：患者，女，54 岁。2 个月前确诊 COVID-19，在方舱医院对症治疗，连续 2 次核酸检测阴性后出院。后复查核酸检测提示阳性，近 2 天新发中上腹疼痛、呈阵发性隐痛，伴有恶心及背部放射痛，无呕吐及腹泻，无畏寒、发热。入院后查：C 反应蛋白 5 mg/L、白细胞计数 19.6×10^9/L。影像表现见图 11-11-1。

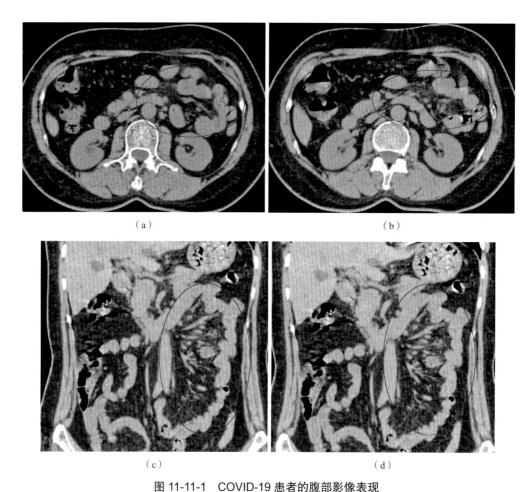

（a）　　　　　　　　　　　　　　　　（b）

（c）　　　　　　　　　　　　　　　　（d）

图 11-11-1　COVID-19 患者的腹部影像表现

（a）～（d）左中上腹小肠肠壁稍肿胀、增厚，小肠系膜血管不均匀增粗，肠系膜周围脂肪间隙模糊，肠系膜小淋巴结增多。

病例 2：患者，男，29 岁。确诊 COVID-19 17 天，反复发热伴腹泻 2 天。入院后查：C 反应蛋白 5 mg/L、白细胞计数 7.45×10^9/L、中性粒细胞百分比 77.2%。影像表现见图 11-11-2。

四、诊断要点

（1）COVID-19 消化系统病变患者有明确 COVID-19 患病病史，有或没有肺部征象，SARS-CoV-2 核酸呈阳性。

（2）患者出现消化系统症状：腹痛、腹泻等。

（3）腹部 CT 扫描显示：小肠肠壁增厚和少许积液，系膜血管增粗、模糊，系膜周围渗出及小淋巴结增多，提示小肠及肠系膜炎性改变。

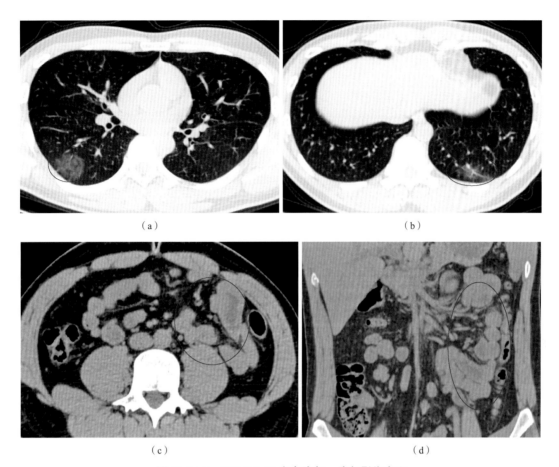

（a）　　　　　　　　　　　　　　　　　　　（b）

（c）　　　　　　　　　　　　　　　　　　　（d）

图 11-11-2　COVID-19 患者胸部、腹部影像表现

（a）（b）双肺下叶胸膜下区域片状磨玻璃影，左肺下叶病灶内血管稍增粗、血管边缘稍模糊；（c）（d）左侧腹部小肠肠壁局限性增厚，局部肠腔少量积液，小肠系膜周围脂肪间隙模糊，肠系膜淋巴结增多。

（鲁　宏　刘　衡）

参 考 文 献

［1］ 王文龙, 许允庄, 思琪, 等. COVID-19 患者早期咽拭子病毒载量与临床特征的关联分析 [J]. 重庆医科大学学报, 2020, 45 (7): 925-928.

［2］ 中国研究型医院学会感染与炎症放射学专业委员会, 中国性病艾滋病防治协会感染（传染病）影像工作委员会, 中华医学会放射学分会传染病学组, 等. 新型冠状病毒肺炎影像学辅助诊断指南 [J]. 中国医学影像技术, 2020, 36 (3): 321-331.

［3］ 郑秋婷, 卢亦波, 谭理连, 等. 新型冠状病毒肺炎临床及影像学研究进展 [J]. 新发传染病电子杂志, 2020, 5 (2): 140-144.

［4］ 中国研究型医院学会感染与炎症放射学专业委员会, 中国医师协会放射医师分会感染影像专业委员会, 中华医学会放射学分会传染病学组中国性病艾滋病防治协会感染（传染病）影像工作委员会, 等. 新型冠状病毒肺炎影像诊断指南 (2020 年第二版简版) [J]. 首都医科大学学报, 2020, 41 (2): 168-173.

［5］ 陈琳, 杨小平, 郑南红, 等. 67 例新型冠状病毒肺炎出院患者的临床特征 [J]. 中华医院感染学杂志, 2020, 30 (13): 1942-1946.

［6］ 卫生健康委办公厅, 中医药局办公室. 新型冠状病毒肺炎诊疗方案（试行第五版　修正版）[S/OL]. http://www.gov.cn/zhengce/zhengceku/2020-02/09/5476407/files/765d1e65b7d1443081053c29ad37fb07.pdf.

［7］ 王春红, 李建红, 杨丹, 等. 多期相病变 CT 特征预判新冠肺炎患者临床疗效 [J]. 放射学实践, 2020, 35 (6): 711-714.

［8］ 谭鸣, 冯晓源, 刘士远, 等. 新型冠状病毒肺炎影像检查诊断与感染控制指导意见 [J]. 中国医学计算机成像杂志, 2020. doi: 10. 19627/j. cnki. cn31-1700/th. 20200309. 001.

［9］ 蒲红. 影像检查在新型冠状病毒诊治中的价值 [J]. 实用医院临床杂志, 2020, 17 (2): 13-15.

［10］ 黄德扬, 张烈光, 甘清鑫, 等. 新型冠状病毒肺炎普通型胸部影像动态变化表现分析 [J]. 广东医学, 2020 (12): 1-4.

［11］ 中国研究型医院学会感染与炎症放射学专委会, 中华医学会放射学分会传染病学组, 中国医师协会放射医师分会感染影像专委会. 新型冠状病毒肺炎影像学辅助诊断指南 [J]. 中国医学影像技术, 2020, 36 (3): 1-11.

［12］ WU Z, MCGOOGAN J M. Characteristics of and important lessons from the Coronavirus Disease 2019 (COVID-19) outbreak in China: summary of a report of 72 314 cases from the Chinese Center for Disease Control and Prevention [J]. JAMA, 2020, 323 (13): 1239-1240.

［13］ LI X, WANG Y, BAI Y, et al. PET/MR and PET/CT in a severe COVID-19 patient [J]. Eur J Nucl Med Mol Imaging, 2020, 47 (10): 2478-2479.

［14］ JAFFE A S, CLELAND J G F, KATUS H A. Myocardial injury in severe COVID-19 infection [J]. Eur Heart J, 2020, 41 (22): 2080-2082.

［15］ YANG Q, LIU Q, XU H B, et al. Imaging of coronavirus disease 2019: A Chinese expert consensus statement [J]. European joural radiology, 2020, 127: 1-6.

［16］ LI K, WU J, WU F, et al. The clinical and chest CT features associated with severe and critical COVID-19 pneumonia [J]. Invest Radiol, 2020, 55 (6): 327-331.

［17］ ZHENG Q, LU Y, LURE F, et al. Clinical and radiological features of novel coronavirus pneumonia [J]. J Xray Sci Technol, 2020, 28 (3): 391-404.

［18］ VALETTE X, DU CHEYRON D, GOURSAUD S. Mediastinal lymphadenopathy in patients with severe COVID-19 [J]. Lancet Infect Dis, 2020, S1473-3099 (20): 30310-30318.

［19］ CHEN H X, AI L, LU H, et al. Clinical and imaging features of COVID-19 [J]. Radioligy of infection disease, 2020, 7 (2): 43-50.

［20］ CHAN J F, YUAN S, KOK K H, et al. A familial cluster of pneumonia associated with the 2019 novel coronavirus indicating person-to-person transmission: a study of a family cluster [J]. Lancet, 2020, 395 (10223): 514-523.

［21］ 中华医学会影像技术分会. 新型冠状病毒肺炎放射检查方案与感染防控专家共识 (试行第一版) [J]. 新发传染病电子杂志, 2020, 5 (2): 65-73.

［22］ 卢亦波, 周静如, 莫移美, 等. 31 例新型冠状病毒肺炎临床及 CT 影像表现初步观察 [J]. 新发传染病电子杂志, 2020, 5 (2): 79-82.

［23］ 管汉雄, 熊颖, 申楠茜, 等. 新型冠状病毒肺炎 (COVID-19) 临床影像学特征 [J]. 放射学实践, 2020, 35 (2): 125-130.

［24］ 宋璐, 曾莹婷, 龚晓明, 等. 新型冠状病毒肺炎影像表现及鉴别诊断 [J]. 新发传染病电子杂志, 2020, 5 (2): 83-86.

［25］ LEI J, LI J, LI X, et al. CT Imaging of the 2019 Novel Coronavirus (2019-nCoV)Pneumonia [J]. Radiology, 2020, 295 (1): 18.

［26］ 郭佑民, 刘士远. 新型冠状病毒肺炎的放射学诊断: 中华医学会放射学分会专家推荐意见 (第一版) [J]. 中华放射学杂志, 2020 (4): 279-285.

［27］ 姜毅, 陆小霞, 金润铭, 等. 儿童新型冠状病毒感染诊断、治疗和预防专家共识 (第二版) [J]. 中华实用儿科临床杂志, 2020 (2): 143-150.

［28］ 艾香英, 傅晓霞, 林路平, 等. 30 例新型冠状病毒核酸复阳返院患者的病例特点 [J]. 中国感染控制杂志, 2020, 19 (7): 591-596.

［29］ 宋曙, 石雨涵, 唐海成, 等. 关于新型冠状病毒肺炎患者出院后核酸检测 SARS-COV-2 RNA "复阳" 原因及对策分析 [J]. 中国微生态学杂志, 2020, 32 (7): 786-788.

［30］ 黄加美, 袁超, 黄德扬. 广州地区新型冠状病毒肺炎患者核酸 "复阳" 的 CT 表现和临床特征 [J/OL]. 实用医学杂志, 2020. https://kns. cnki. net/kcms/detail/44. 1193. R. 20200628. 0851. 002. html.

［31］ 中华人民共和国国家卫生健康委办公厅. 关于新型冠状病毒无症状感染者的防控工作答问. [EB/OL]. [2020-03-31] http://www. nhc. gov. Cn/jkj/s3578 /202003718c79c96f3e46409dd49303d41a00ef. shtml.

［32］ 王艳芳, 陈建普, 王翔, 等. 新型冠状病毒肺炎无症状感染者的 CT 影像分析 [J]. 武汉大学学报 (医学版), 2020, 41 (3): 353-356.

［33］ 李宏军. 新型冠状病毒肺炎影像学辅助诊断指南 [J]. 中国医学影像技术, 2020, 36 (3): 321-331.

［34］ 黄璐, 韩瑞, 于朋鑫, 等. 新型冠状病毒肺炎不同临床分型间 CT 和临床表现的相关性研究 [J]. 中华放射学杂志, 2020, 54 (4): 300-304.

［35］ MENG H, XIONG R, HE R, et al. CT imaging and clinical course of asymptomatic cases with COVID-19 pneumonia at admission in Wuhan [J]. China. J Infect, 2020, 81 (1): 33-39.

［36］ SHI H, HAN X, JIANG N, et al. Radiological findings from 81 patients with COVID-19 pneumonia in Wuhan, China: a descriptive study [J]. Lancet Infect Dis, 2020, 20 (4): 425-434.

［37］ BERNHEIM A, MEI X, HUANG M, et al. Chest CT findings in Coronavirus Disease-19 (COVID-19): relationship to duration of infection [J]. Radiology, 2020, 295 (3): 200463.

［38］ HU Z, SONG C, XU C, et al. Clinical characteristics of 24 asymptomatic infections with COVID-19 screened among close contacts in Nanjing, China [J]. Sci China Life Sci, 2020, 63 (5): 706-711.

［39］ SUN R, LIU H, WANG X. Mediastinal emphysema, giant bulla, and pneumothorax developed during the course of COVID-19 pneumonia [J]. Korean J Radiol, 2020, 21 (5): 541-544.

［40］ KOEHLER P, CORNELY O A, BÖTTIGER B W, et al. COVID-19 associated pulmonary aspergillosis [J]. Mycoses 2020, 63 (6): 528-534.

［41］ ELLUL M A, BENJAMIN L, SINGH B, et al. Neurological associations of COVID-19 [J]. Lancet Neurol, 2020, 19 (9): 767-783.

［42］ BIKDELI B, MADHAVAN M V, Jimenez D, et al. COVID-19 and thrombotic or thromboembolic disease: implications for prevention, antithrombotic therapy, and follow-up: JACC State-of-the-Art Review [J]. J Am Coll Cardiol, 2020, 75 (23): 2950-2973.

［43］ AKHMEROV A, MARBÁN E. COVID-19 and the heart [J]. Circ Res, 2020, 126 (10): 1443-1455.

［44］ CHA M H, REGUEIRO M, SANDHU D S. Gastrointestinal and hepatic manifestations of COVID-19: a comprehensive review [J]. World J Gastroenterol, 2020, 26 (19): 2323-2332.

［45］ SALA S, PERETTO G, GRAMEGNA M, et al. Acute myocarditis presenting as a reverse Tako-Tsubo syndrome in a patient with SARS-CoV-2 respiratory infection [J]. Eur Heart J, 2020, 41 (19): 1861-1862.

［46］ INCIARDI R M, LUPI L, ZACCONE G, et al. Cardiac involvement in a patient with coronavirus disease 2019 (COVID-19) [J]. JAMA Cardiol, 2020, 27, 5 (7): 1-6.

［47］ HUANG C, WANG Y, LI X, et al. Clinical features of patients infected with 2019 novel coronavirus in Wuhan, China [J]. Lancet, 2020, 395 (10223): 497-506.

［48］ SHI S, QIN M, SHEN B, et al. Association of cardiac injury with mortality in hospitalized patients with COVID-19 in Wuhan, China [J]. JAMA Cardiol, 2020, 5 (7): 802-810.

［49］ HU D, LIU K, LI B, et al. Large intracardiac thrombus in a COVID-19 patient treated with prolonged extracorporeal membrane oxygenation implantation [J]. Eur Heart J, 2020, 41 (32): 3104-3105.

［50］ FERREIRA V M, SCHULZ-MENGER J, HOLMVANG G, et al. Cardiovascular magnetic resonance in nonischemic myocardial inflammation: expert recommendations [J]. J Am Coll Cardiol, 2018, 72 (24): 3158-3176.

［51］ CAROD-ARTAL F J. Neurological complications of coronavirus and COVID-19 [J]. Rev Neurol, 2020, 70 (9): 311-322.

［52］ ELLUL M A, BENJAMIN L, SINGH B, et al. Neurological associations of COVID-19 [J]. Lancet Neurol, 2020, 19 (9): 767-783.

［53］ KREMER S, LERSY F, DE SÈZE J, et al. Brain MRI findings in severe COVID-19: a retrospective observational study [J]. Radiology, 2020, 297 (2): 242-251.

［54］ KANDEMIRLI S G, DOGAN L, SARIKAYA Z T, et al. Brain MRI findings in patients in the intensive care unit with COVID-19 infection [J]. Radiology, 2020, 297 (1): 232-235.

［55］ BEHZAD S, AGHAGHAZVINI L, RADMARD A R, et al. Extrapulmonary manifestations of COVID-19: radiologic and clinical overview [J]. Clin Imaging, 2020, 66: 35-41.

［56］ YANG Q, LIU Q, XU H, et al. Imaging of coronavirus disease 2019: A Chinese expert consensus statement [J]. European joural radiology, 2020, 127: 1-6.

［57］ ZHENG Q, LU Y, LURE F, et al. Clinical and radiological features of novel coronavirus pneumonia [J]. J Xray Sci Technol, 2020, 28 (3): 391-404.

［58］ MA C, CONG Y, ZHANG H. COVID-19 and the digestive system [J]. Am J Gastroenterol, 2020, 115 (7): 1003-1006.

［59］ ARONIADIS O C, DIMAIO C J, DIXON R E, et al. Current knowledge and research priorities in the digestive manifestations of COVID-19 [J]. Clin Gastroenterol Hepatol, 2020, 18 (8): 1682-1684.

［60］ HAN C, DUAN C, ZHANG S, et al. Digestive symptoms in COVID-19 patients with mild disease severity: clinical presentation, stool viral RNA testing, and outcomes [J]. Am J Gastroenterol, 2020, 115 (6): 916-923.

［61］ NG S C, TILG H. COVID-19 and the gastrointestinal tract: more than meets the eye [J]. Gut, 2020, 69 (6): 973-974.

［62］ CHEN H X, AI L, LU H, et al. Clinical and imaging features of COVID-19 [J]. Radioligy of infection disease, 2020, 7 (2): 43-50.

第十二章　AI 在 COVID-19 中的应用

第一节　AI 在影像科的应用

自 20 世纪 50 年代以来，人工智能迅速发展，在诸多领域都扮演着重要的角色。2020 年，中国《人工智能标准化白皮书（2020 版）》较为完整地定义了人工智能，认为人工智能（artificial intelligence，AI）是利用数字计算机或者数字计算机控制的机器模拟、延伸和扩展人的智能，感知环境、获取知识并使用知识获得最佳结果的理论、方法、技术及应用系统。近年来，AI 凭借大数据、高性能计算机及互联网的技术支持快速发展，在医学影像领域中受到了极大的关注，并且获得临床医师的认可和支持。与高度依赖人工的传统成像工作流程相比，AI 可提供更安全、准确和高效的成像解决方案，COVID-19 疫情之前，AI 主要应用于病灶检出、临床诊断和病情监测 3 个方面。

"早发现、早诊断、早隔离、早治疗"是 COVID-19 疫情防控的关键。2020 年 2 月 4 日，我国工业和信息化部发布倡议，鼓励加大科研攻关力度，充分发挥 AI 赋能效用，加快利用 AI 补齐疫情防控技术短板，协力抗击 COVID-19。在本次疫情中，影像诊断在 COVID-19 诊疗的多个环节中发挥了重要且不可替代的作用。COVID-19 影像 AI 产品的及时研发和应用，不仅能够缓解医疗资源的紧张状况，提升影像医师的工作效率，而且还降低了院内感染的发生率，提升了薄弱地区卫生系统的应对能力。

（一）天眼 AI 平台的应用

天眼 AI 平台的智能辅助摆位功能和定位框自适应功能均发挥了作用，不仅极大地降低了患者与一线技师之间的院内感染风险，而且还减少了患者与患者之间的交叉感染。此外，定位框自适应功能还可减少肺部扫描边缘误差，减少患者因人为因素导致的扫描框不够或过大而受到的不必要辐射剂量。

（二）AI 辅助 COVID-19 诊断

（详见本章第二节）

（三）基于专家系统的 COVID-19 远程 AI 诊断平台

构建远程诊断平台是在专业医疗队伍有限的条件下，提升薄弱地区应对 COVID-19 的有效方式。远程医疗系统不仅能解决医疗能力薄弱地区的问诊难题，也能应用于医疗条件较好的医疗机构，开展早期分诊、非接触式诊断服务，避免患者拥挤和造成新的聚集性感染。

（李　莉　吕哲昊　任美吉）

第二节　AI 辅助 COVID-19 诊断

由于 X 线胸片在 COVID-19 中的漏诊率较高，胸部 CT 检查成为 COVID-19 筛查及评估病情严重程度的首选影像学检查方法。本节主要介绍"CT＋AI"辅助 COVID-19 诊断。

（一）COVID-19 疑似患者的早期筛查

目前，针对胸部影像的深度学习研究已经取得一定的进展。经典的 U-Net，UNet＋＋，V-Net 等网络为筛查 COVID-19 研究的主流。有研究者利用 51 例 COVID-19 和 55 例非 COVID-19 患者 CT 图像训练基于 U-Net 的分割模型，并以分割的病变作为分类标签（COVID-19 或非 COVID-19）。评估结果为：准确度 95.2%、灵敏度 100% 和特异度 93.6%。在额外测试的 16 例病毒性肺炎和 11 例非肺炎病例数据集中，该模型识别出全部病毒性肺炎患者和 9 例非肺炎患者，影像医师的阅片时间由于 AI 而缩短了 65%。另外一个基于 U-Net、以 3D CNN 作为输入的模型（DeCoVNet）在 313 例 COVID-19 患者和 229 例对照组受试者胸部 CT 图像中实现了 90.7% 的灵敏度，91.1% 的特异度和 0.959 的曲线下面积（area under the cure，AUC）。Jin 等使用 UNet＋＋和 ResNet50 组合模型，在 1 136 例受试者胸部 CT 图像（723 例 COVID-19 患者和 413 例对照组受试者）中，达到 97.4% 的灵敏度和 92.2% 的特异度。Mei 等应用 AI 技术将胸部 CT 图像与临床症状、暴露史和实验室检测相结合，进行 COVID-19 阳性患者的快速诊断。

（二）COVID-19 肺部病变的定量分析

"CT＋AI"肺炎辅助诊断系统对肺部病变的定量分析有利于评估患者的病情严重程度，可以确定疾病的分型和分期，预测病变进展和评估预后。

关于 COVID-19 的分型，有研究者将影像医师视觉评分与计算机软件生成的定量评估结果进行比较，相关性分析结果表明，AI 在病灶百分比评分上与影像医师的评分呈中度至高度相关，在磨玻璃密度病灶比例及平均病灶密度比较中呈中度相关，在实变病灶比例和平均病灶密度比较中呈中度相关。有研究者将患者分为重症组和非重症组，比较两组患者入院时的临床及影像学资料，建立了预测 COVID-19 严重程度模型，结果显示，在 COVID-19 严重程度预测上，AI 构建的临床－影像组学模型优于 CT 半定量分析参数以及临床常用的肺炎严重指数。

（三）与非 COVID-19 鉴别诊断

有研究者提出了一个卷积神经网络模型用于 COVID-19 和其他病毒性肺炎的分类。使用了 99 例患者的胸部 CT 图像（44 例 COVID-19 患者和 55 例典型的病毒性肺炎患者），用 3D CT 图像切片为卷积神经网络的输入，准确度为 73.1%，特异度为 67%，灵敏度为 74%。有研究者提出以 ResNet-50 为骨架的深度学习的 CT 诊断系统，从健康人群中筛检出 COVID-19 与细菌性肺炎患者。使用 88 例 COVID-19、101 例细菌性肺炎和 86 例健康受试者进行训练和测试，该模型在肺炎分类和诊断的准确度分别为 86.0%、94.0%。有研究者首次使用基于 V-Net 的深度学习模型来分割候选感染区域，将感染区域、相对感染距离的特征等送至 ResNet-18 网络来进行分类，并增加实验的患者人数，使训练数据较前几个研究分布更平均：219 例 COVID-19 患者、224 例甲型 H1N1 流感患者和 175 例健康受试者。最终总体准确度为 86.7%。有研究者在研究中进一步扩大 CT 数据集，纳入 3 322 例患者的 4 356 份图像（1 296 份 COVID-19 图像、1 735 份社区获得性肺炎图像和 1 325 份非肺炎图像），使用共享权重的 2D 切片上作为 ResNet-50 模型（COVNet）的输入，有效地将 COVID-19 与社区获得性肺炎区分，鉴定的灵敏度为 90%，特异度为 96%，AUC 为 0.96。

综上所述，AI 的功能主要体现在以下几个方面：①精准早筛：AI 技术可以快速完成病灶自动检出、分割、精准量化并自动形成格式化报告，有助于在患者症状不明显的早期或核酸检测阴性时，辅助影像医师及时发现隐匿病灶，提高诊断的准确率。②量化评估：可进行单一病灶、肺叶病灶、全肺病灶的全方位量化。基于病变的分布、形态、密度等进行病变辅助诊断和鉴别诊断；③智能随访：实现多期影像中的病灶数量、病灶体积变化、病灶密度变化等量化对比分析功能，判断肺炎严重程度，预判疾病发展趋势。

虽然多项研究已经证实 AI 技术确实提高了影像医师的工作效率及诊断准确率，但在后疫情时期，AI 技术未得到广泛应用的原因可能是以下几个方面：①影像医师对 AI 技术相关知识缺乏了解，对 AI 辅助诊断的可信度存在疑虑。②图像扫描规范和质量缺乏统一标准，不规范的影像数据影响 AI 模型的准确性。③由于标注不规范等原因导致 AI 软件检查病灶时出现假阳性或假阴性结果，导致误诊及漏诊的发生。④尚不能完全实现 COVID-19 与其他类型肺炎的鉴别诊断。

由于 COVID-19 "CT＋AI" 软件研发时间较短，其产品成熟度有待在以下几个方面进一步提高。①数据集构建与质量控制：围绕研发目标，构建恰当的训练数据集，兼顾训练集数量、区域、设备和扫描参数覆盖，人群特征，以及影像分期等方面。②数据标注规则：数据标注是医学影像 AI 算法落地过程中至关重要的一环。目前尚缺乏统一的业界的标注共识。标注人员的培训及培训效果也有待加强。③影像、临床、实验室检查的整合建模：帮助医师面对疫情筛查时实现快速诊断，避免漏诊，同时实现精准分层和对比，提供疗效评价和病程监测，从而为临床治疗提供更精确的信息。④算法的突破：影像医学乃至医学是多维度的数据资源，多模态、多任务动态的医学数据的处理和建模，要依赖于算法的突破。

目前研发的 "CT＋AI" 软件的功能主要集中在 COVID-19 发现和定量评估上，帮助影像医师进行疑似病例大规模医学影像筛查及诊断，其主要优势是提高影像医师的诊断效率，缩短诊断时间。产品对于病因分析、治疗指导及基因检测仍存在局限。未来应进一步融合 AI 与 COVID-19 的临床信息、流行病学、影像学、预后等多元特征，建立多模态模型，以期为综合、智能评估疾病的发病机制、早期筛查预警、指导临床精准诊疗提供科学依据。

（李　莉　周　振　吕哲昊　蔡　超）

参 考 文 献

［1］许强，张其锐，卢光明. 新一代医学影像人工智能临床转化现状与挑战 [J]. 中华放射学杂志，2019, 53 (11): 913-915.

［2］王永桂，汪应山，胡珊，等. 人工智能在新型冠状病毒肺炎中的应用进展 [J]. 信息通信，2020 (6): 1-4.

［3］CAO Y, XU Z, FENG J, et al. Longitudinal assessment of COVID-19 using a deep learning-based quantitative CT pipeline: illustration of two cases [J]. Radiology: Cardiothoracic Imaging, 2020, 2 (2): e200082.

［4］HUANG L, HAN R, AI T, et al. Serial quantitative chest CT assessment of COVID-19: deep-learning approach [J]. Radiology: Cardiothoracic Imaging, 2020, 2 (2): e200075.

［5］MEI X, LEE HC, DIAO K Y, et al. Artificial intelligence-enabled rapid diagnosis of patients with COVID-19 [J]. Nat Med, 2020, 26 (8): 1224-1228.

［6］SHEN C, YU N, CAI S, et al. Quantitative computed tomography analysis for stratifying the severity of Coronavirus Disease 2019 [J]. J Pharm Anal, 2020, 10: 123-129.

［7］　蓝博文, 唐润辉, 张志艳, 等. 多层螺旋 CT 像素指数定量分析在新型冠状病毒肺炎评估的应用价值研究 [J]. 新发传染病电子杂志, 2021, 6(1): 22-26.

［8］　LI L, QIN L, XU Z, et al. Artificial intelligence distinguishes COVID-19 from community acquired pneumonia on chest CT [J]. Radiology, 2020: 200905.

［9］　萧毅, 刘士远. 医学影像人工智能在新型冠状病毒肺炎诊治中的价值 [J]. 中国医疗设备, 2020, 35 (6): 59-62.

［10］　李欣菱, 王颖. 人工智能在肺结节检测与诊断中的应用及发展 [J]. 新发传染病电子杂志, 2019, 4(3): 185-189.

第十三章 影像学鉴别诊断

第一节 SARS 影像学鉴别诊断

一、SARS 与其他肺炎的鉴别

根据肺炎的发病机制和临床表现的不同，SARS 与免疫机能正常及免疫机能损害患者肺炎的鉴别重点有所区别。

（一）SARS 与免疫机能正常患者肺炎的鉴别

免疫机能正常患者肺炎最常见的是细菌或支原体肺炎。SARS 比较常见的影像表现有助于本病的诊断，而有些影像表现在 SARS 比较少见，有助于除外诊断。

1. SARS 常见的影像表现

磨玻璃影是 SARS 比较常见的征象，病变早期为小片状，常为类圆形，发生率为 80%，病变迅速进展为弥漫的磨玻璃密度病变，整个病程中均为磨玻璃密度病变占 16.7%，合并肺实变占 67%，可见"铺路石"征占 6.7%。

在动态变化上，多数 SARS 病例由病变初期的小片状影迅速进展为单侧肺或两肺的多发、弥漫性病变。一般细菌性肺炎或支原体肺炎病变范围多较局限，许多病例肺内影像在吸收之前未经历多发或弥漫影像的阶段。

2. SARS 较为少见的征象

单发的肺叶实变，单纯肺实变不合并磨玻璃影在 SARS 少见，此为细菌性肺炎的特点。局限性分布的肺泡实变影除肺炎链球菌肺炎外，还见于革兰阴性杆菌肺炎、吸入性肺炎等。在病变早期及进展期（发病 1～14 天以内）一般无空洞影像，病程较长后合并感染时可出现空洞。一般很少出现较多量的胸水。

（二）SARS 与免疫机能损害患者肺炎的鉴别

免疫机能损害患者易合并肺机遇性感染，见于艾滋病、器官移植术后长期使用免疫抑制剂的患者。机遇性肺炎以肺孢子菌肺炎和巨细胞病毒肺炎多见。由于免疫机能受损，胸部影像常为多发及弥漫性病变，进展快，与 SARS 的影像表现具有较多相似之处。影像的鉴别诊断应重视特定的病史、实验室检查和影像上的差别。

肺孢子菌肺炎多发生于艾滋病患者，多见于 CD_4 细胞计数 <200 个 $/mm^3$ 时，X 线胸片表现为双侧肺门周围或两肺对称的弥漫性网状及磨玻璃影。CT 表现为广泛的磨玻璃影，上肺野可出现囊状影像（占 10%～34%）。

巨细胞病毒肺炎是 AIDS 患者肺部最常见的病毒感染，发生于免疫抑制的晚期，$CD_4 < 100$ 个 $/mm^3$，也见于器官移植术后。X 线胸片和 CT 表现为多发磨玻璃影，易发生于中下肺野，可合并肺间质增厚。

在人类免疫缺陷病毒感染阳性患者中，细菌性肺炎可出现多发的、按肺叶及肺段分布的实变阴影，也可表现为双侧弥漫性阴影。病变的进展速度比一般人群的肺炎进展快。

二、SARS 与非炎症性疾病的鉴别

有些弥漫性肺泡及间质病变虽然没有急性炎症的临床表现，但在影像上有时仍需与 SARS 鉴别。常见急性发病的疾病有急性肺水肿、过敏性肺炎、弥漫性肺出血和非感染性急性间质肺炎等。鉴别时注意这些疾病缺乏炎症表现，并需结合各自的影像特征。

急性心源性肺水肿合并心影增大，有间质性肺水肿表现及蝶翼征。过敏性肺炎有过敏史及相应的临床表现。CT 显示磨玻璃影常合并弥漫的微细结节。弥漫性肺出血由多种病因引起，有咯血、贫血临床表现及肺间质增厚影像。

慢性的非炎症性疾病常见有肺泡蛋白沉积症、慢性嗜酸性肺炎、细支气管肺泡癌等。鉴别时注意这些疾病缺乏急性炎症表现，以及具有一些影像特点。肺泡蛋白沉积症的"碎石路"征常见，肺内病变影像常呈"地图状"分布。孤立型细支气管肺泡癌早期可为类圆形磨玻璃影，称为磨玻璃密度结节。弥漫型细支气管肺泡癌可有多个肺叶的多个磨玻璃密度结节。

三、SARS 与 ARDS 的鉴别

ARDS 可由感染、出血及过敏等多种原因引起，最常见的影像表现为肺内弥漫性病变，临床上有进行性缺氧性呼吸困难。尸检证明 ARDS 是 SARS 死亡的原因之一，一般发生在病程的第 2 周以后，X 线表现为两肺弥漫性阴影，或发生"白肺"，因此 ARDS 需与 SARS 鉴别。由于 SARS 在晚期可合并多种病原菌的感染，引起血常规异常，与感染引起的 ARDS 相似。

在鉴别诊断时应注意到，ARDS 早期肺内改变轻微，胸片检查可正常，或仅有小片状阴影，但可引起 PaO_2 下降，并可出现呼吸急促等症状，随着疾病的进展，肺内阴影增多，缺氧进行性加重。而 SARS 缺氧的临床表现一般是在肺内弥漫影像出现之后。使用激素之后肺内影像和临床表现可明显改善。

SARS 的鉴别诊断原则是影像学表现密切结合病史、临床和实验室检查。对于一般肺炎患者，要重视每种疾病的临床和影像特点。在与免疫机能损害患者肺炎的鉴别上，要注意相关的病史。在与肺炎以外的疾病鉴别方面，有无炎症性临床表现是关键。临床和影像的动态变化，可为鉴别困难的病例提供诊断线索。SARS 合并 ARDS 患者的影像与病理表现见图 13-1-1。

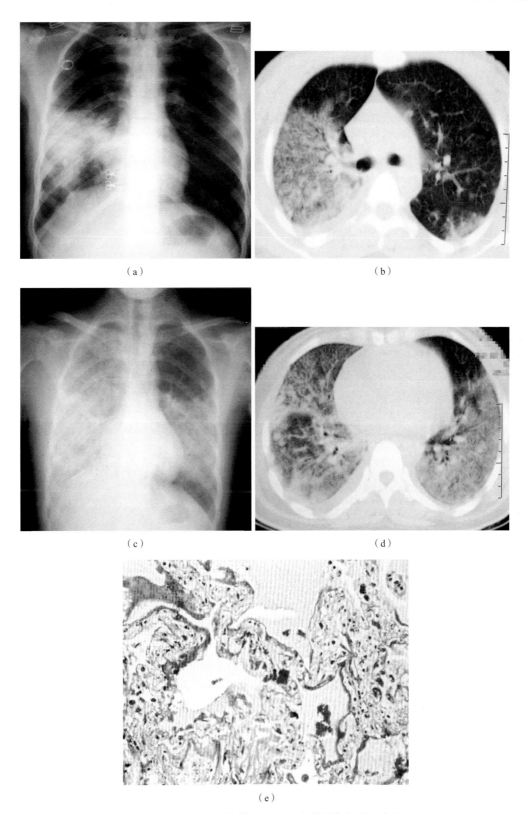

（a）　　　　　　　　　　　（b）

（c）　　　　　　　　　　　（d）

（e）

图 13-1-1　SARS 合并 ARDS 患者的影像与病理表现

（a）病程第 9 天，胸片示右中下肺野大片状高密度阴影；（b）CT 示右肺及左肺下叶背段磨玻璃影，以右肺为著；（c）病程第 11 天，胸片示右肺及左中下肺野呈"白肺"表现；（d）CT 示两肺弥漫磨玻璃影及实变；（e）病理示肺泡腔内充满均匀淡染嗜酸性的渗出液，为浆液性或纤维素性液体，肺泡腔内渗出物浓缩形成透明膜，贴于肺泡壁（HE×200）。

（赵大伟　郑广平）

第二节　MERS 影像学鉴别诊断

MERS 主要应与 SARS、人感染 H7N9 禽流感或肺孢子菌肺炎鉴别。由于 SARS 和 MERS 同属冠状病毒家族，同一 PCR 片段的核苷酸同源性为 70%～80%，其影像学表现有共同之处。两者均可见中、下肺野的磨玻璃影和肺实变，并伴有快速的疾病进展。

一、MERS 与 SARS 影像鉴别

SARS 主要临床特点是起病急，以发热为首发症状，伴有头痛、全身酸痛、不适、乏力等全身症状和咳嗽、胸闷、呼吸困难等呼吸道症状，少数进展为 ARDS。外周血白细胞计数正常或降低。截至 2003 年 9 月 26 日，WHO 统计有 32 个国家和地区发生了 SARS，全球感染人数为 8 098 人，死亡人数为 774 人，病死率为 9.5%。中国内地累计感染人数为 5 327 人，死亡人数为 349 人。

肺部影像学检查是 SARS 诊断的重要依据，而连续的影像检查可显示出病变的动态变化特征。①初期：多为局灶性阴影，可为单侧但多为双侧改变。CT 表现为小片状磨玻璃样密度影像，单发多见，有的为类圆形。少数病变为单发小片状肺实变、多发小片状或较大的片状影。较大的病灶可为磨玻璃样密度及合并肺实变影像，可达肺段范围［图 13-2-1（a）］。②进展期：多数患者在发病后 14 天内病变进展加重。病变早期的小片状影像可在 3～7 天内变为大片、多发或弥漫性病变。病变由单侧肺发展到双侧，由 1 个肺野发展到多个肺野。多数患者在 8～14 天已达到肺部浸润最为严重的状况，称为病变的高峰期或者"极期"。CT 表现仍为磨玻璃样密度合并肺实变。病灶直径在 3 cm 以上者占 90% 以上。病变常变多发，在两肺呈弥漫性分布。大部分患者病变位于肺野内带和外带混合分布，中心分布者很少见［图 13-2-1（b）～（g）］。③恢复期：病变吸收一般在发病 2～3 周后，阴影范围缩小，密度逐渐降低及吸收。有的患者虽然临床症状好转及消失，CT 复查，以显示肺内病变吸收过程中可合并肺间质增生，动态观察这些病变可逐渐吸收，部分可发展为肺间质纤维化。SARS 在 CT 上的影像表现具有相对特征性，归纳为：①肺野外带的小片状磨玻璃影；②早期单发多见，迅速发展为多叶或双侧肺叶的弥漫性磨玻璃影或实变影与磨玻璃影；③肺门或纵隔常无淋巴结肿大；④病变常不出现空洞或空腔、钙化等影像改变；⑤早期常无胸腔积液或气胸，后期少部分伴有气胸或少量胸腔积液；⑥恢复期病灶吸收缓慢，可见索条、间质增生等影像改变。

SARS 与 MERS 影像学比较，相同之处是均可出现两肺磨玻璃影和肺实变，但 MERS 的磨玻璃影早期的主要表现，以散在多发小片状下肺胸膜下分布为主，而 SARS 早期可出现小片状磨玻璃影，无明显胸膜下分布特点，早期单发多见。SARS 表现为片状及大片状肺实变影较 MERS 多见。SARS 与 MERS 均是由 β 型冠状病毒引起，受体均是 ACE2，ACE2 主要位于人肺部深处的肺泡 II 型上皮细胞上，易引发肺炎等重症疾病。因为其发病机制大体一样，影像表现基本相同，这给影像学鉴别诊断带来一定困难。

二、MERS 与人感染 H7N9 禽流感影像鉴别

由 H7N9 亚型禽流感病毒引起的人感染 H7N9 禽流感肺炎是一种急性呼吸道传染性疾病。自 2013 年 2 月首度发现人感染 H7N9 禽流感以来，中国十多个省（自治区、直辖市）相继发生人感染 H7N9 禽流感疫情。流行病学特征是有明确的活禽市场中的禽类及其分泌物或排泄物接触史，鸡是主要的传染源。

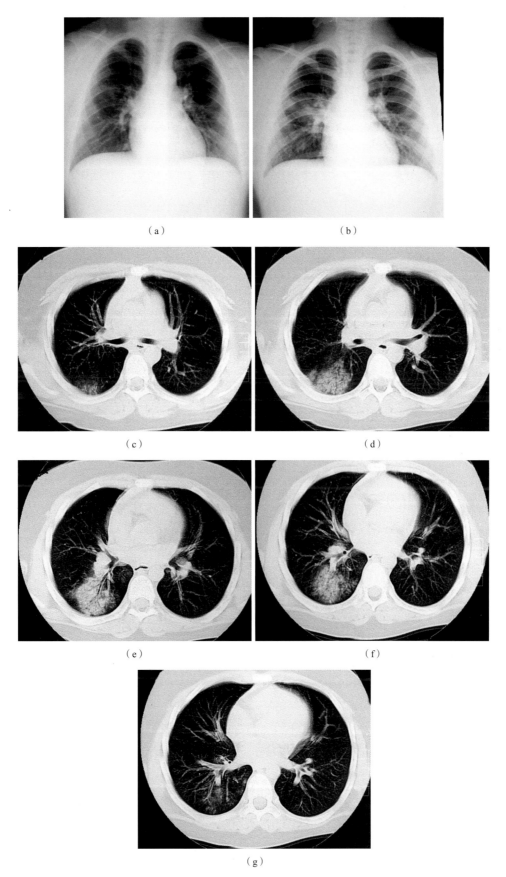

图 13-2-1　SARS 影像学表现

（a）2003 年 3 月 25 日胸片基本正常；（b）2003 年 3 月 27 日胸片示右肺门结构不清，肺门区见斑片状影；（c）～（g）2003 年 3 月 29 日 CT；（c）CT 肺窗见右下肺背段散在斑片状磨玻璃影；（d）～（f）CT 肺窗见右下肺实变影，内见支气管充气征；（g）右下肺散在小片状磨玻璃影。

　　人感染H7N9禽流感肺炎早期可表现为局灶或散在小片状阴影，以中、下肺野为多见［图13-2-2(a)］。进展期（3～6天）CT检查表现为两肺以支气管分布为主的斑片状或大片状磨玻璃影，同时可表现为以下肺多见的肺实变影，内可见支气管充气征［图13-2-2（b）～（o）］。病情严重者可出现胸腔积液。肺门及纵隔淋巴结肿大少见。吸收期主要表现为纤维索条影及小片状实变影［图13-2-2（p）～（q）］。

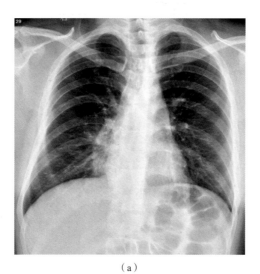

（a）

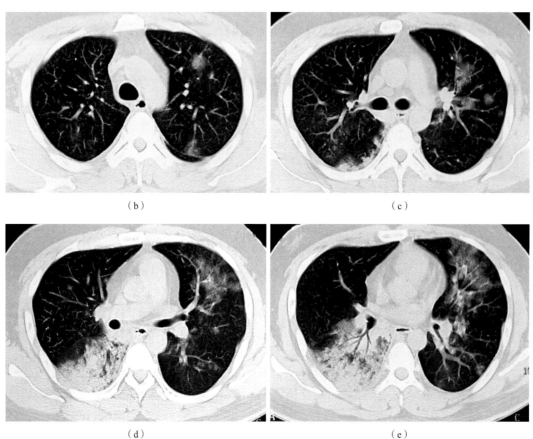

（b）　　　　　　　　　　　　　　　　（c）

（d）　　　　　　　　　　　　　　　　（e）

图13-2-2　人感染H7N9禽流感肺炎影像学表现

2013年12月30日患者无明显诱因出现发热，（a）：2014年1月2日X线胸片检查；（b）～（o）：2014年1月4日CT复查；（b）～（j）CT肺窗示两上肺及左下肺大小片状磨玻璃影，以支气管束分布为主，右下肺见大片状实变影，内见支气管充气征，左下肺见小片状实变影。（k）肺纵隔窗示右下肺见不规则高密度实变影，未见胸腔积液；（l）～（o）冠状位重建，显示两肺磨玻璃影和实变影；（p）(q)2014年1月18日CT复查，两肺磨玻璃影及肺实变影基本吸收，CT肺窗（p）及冠状位重建（q）两肺见纤维索条影及片状实变影。

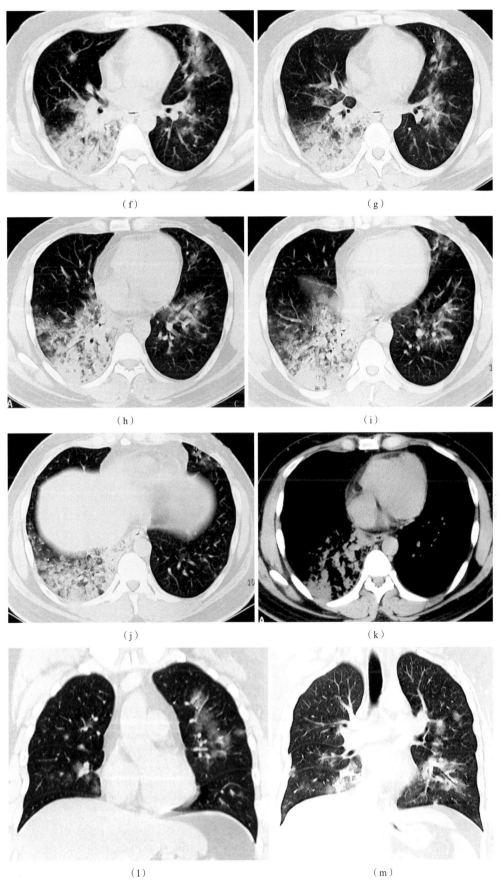

图 13-2-2 （续）

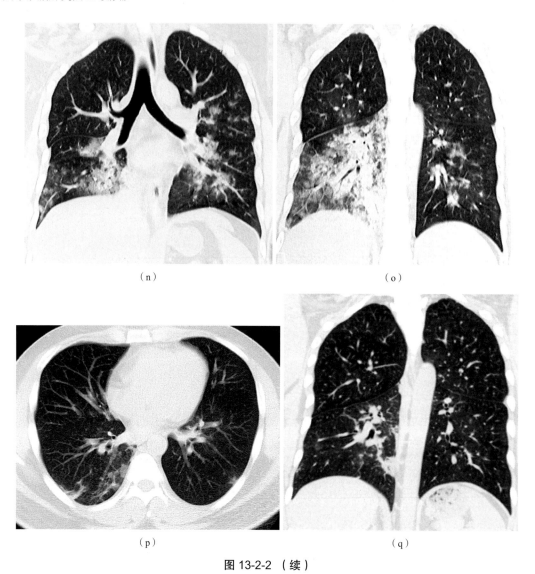

（n）　　　　　　　　　　　　　　　　（o）

（p）　　　　　　　　　　　　　　　　（q）

图 13-2-2　（续）

　　人感染 H7N9 禽流感肺炎主要表现为磨玻璃影和肺实变，但人感染 H7N9 禽流感肺炎的磨玻璃影主要分布以支气管束为主，与 MERS 的磨玻璃影以胸膜下分布为主有所不同。肺实变多位于两下肺叶，人感染 H7N9 禽流感肺炎与 MERS 两者差异性不大，影像学特征部分有重叠，鉴别有一定困难。

三、MERS 与肺孢子菌肺炎的鉴别

　　肺孢子菌肺炎（pneumocystis jiroveci pneumonia，PJP），旧称卡氏肺孢子菌肺炎，是 AIDS 患者最常见的机会性感染之一。肺孢子菌科通过内源性或外源性感染途径进入肺间质或肺泡腔内，引起弥漫性肺泡内浆液渗出并有泡沫样改变，融合实变的病灶，间质组织内有淋巴细胞和浆细胞，肺泡间隔增厚，病变多呈弥漫性分布，晚期可出现纤维化。患者主要的临床表现为进行性呼吸困难、发热、干咳和低氧血症，其他表现有寒战、胸痛、体重下降等。

　　肺孢子菌肺炎的影像学表现：①肺内磨玻璃影是最具特征的影像学表现，随病程进展可发展为磨玻璃影、弥散网织结节状影或者对称性网状影（图 13-2-3），病变多以肺门为中心，随着病程的发展，病灶从肺门向外带扩散，也可由下肺逐渐向上肺扩散，引起弥漫性病变呈斑片状、地图状改变，正常肺区与病变区交叉、融合。②由于肺泡与间质的炎症、纤维化导致肺组织的反复重构，可出现肺气囊

[图 13-2-4（a）]，多位于两肺上叶，少部分患者肺气囊可发生破裂引起气胸。③病变早期或进展期在胸膜下尚未受累的肺组织形成的新月形或弓形清晰区，表现为"月弓征"[图 13-2-4（b）]。

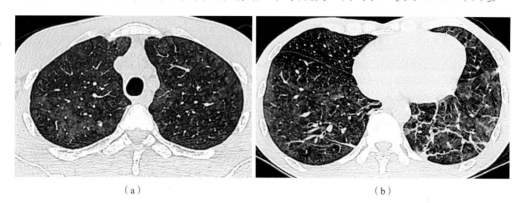

（a）　　　　　　　　　　　（b）

图 13-2-3　肺孢子菌肺炎影像学表现（一）

患者，男，38 岁，AIDS 患者，反复咯血 2 个月，加重伴胸痛 10 天。（a）（b）两肺弥漫性分布斑片状磨玻璃影，病灶融合成片，边缘不清，两肺下叶可见散在索条状密度增高影。

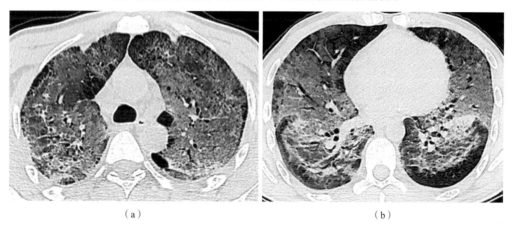

（a）　　　　　　　　　　　（b）

图 13-2-4　肺孢子菌肺炎影像学表现（二）

患者，男，42 岁，AIDS 患者，呼吸困难 14 天。（a）（b）两肺弥漫性分布磨玻璃影、网格状影，两肺上叶胸膜下散在肺气囊，两肺下叶病灶集中在近肺门处，胸膜下可见新月形清晰区。

　　肺孢子菌肺炎与 MERS 的比较：MERS 人群普遍易感，大多数患者发病前有疫区或与感染人员的接触史，临床表现主要以发热、干咳、乏力等上呼吸道症状为主；肺孢子菌肺炎很少感染免疫功能正常的人群，主要引起免疫缺陷患者、营养不良、继发于肿瘤性免疫损伤或器官移植患者的机会性感染，临床表现为进行性呼吸困难、发热、干咳和低氧血症。在影像学表现上，两者主要的改变均为磨玻璃影，MERS 病灶主要分布于两肺外带，早期病灶局限，随病程的进展可出现融合、实变；肺孢子菌肺炎以肺门为中心呈对称性分布，病变较弥漫。结合临床病史、患者的免疫状况及核酸检测等可鉴别。

（陆普选　卢亦波　龚良庚　何玉麟）

第三节　COVID-19 影像学鉴别诊断

一、COVID-19 与甲型 H3N2 流感鉴别

　　流行性感冒（简称"流感"）是由流感病毒引起的一种急性呼吸道传染病，引起人类感染的主要

是甲型及乙型流感病毒，其中甲型 H3N2 流感病毒亚型自 1968 年引起全球大流行以来，在人群中一直处于活跃态势，并不断引起新的流行。H3N2 病毒可以通过抗原漂移和抗原转换逃避宿主的免疫识别，一直是人群中引起季节性流行的一个主要甲型流感病毒亚型，其导致的流感暴发流行严重危害人类健康。患者的主要临床表现为发热（体温在 38℃ 以上）、咳嗽、咳痰及鼻塞、头晕、疲乏、咽痛、头痛、恶寒、气促、流涕、肌痛，可伴便秘、黄疸等消化道症状，多数患者的 X 线胸片和（或）胸部 CT 表现以间质性肺炎和小叶性肺炎为主，伴肺泡壁水肿，CT 表现以大片或小片状磨玻璃影、实变、小叶间隔增厚、网格状影、小叶中央结节、肺小叶中心性结节树芽征、空气潴留和纤维索条影等。甲型 H3N2 流感患者出现 X 线胸片或 CT 表现异常的比例明显低于其他流感患者。肺部听诊异常包括肺部干湿性啰音、捻发音及小水泡音等。

病例 1：患者，男，20 岁。发病 4 天前在疫区出差，受凉后出现发热，体温最高 38.6℃，有时伴畏寒、头痛、乏力、咳嗽、咳痰，黄色黏痰，量不多，不易咳出，食欲减退，无卡他症状，无咽痛，无肌肉酸痛，自行服用"复方氨酚烷胺、蒲地蓝"，以上症状略有改善，于就诊前 1 日返回，加用"阿司匹林、莲花清瘟胶囊（颗粒）"。急性病容，咽部充血红肿，双侧扁桃体Ⅰ度肿大。人血清样蛋白 A 297.80 mg/L，全血降钙素原 0.16 ng/mL，白细胞计数 14.57×10⁹/L，中性粒细胞计数 11.94×10⁹/L，淋巴细胞计数 1.82×10⁹/L。市疾控中心确认，患者咽拭子病原微生物检测为甲型 H3N2 流感病毒。影像表现见图 13-3-1。

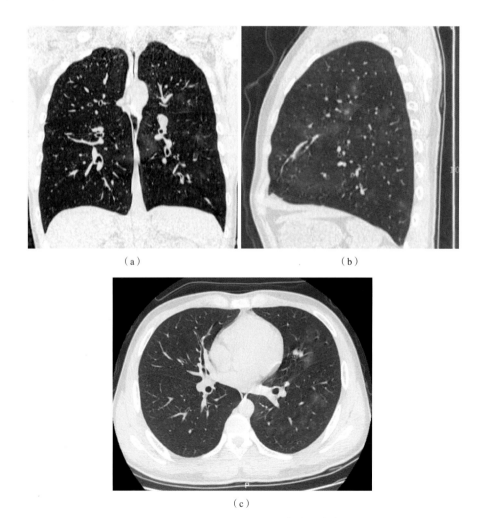

（a）　　　　　　　　　　　　　　　（b）

（c）

图 13-3-1　甲型 H3N2 流感患者的影像表现

（a）冠状位；（b）矢状位；（c）轴位示左肺多发小片状磨玻璃影。

二、COVID-19 与肺炎支原体肺炎鉴别

支原体是原核细胞微生物，无细胞壁，细胞器是核糖体，具有致病性，是儿童社区获得性肺炎的主要病原体。现在多认为支原体感染是由于病原体损伤呼吸道黏膜引发人体免疫应答，由于个体差异、免疫应答不同，造成肺炎支原体肺炎的 CT 表现多样化，但仍具有一定的特征性，其影像学表现与呼吸道病毒感染相似。肺炎支原体肺炎可表现为气管 – 支气管炎、毛细支气管炎、支气管肺炎和间质性肺炎，其典型的病理改变是支气管周围的淋巴细胞和浆细胞浸润，中性粒细胞和巨噬细胞聚集在支气管周围和管腔内。小儿肺炎支原体肺炎最常见的 X 线胸片影像表现为叶或段气腔实变，CT 多表现为小叶中心结节、磨玻璃影、实变等，支气管壁增厚，细支气管树芽征，肺门淋巴结肿大。成人肺炎支原体肺炎的 CT 特点主要为病变范围广泛，常累及多个肺叶，单侧或双侧的磨玻璃影及实变影，以两肺下叶多见，多呈小叶性分布。同时，患者的临床症状与 CT 改变不匹配，即临床症状明显好转或消失但肺部阴影吸收不明显。若无病原学检查，与大叶性肺炎难以鉴别。COVID-19 一般两肺受累，位于胸膜下，结合流行病学史，不难鉴别。

病例 2：患者，女，9 岁。发热、咳嗽 5 天入院，院外输液治疗 4 天，效果欠佳，体温 38.8℃。右肺呼吸音略低，可闻及少许小水泡音。肺炎支原体 DNA 定量测定阳性，肺炎支原体抗体阳性，肺炎衣原体抗体阳性，肺炎支原体抗体 1∶40，人血清样蛋白 A 236.34 mg/L，C 反应蛋白 201.45 mg/L，红细胞沉降率 34.00 mm/h，白细胞计数 $10.38×10^9$/L，淋巴细胞计数 $2.27×10^9$/L。呼吸道合胞病毒抗体、腺病毒抗体、流感病毒 A 型抗体、流感病毒 B 型抗体、副流感病毒抗体、嗜肺军团菌抗体均阴性。痰涂片：白细胞（＋＋＋），未见细菌。影像表现见图 13-3-2。

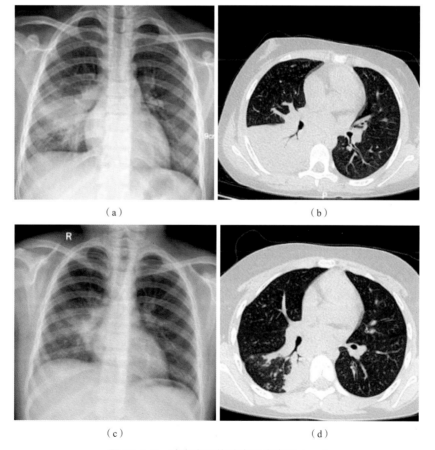

（a）　　　　　　　　　　　　　　　（b）

（c）　　　　　　　　　　　　　　　（d）

图 13-3-2　肺炎支原体肺炎影像表现（一）

（a）发病后 1 天 X 线胸片；（b）发病后 6 天 CT；（c）发病后 11 天 X 线胸片；（d）发病后 18 天 CT，右肺下叶片状高密度影，经抗感染治疗后病变范围缩小。

病例3：患者，男，5岁。咳嗽1周，发热6天入院，体温37.9℃，两肺呼吸音粗。肺炎支原体抗体1：640。白细胞计数 $9.90 \times 10^9/L$，淋巴细胞计数 $2.46 \times 10^9/L$。影像表现见图13-3-3。

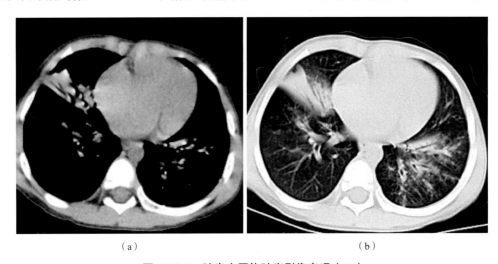

（a）　　　　　　　　　　　　　　　（b）

图 13-3-3　肺炎支原体肺炎影像表现（二）

（a）纵隔窗；（b）肺窗示右肺中叶、左肺下叶片状高密度影。

三、COVID-19 与真菌性肺炎的鉴别

肺曲霉菌感染是少见的肺部感染性疾病，由于白血病化疗中激素和抗癌药物的应用，肺曲霉菌感染的发病率呈增高趋势。影像学表现为肺的中下部有散在的片状、结节状或团片状阴影。亦可形成空洞，病变可为单侧或双侧，部分病例可在患侧有少量反应性胸腔积液。

病例4：患者，女，59岁。急性淋巴细胞白血病化疗中，患者反复胸闷、憋气，伴后背部胀感，小便后明显，发热，最高体温38.9℃。白细胞计数 $0.20 \times 10^9/L$，淋巴细胞计数 $0.17 \times 10^9/L$。曲霉菌半乳甘露聚糖阳性。影像表现见图13-3-4。本例患者影像学表现为双肺下叶多发片状影合并胸腔积液，结合病史，不难与COVID-19进行鉴别。

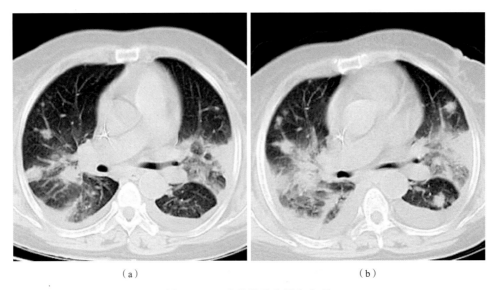

（a）　　　　　　　　　　　　　　　（b）

图 13-3-4　真菌性肺炎影像表现

（a）发病后1天；（b）发病后6天；（c）发病后14天；（d）发病后3个月 CT 肺窗，双侧胸腔积液、两肺下叶多发片状高密度影，经伏立康唑联合卡泊芬净抗真菌治疗后病变吸收好转。

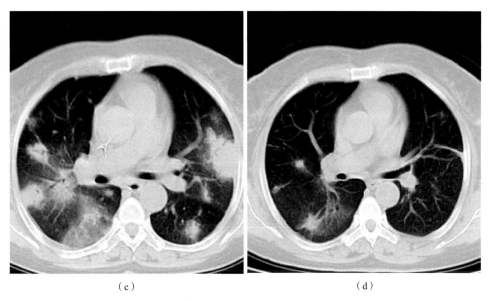

（c）　　　　　　　　　　　（d）

图 13-3-4 （续）

四、COVID-19 与狼疮性肺炎的鉴别

　　系统性红斑狼疮多发生于女性，引起肺部浸润可造成狼疮性肺炎，临床并不多见，发病率为
5%～12%。狼疮性肺炎属于胶原血管疾病及自身免疫性疾病关联的间质性肺炎，胸部可见两肺弥漫性
肺泡浸润，肺底尤为明显。

　　病例 5：患者，男，36 岁。胸痛、喘憋 3 天就诊，双肺呼吸音粗。狼疮相关抗体阳性。红细胞
沉降率 38 mm/h，白细胞计数 5.35×10^9/L，淋巴细胞计数 1.02×10^9/L。影像表现见图 13-3-5。本例
患者为男性，临床较少见，但其影像学表现较典型。结合临床资料、流行病学及实验室检查结果，与
COVID-19 不难鉴别。

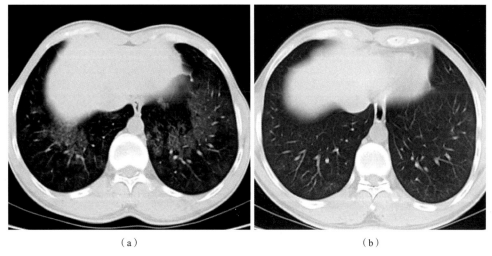

（a）　　　　　　　　　　　（b）

图 13-3-5 狼疮性肺炎影像表现

（a）发病后 3 天 CT 肺窗；（b）发病后 1 个月 CT 肺窗，双肺下叶多发片状高密度影，治疗后病变基本吸收。

五、COVID-19 与心衰肺水肿合并肺感染的鉴别

肺水肿是由于心衰等原因使肺内组织间液的生成大于回流，而肺间质内液体积聚过多伴（或不伴）溢入肺泡腔的病理过程。

病例 6：患者，男，22 岁。咳嗽、憋气、恶心、呕吐 3 天就诊，体温 36.3℃。两肺呼吸音粗，可闻及干湿性啰音，心音低。白细胞计数 $12.28 \times 10^9/L$，淋巴细胞计数 $1.51 \times 10^9/L$，C 反应蛋白 24.10 mg/L。咽拭子 SARS-CoV-2 核酸检测阴性。呼吸道病原体谱均为阴性。心肌酶谱：谷草转氨酶 41 U/L，肌酸激酶 43 U/L，乳酸脱氢酶 371 U/L，羟丁酸脱氢酶 257 U/L。影像表现见图 13-3-6。本例患者肺水肿合并肺感染，结合病史、SARS-CoV-2 核酸检测，可以鉴别。

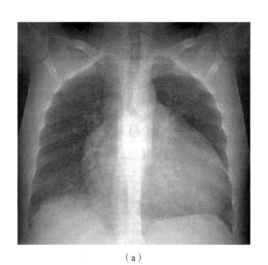

（a）

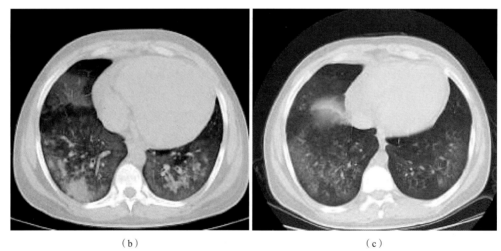

（b）　　　　　　　　　　　　　（c）

图 13-3-6　心衰肺水肿合并肺感染影像表现

（a）（b）发病后 3 天定位像示心影明显增大，双肺下叶可见大片状磨玻璃影及小片状高密度影；（c）发病后 6 天 CT 肺窗；（d）发病后 16 天；（e）发病后 25 天，经吸氧、抗感染、化痰、平喘、强心利尿抗心衰、抗凝、营养心肌等综合治疗后吸收好转。

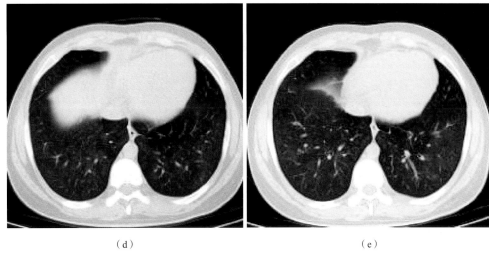

（d）　　　　　　　　　　　（e）

图 13-3-6　（续）

（吕哲昊　乔国庆　龚良庚　郑秋婷）

参 考 文 献

［1］ CHAN K S, ZHENG J P, MOK Y W, et al. SARS: prognosis, outcome and sequelae [J]. Respirology, 2003, 8 (Suppl): 36-40.

［2］ HUI DS, JOYNT G M, WONG K T, et al. Impact of severe acute respiratory syndrome (SARS)on pulmonary function, functional capacity and quality of life in a cohort of survivors [J]. Thorax, 2005, 60 (5): 401-409.

［3］ VENKATARAMAN T, COLEMAN C M, FRIEMAN M B. Overactive epidermal growth factor receptor signaling leads to increased fibrosis after severe acute respiratory syndrome coronavirus infection [J]. J Virol, 2017, 91 (12): 00182-17.

［4］ 陆普选, 杨根东, 刘锦清, 等. 艾滋病并发卡氏肺孢子虫肺炎的 X 线和 CT 诊断 [J]. 中国医学影像学杂志, 2003, 11 (3): 166-168.

［5］ 周伯平, 唐小平, 陆普选. 传染性非典型肺炎 [M]. 北京: 人民卫生出版社, 2004: 128-188.

［6］ 陆普选, 周伯平. 新发传染病临床影像诊断 [M]. 北京: 人民卫生出版社, 2013: 37-48.

［7］ LU P X, ZHU B P. Diagnostic imaging of emerging infectious diseases [M]. Berlin: Springer, 2015: 5-28.

［8］ LU P X, ZHOU B P, CHEN X C, et al. Chest X-ray imaging of patients with SARS [J]. Chinese Medical Journal, 2003, 116 (7): 972-975.

［9］ 陆普选, 杨桂林, 余卫业, 等. SARS 患者合并肺纤维化的影像学随访 [J]. 中国医学影像技术, 2004, 20 (12): 1901-1903.

［10］ 陆普选. 全球首发于中国的人禽流感流行病学与临床影像学特点 [J]. 新发传染病电子杂志, 2017, 2 (2): 124-126.

［11］ 邓莹莹, 黄华, 袁静, 等. 人感染 H7N9 禽流感病毒性肺炎临床影像学诊断及疗效评价 [J]. 新发传染病电子杂志, 2017, 2 (1): 46-49.

［12］ 施睿峰, 施纯子, 马倩, 等. 临床影像学在人感染 H7N9 禽流感诊治中的价值 [J]. 新发传染病电子杂志, 2016, 1 (1): 50-52.

［13］ 李晶晶, 曾政, 陆普选, 等. 人感染 H7N9 禽流感病毒性肺炎影像学随访研究 [J]. 放射学实践, 2016, 31 (3): 228-231.

［14］ 陆普选, 曾政, 郑斐群, 等. 人感染 H7N9 禽流感病毒性重症肺炎的影像学表现及动态变化特点 [J]. 放射学实践, 2014, 29 (7): 740-744.

［15］ 黄湘荣, 曾政, 陆普选, 等. 12 例人感染 H7N9 禽流感病毒性肺炎的临床影像学分析 [J]. 中国 CT 和 MRI 杂志, 2014, 12 (2): 8-11.

［16］ 丘金铭, 吴仁华. 肺孢子菌肺炎的影像学表现 [J]. 新发传染病电子杂志, 2019, 4 (4): 235-239.

［17］ CATHERINOT E, LANTERNIER F, BOUGNOUX M, et al. Pneumocystis jirovecii pneumonia[J]. Infect Dis Clin North

Am, 2010, 24 (1): 107-138.

［18］李健健, 杨绍敏. 艾滋病合并卡氏肺孢子菌肺炎的诊断方法研究进展 [J]. 中国真菌学杂志, 2009, 4 (3): 186-188.

［19］中华医学会热带病与寄生虫学分会艾滋病学组. 艾滋病合并侵袭性真菌病诊治专家共识 [J]. 中华传染病杂志, 2019, 37 (10): 581-593.

［20］HARDAK E, BROOK O, YIGLA M. Radiological features of pneumocystis jirovecii pneumonia in immune compromised patients with and without AIDS [J]. Lung, 2010, 188 (2): 159-163.

［21］LAN B W, LU P X, ZENG Y J, et al. Clinical imaging research of the fifirst Middle East respiratory syndrome in China [J]. Radiology of Infectious Diseases, 2015 (2): 173-176.

［22］舒跃龙. 中国流行性感冒防控面临的问题与挑战 [J]. 中华预防医学杂志, 2013, 47 (5): 391-393.

［23］KORSUN N, ANGELOVA S, TRIFONOVA I, et al. Predominance of influenza A (H3N2)viruses during the 2016, 2017 season in Bulgaria [J]. J Med Microbiol, 2018, 67 (2): 228-239.

［24］颜琴书, 钟金树, 周华, 等. H3N2 甲型流感 245 例临床特点及流行病学特征分析 [J]. 中华结核和呼吸杂志, 2019, 42 (7): 510-514.

［25］金咸瑢, 张珍祥, 王迪浔. 实用呼吸系统病理生理学 [M]. 武汉: 华中科技大学出版社, 2007.

［26］何悦明, 刘春灵, 郑爽爽, 等. 小儿肺炎支原体肺炎数字 X 线胸片影像诊断 [J]. 放射学实践, 2015, 30 (1): 75-77.

［27］LYV Z, CHEN T T, MAO L, et al. The chest CT imaging characteristics of mycoplasma pneumoniae with different age groups of children [J]. Radiology of Infectious Diseases, 2017, 4(4): 150-156.

［28］GONG L, ZHANG C L, ZHEN Q. Analysis of clinical value of CT in the diagnosis of pediatric pneumonia and mycoplasma pneumonia [J]. Exp Ther Med, 2016, 11 (4): 1271-1274.

［29］ZHAO D, CHEN H, YANG Q, DENG L. Value of clinical signs in the identification of Mycoplasma pneumonia in community acquired pneumonia in children [J]. Zhonghua Er Ke Za Zhi, 2016, 54 (2): 104-110.

［30］曲丹, 林琳, 李胜岐. 成人肺炎支原体肺炎的 CT 影像特点 [J]. 中国医学影像技术, 2010, 26 (2): 269-271.

［31］黄进, 郭应军, 刘八一, 等. 哮喘持续状态并曲霉菌肺感染临床分析 [J]. 广西医学, 2005, 27 (10): 1572-1573.

［32］邱晨, 陆普选, 吴诗品. 肺曲霉病临床诊治评析 [M]. 北京: 人民卫生出版社, 2017.

［33］QIU C, LU P X, WU S P. Pulmonary aspergillosis: diagnosis and cases [M]. Berlin: Springer, 2019.

［34］俞婉珍. 系统性红斑狼疮的肺部表现 [J]. 临床肺科杂志, 2000, 5 (1): 17-20.

［35］郑广平, 张倩倩, 谭卫国, 等. 非活动性肺结核合并肺曲霉菌感染的临床影像分析 [J]. 新发传染病电子杂志, 2018, 3(1): 34-36.

［36］窦艳云, 黄葵, 蓝珂, 等. 艾滋病合并细菌性肺炎的影像及临床特点分析 [J]. 新发传染病电子杂志, 2019, 4(1): 20-23.

第十四章 诊断与治疗

第一节 诊 断 标 准

一、COVID-19 诊断标准

（一）疑似病例

结合下述流行病学史和临床表现综合分析，有流行病学史中的任何 1 条，且符合临床表现中任意 2 条。

无明确流行病学史的，符合临床表现中任意 2 条，同时 SARS-CoV-2 特异性 IgM 抗体阳性，或符合临床表现中的 3 条。

1. 流行病学史

（1）发病前 14 天内有病例报告社区的旅行史或居住史；

（2）发病前 14 天内与 SARS-CoV-2 感染的患者或无症状感染者有接触史；

（3）发病前 14 天内曾接触过来自有病例报告社区的发热或有呼吸道症状的患者；

（4）聚集性发病［2 周内在小范围如家庭、办公室、学校班级等场所，出现 2 例及以上发热和（或）呼吸道症状的病例］。

2. 临床表现

（1）发热和（或）呼吸道症状等 COVID-19 相关临床表现；

（2）具有上述 COVID-19 影像学特征；

（3）发病早期白细胞计数正常或降低，淋巴细胞计数正常或降低。

（二）确诊病例

疑似病例同时具备以下病原学或血清学证据之一者：

（1）实时荧光 RT-PCR 检测 SARS-CoV-2 核酸阳性；

（2）病毒基因测序，与已知的 SARS-CoV-2 高度同源；

（3）SARS-CoV-2 特异性 IgM 抗体和 IgG 抗体阳性；

（4）SARS-CoV-2 特异性 IgG 抗体由阴性转为阳性或恢复期 IgG 抗体滴度较急性期呈 4 倍及以上升高。

二、SARS 诊断标准

结合流行病学史、临床症状和体征、一般实验室检查、肺部 X 线影像变化，配合 SARS 病原学检测阳性，排除其他表现类似的疾病，可以做出 SARS 的诊断。

具有临床症状和出现肺部 X 线影像改变，是诊断 SARS 的基本条件。

流行病学方面有明确支持证据和能够排除其他疾病，是能够做出临床诊断的最重要的支持依据。对于就诊时未能追及明确流行病学依据者，就诊后应继续进行严密的流行病学追访。动态观察病情演变（症状，氧合状况，肺部 X 线影像）、抗菌药物治疗效果和 SARS 特异性病原学检测结果，对于诊断具有重要意义。

临床医生应根据以下标准尽快对有关人员进行甄别分类，并及时进行相应处置。

1. 医学隔离观察者

无 SARS 临床表现但近 2 周内曾与 SARS 患者或 SARS 疑似患者接触者，列为医学隔离观察者，应接受医学隔离观察。

2. 疑似病例

对于缺乏明确流行病学依据，但具备其他 SARS 支持证据者，可以作为疑似病例，需进一步进行流行病学追访，并安排病原学检查以求印证。对于有流行病学依据，有临床症状，但尚无肺部 X 线影像学变化者，也应作为疑似病例。对此类病例，需动态复查 X 线胸片或胸部 CT，一旦肺部病变出现，在排除其他疾病的前提下，可以做出临床诊断。

3. 临床诊断和确定诊断

对于有 SARS 流行病学依据、相应临床表现和肺部 X 线影像改变，并能排除其他疾病诊断者，可以做出 SARS 临床诊断。在临床诊断的基础上，若分泌物 SARS-CoV RNA 检测阳性，或血清（或血浆）SARS-CoV 特异性抗原 N 蛋白检测阳性，或血清 SARS-CoV 抗体阳转，或抗体滴度升高≥4 倍，则可做出确定诊断。

4. 重症 SARS 的诊断标准

具备以下 3 项之中的任何一项，均可以诊断为重症 SARS。

（1）呼吸困难，成人休息状态下 RR≥30 次 / 分，且伴有下列情况之一：

① X 线胸片显示多叶病变或病灶总面积在正位胸片上占双肺总面积的 1/3 以上；

② 病情进展，48 小时内病灶面积增大超过 50%，且在正位胸片上占两肺总面积的 1/4 以上。

（2）出现低氧血症，氧合指数低于 300 mmHg（1 mmHg＝0.133 kPa）。

（3）出现休克或 MODS。

三、MERS 诊断标准

1. 疑似病例

患者符合流行病学史和临床表现，但尚无实验室确认依据。

（1）流行病学史：发病前 14 天内有中东地区或疫情暴发地区旅游或居住史；或与疑似 / 临床诊断 / 确诊病例有密切接触史。

（2）临床表现：难以用其他病原感染解释的发热，伴呼吸道症状。

2. 临床诊断病例

（1）满足疑似病例标准，仅有实验室阳性筛查结果（如仅呈单靶标 PCR 或单份血清抗体阳性）的患者。

（2）满足疑似病例标准，因仅有单份采集或处理不当的标本而导致实验室检测结果阴性或无法判断结果的患者。

3. 确诊病例

具备下述 4 项之一，可确诊为 MERS 实验室确诊病例：

（1）至少双靶标 PCR 检测阳性。

（2）单个靶标 PCR 阳性产物，经基因测序确认。

（3）从呼吸道标本中分离出 MERS-CoV。

（4）恢复期血清中 MERS-CoV 抗体较急性期血清抗体水平阳转或呈 4 倍以上升高。

（张立娜）

第二节　治疗原则

一、根据病情确定治疗场所

（1）疑似及确诊病例应在具备有效隔离条件和防护条件的定点医院隔离治疗，疑似病例应单人单间隔离治疗，确诊病例可多人收治在同一病室。

（2）危重型病例应当尽早收入重症监护室治疗。

（3）重型、危重型病例在治疗的基础上，积极防治并发症，治疗基础疾病，预防继发感染，及时进行器官功能支持。

二、SARS 治疗原则

虽然 SARS 的致病原已经基本明确，但发病机制仍不清楚，目前尚缺少针对病因的治疗。基于上述认识，临床上应以对症支持治疗和针对并发症的治疗为主。应避免盲目应用药物治疗，尤其应避免多种药物（如抗生素、抗病毒药、免疫调节剂、糖皮质激素等）长期、大剂量地联合应用。

三、MERS 治疗原则

根据病情严重程度评估确定治疗场所：疑似、临床诊断和确诊病例应在具备有效隔离和防护条件的医院隔离治疗；危重病例应尽早入重症监护室治疗。转运过程中严格采取隔离防护措施。

（张立娜　马迎民）

第三节　一般治疗与支持治疗

一、一般治疗

（1）卧床休息，加强支持治疗，保证充分能量摄入；注意水、电解质平衡，维持内环境稳定；密切监测生命体征、指氧饱和度等。

（2）根据病情监测血常规、尿常规、C 反应蛋白、生化指标（肝酶、心肌酶、肾功能等）、凝血功能、动脉血气分析、胸部影像等。有条件者可行细胞因子检测。

（3）及时给予有效氧疗措施，包括鼻导管、面罩给氧和经鼻高流量氧疗。有条件者可采用氢氧混合吸入气（H_2/O_2：66.6 /33.3）治疗。

（4）抗菌药物治疗：避免盲目或不恰当地使用抗菌药物，尤其是联合使用广谱抗菌药物。

二、支持治疗

1. 呼吸支持

（1）鼻导管或面罩吸氧：PaO_2/FiO_2 低于 300 mmHg 的重型患者均应立即给予氧疗。接受鼻导管或面罩吸氧后，短时间（1～2 小时）密切观察，若呼吸窘迫和（或）低氧血症无改善，应使用经鼻高流量氧疗（high-flow nasal cannula oxygen therapy，HFNC）或无创机械通气（non-invasive mechanical ventilation，NIV）。

（2）经鼻高流量氧疗或无创通气：PaO_2/FiO_2 低于 200 mmHg 应给予 HFNC 或 NIV。接受 HFNC 或 NIV 的患者，无禁忌证的情况下，建议同时实施俯卧位通气，即清醒俯卧位通气，俯卧位治疗时间应大于 12 小时。

部分患者使用 HFNC 或 NIV 治疗的失败风险高，需要密切观察患者的症状和体征。若短时间（1～2 小时）治疗后病情无改善，特别是接受俯卧位治疗后，低氧血症仍无改善，或呼吸频数、潮气量过大或吸气努力过强等，往往提示 HFNC 或 NIV 治疗效果不佳，应及时进行有创机械通气治疗。

（3）有创机械通气：一般情况下，PaO_2/FiO_2 低于 150 mmHg，应考虑气管插管，实施有创机械通气。但鉴于重症 COVID-19 患者低氧血症的临床表现不典型，不应单纯把 PaO_2/FiO_2 是否达标作为气管插管和有创机械通气的指征，而应结合患者的临床表现和器官功能情况实时进行评估。值得注意的是，延误气管插管带来的危害可能更大。

早期恰当的有创机械通气治疗是危重型患者重要的治疗手段。实施肺保护性机械通气策略，对于中、重度急性呼吸窘迫综合征患者，或有创机械通气 FiO_2 高于 50% 时，可采用肺复张治疗。并根据肺复张的反应性，决定是否反复实施肺复张手法。应注意部分 COVID-19 患者肺可复张性较差，应避免过高的呼吸末正压通气（positive end expiratory pressure，PEEP）导致气压伤。

（4）气道管理：加强气道湿化，建议采用主动加热湿化器，条件允许可以使用环路加热导丝保证湿化效果；建议使用密闭式吸痰，必要时气管镜吸痰；积极进行气道廓清治疗，如振动排痰、高频胸廓振荡、体位引流等；在氧合及血流动力学稳定的情况下，尽早开展被动及主动活动，促进痰液引流及肺康复。

（5）体外膜氧合（extracorporeal membrane oxygenation，ECMO）：ECMO 启动时机，在最优的机械通气条件下（$FiO_2 \geqslant 80\%$，潮气量为 6 mL/kg 理想体重，$PEEP \geqslant 5$ cmH_2O，无禁忌证），且保护性通气和俯卧位通气效果不佳，并符合以下情况之一时，应尽早考虑评估实施 ECMO：①$PaO_2/FiO_2 < 50$ mmHg 超过 3 小时；②$PaO_2/FiO_2 < 80$ mmHg 超过 6 小时；③动脉血 pH<7.25，且 $PaCO_2 > 60$ mmHg 超过 6 小时，且 RR>35 次/分；④RR>35 次/分时，动脉血 pH<7.2 且平台压>30 cmH_2O；⑤合并心源性休克或者心脏骤停。

符合 ECMO 指征，且无禁忌证的危重型患者，应尽早启动 ECMO 治疗，若延误时机，则可能导致患者预后不良。

ECMO 模式选择，仅需呼吸支持时选用静脉－静脉方式 ECMO（VV-ECMO），是最为常用的方式；需呼吸和循环同时支持则选用静脉－动脉方式 ECMO（VA-ECMO）；VA-ECMO 出现头臂部缺氧时可采用 VAV-ECMO 模式。实施 ECMO 后，严格实施肺保护性肺通气策略。推荐初始设置：潮气量<4～6 mL/kg 理想体重，平台压≤25 cmH₂O，驱动压<15 cmH₂O，PEEP 为 5～15 cmH₂O，RR 为 4～10 次 / 分，FiO₂<50%。对于氧合功能难以维持或吸气努力过强、双肺重力依赖区实变明显，或需积极气道分泌物引流的患者，可联合俯卧位通气。

儿童心肺代偿能力较成人弱，对缺氧更为敏感，需要应用比成人更积极的氧疗和通气支持策略，指征应适当放宽。

2. 循环支持

危重型患者可合并休克，应在充分液体复苏的基础上，合理使用血管活性药物，密切监测患者血压、心率和尿量的变化，以及乳酸和碱剩余。必要时进行血流动力学监测，指导输液和血管活性药物使用，改善组织灌注。

3. 抗凝治疗

重型或危重型患者合并血栓栓塞风险较高。对无抗凝禁忌证，同时 D- 二聚体明显增高者，建议预防性使用抗凝药物。发生血栓栓塞事件时，按照相应指南进行抗凝治疗。

4. 急性肾损伤和肾替代治疗

危重型患者可合并急性肾损伤，应积极寻找病因，如低灌注和药物等因素。在积极纠正病因的同时，注意维持水、电解质、酸碱平衡。连续性肾替代治疗的指征包括：①高钾血症；②严重酸中毒；③利尿剂无效的肺水肿或水负荷过多。

5. 血液净化治疗

血液净化系统包括血浆置换、吸附、灌流、血液 / 血浆滤过等，能清除炎症因子，阻断"细胞因子风暴"，从而减轻炎症反应对机体的损伤，可用于重型、危重型患者细胞因子风暴早、中期的救治。

6. 儿童多系统炎症综合征

治疗原则是多学科合作，尽早抗炎、纠正休克和出凝血功能障碍、脏器功能支持，必要时抗感染治疗。有典型或不典型川崎病表现者，与川崎病经典治疗方案相似。以静脉用丙种球蛋白、糖皮质激素及口服阿司匹林等治疗为主。

7. 其他治疗措施

可考虑使用血必净治疗；可使用肠道微生态调节剂，维持肠道微生态平衡，预防继发细菌感染；儿童重型、危重型病例可酌情考虑使用静脉用丙种球蛋白。

妊娠合并重型或危重型患者应积极终止妊娠，剖宫产为首选。患者常存在焦虑、恐惧情绪，应当加强心理疏导，必要时辅以药物治疗。

三、SARS 的治疗

（一）一般治疗与病情监测

患者卧床休息，注意维持水、电解质平衡，避免用力和剧烈咳嗽。密切观察病情变化（很多患者在发病后的 2～3 周内都可能属于进展期）。一般早期给予持续鼻导管吸氧（吸氧浓度一般为 13 L/min）。

根据病情需要，每天定时或持续监测脉搏容积血氧饱和度。定期复查血常规、尿常规、血电解质、肝肾功能、心肌酶谱、T 淋巴细胞亚群（有条件时）和 X 线胸片等。

（二）对症治疗

（1）体温高于 38.5℃，或全身酸痛明显者，可使用解热镇痛药。高热者给予冰敷、酒精擦浴、降温毯等物理降温措施。儿童禁用水杨酸类解热镇痛药。

（2）咳嗽、咳痰者可给予镇咳、祛痰药。

（3）有心、肝、肾等器官功能损害者，应采取相应治疗。

（4）腹泻患者应注意补液及纠正水、电解质失衡。

（三）糖皮质激素的使用

应用糖皮质激素的目的在于抑制异常的免疫病理反应，减轻严重的全身炎症反应状态，防止或减轻后期的肺纤维化。具备以下指征之一时可考虑应用糖皮质激素：①有严重的中毒症状，持续高热不退，经对症治疗 5 天以上最高体温仍超过 39℃；② X 线胸片显示多发或大片阴影，进展迅速，48 小时之内病灶面积增大＞50% 且在正位胸片上占两肺总面积的 1/4 以上；③达到急性肺损伤或 ARDS 的诊断标准。

（四）抗病毒治疗

目前尚未发现针对 SARS-CoV 的特异性药物。临床回顾性分析资料显示，利巴韦林等常用抗病毒药对 SARS 无效。蛋白酶抑制剂类药物洛匹那韦 / 利托那韦的疗效尚待验证。

（五）免疫治疗

胸腺素、干扰素、静脉用丙种球蛋白等非特异性免疫增强剂对 SARS 的疗效尚未肯定，不推荐常规使用。SARS 恢复期血清的临床疗效尚未被证实，对诊断明确的高危患者，可在严密观察下试用。

（六）抗菌药物的使用

抗菌药物的应用目的主要有两个：一是用于对疑似患者的试验治疗，以帮助鉴别诊断；二是用于治疗和控制继发细菌、真菌感染。

（七）心理治疗

对疑似病例，应合理安排收住条件，减少患者担心院内交叉感染的压力；对确诊病例，应加强关心与解释，引导患者加深对本病的自限性和可治愈性的认识。

（八）重症 SARS 的治疗原则

尽管多数 SARS 患者的病情可以自然缓解，但大约有 30% 的病例属于重症病例，其中部分可能进展至急性肺损伤或 ARDS，甚至死亡。因此，对重症患者必须严密动态观察，加强监护，及时给予呼吸支持，合理使用糖皮质激素，加强营养支持和器官功能保护，注意水、电解质和酸碱平衡，预防和治疗继发感染，及时处理合并症。

1. 一般治疗与病情监测

一般治疗及病情监测与非重症患者基本相同，但重症患者还应加强对生命体征、出入液量、心电图及血糖的监测。当血糖高于正常水平时，可应用胰岛素将其控制在正常范围，可能有助于减少并发症。

2. 呼吸支持治疗

对重症 SARS 患者应该经常监测 SpO_2 的变化。活动后 SpO_2 下降是呼吸衰竭的早期表现，应该给予及时的处理。

（1）氧疗：对于重症病例，即使在休息状态下无缺氧的表现，也应给予持续鼻导管吸氧。有低氧血症者，通常需要吸入较高氧流量，使 SpO_2 维持在 93% 或以上，必要时可选用面罩吸氧。应尽量避免脱离氧疗的活动（如上洗手间、医疗检查等）。若吸氧流量≥5 L/min(或吸入氧浓度≥40%）条件下，

$SpO_2 < 93\%$，或经充分氧疗后，SpO_2 虽能维持在 93% 或以上，但呼吸频率仍在 30 次 / 分或以上，呼吸负荷仍保持在较高的水平，均应及时考虑无创正压通气。

（2）无创正压通气（non-invasive positive ventilation，NIPV）：NIPV 可以改善呼吸困难的症状，改善肺的氧合功能，有利于患者度过危险期，有可能减少有创通气的应用。应用指征为：① RR > 30 次 / 分；②吸氧 5 L/min 条件下，$SpO_2 < 93\%$。禁忌证：①有危及生命的情况，需要紧急气管插管；意识障碍；②呕吐、上消化道出血；③气道分泌物多和排痰能力障碍；④不能配合 NIPV 治疗；⑤血流动力学不稳定和有多器官功能损害。

NIPV 常用的模式和相应参数如下：①持续气道正压通气（continuous positive airway pressure，CPAP），常用压力水平一般为 $4 \sim 10$ cmH$_2$O（1 cmH$_2$O = 0.098 kPa）；②压力支持通气（pressure support ventilation，PSV）+ PEEP，PEEP 水平一般为 $4 \sim 10$ cmH$_2$O，吸气压力水平一般为 $10 \sim 18$ cmH$_2$O。FiO$_2 < 0.6$ 时，应维持 PaO$_2 \geqslant 70$ mmHg，或 $SpO_2 \geqslant 93\%$。

应用 NIPV 时应注意以下事项：选择合适的密封的鼻面罩或口鼻面罩；全天持续应用（包括睡眠时），间歇应短于 30 分钟。开始应用时，压力水平从低压（如 4 cmH$_2$O）开始，逐渐增加到预定的压力水平；咳嗽剧烈时应考虑暂时断开呼吸机管道，以避免气压伤的发生；若应用 NIPV 2 小时仍没达到预期效果（$SpO_2 \geqslant 93\%$，气促改善），可考虑改为有创通气。

（3）有创正压通气：对 SARS 患者实施有创正压通气的指征为：①使用 NIPV 治疗不耐受，或呼吸困难无改善，氧合功能改善不满意，PaO$_2 < 70$ mmHg，并显示病情恶化趋势；②有危及生命的临床表现或多器官功能衰竭，需要紧急进行气管插管抢救。

人工气道建立的途径和方法应该根据每个医院的经验和患者的具体情况来选择。为了缩短操作时间，减少有关医务人员交叉感染的机会，在严格防护情况下可采用经口气管插管或纤维支气管镜诱导经鼻插管。气管切开只有在已经先行建立其他人工气道后方可进行，以策安全。

实施有创正压通气的具体通气模式可根据医院设备及临床医生的经验来选择。一般可选用压力限制的通气模式。比如，早期可选择压力调节容积控制通气（pressure-regulated volume control ventilation，PRVCV）+ PEEP、压力控制（pressure control，PC）或容积控制（volume control，VC）+ PEEP，好转后可改为同步间歇指令通气（synchronized intermittent mandatory ventilation，SIMV）+ PSV + PEEP，脱机前可用 PSV + PEEP。

通气参数应根据"肺保护性通气策略"的原则来设置：①应用小潮气量（$6 \sim 8$ mL/kg），适当增加通气频率，限制吸气平台压 < 35 cmH$_2$O；②加用适当的 PEEP，保持肺泡的开放，让萎陷的肺泡复张，避免肺泡在潮气呼吸时反复关闭和开放引起的牵拉损伤。治疗性 PEEP 的范围是 $5 \sim 20$ cmH$_2$O，平均为 10 cmH$_2$O 左右。同时应注意 PEEP 升高对循环系统的影响。

在通气的过程中，对呼吸不协调及焦虑的患者应予充分镇静，必要时予肌松药，以防止氧合功能下降。下列镇静药可供选用：①马来酸咪达唑仑（midazolam maleate），先予 $3 \sim 5$ mg 静脉注射，再予 $0.05 \sim 0.20$ mg/（kg·h）维持；②丙泊酚（propofol），先予 1 mg/kg 静脉注射，再予 $1 \sim 4$ mg/（kg·h）维持。在此基础上可根据需要间歇使用吗啡类药物，必要时加用肌松药。肌松药可选维库溴铵（vecuronium bromide）4 mg，静脉注射，必要时可重复使用。

3. 糖皮质激素的应用

对于重症且达到急性肺损伤标准的病例，应该及时规律地使用糖皮质激素，以减轻肺的渗出、损伤和后期的肺纤维化，并改善肺的氧合功能。目前多数医院使用的成人剂量相当于甲泼尼龙每天 $80 \sim 320$ mg，具体可根据病情及个体差异来调整。少数危重患者可考虑短期（$3 \sim 5$ 天）甲泼尼龙冲击疗法（每天 500 mg）。待病情缓解或 X 线胸片显示病变有吸收后逐渐减量停用，一般可选择每 $3 \sim 5$ 天减量 1/3。

4. 临床营养支持

由于大部分重症患者存在营养不良，因此早期应鼓励进食易消化的食物。当病情恶化不能正常进食时，应及时给予临床营养支持，采用肠内营养与肠外营养相结合的方法，非蛋白热量 105～126 kJ（25～30 kcal）/（kg·d），适当增加脂肪的比例，以减轻肺的负荷。中/长链混合脂肪乳剂对肝功能及免疫功能的影响小。蛋白质的入量为 1.0～1.5 g/（kg·d），过多对肝肾功能可能有不利影响。要补充水溶性和脂溶性维生素。尽量保持血浆白蛋白在正常水平。

5. 预防和治疗继发感染

重症患者通常免疫功能低下，需要密切监测和及时处理继发感染，必要时可慎重地进行预防性抗感染治疗。

四、MERS 的治疗

1. 一般治疗与密切监测

（1）卧床休息，维持水、电解质平衡，密切监测病情变化。

（2）定期复查血常规、尿常规、血气分析、血生化及胸部影像。

（3）根据氧饱和度的变化，及时给予有效氧疗措施，包括鼻导管、面罩给氧，必要时应进行无创或有创通气等措施。

2. 抗病毒治疗

目前尚无明确有效的抗 MERS-CoV 药物。体外试验表明，利巴韦林和干扰素 -α 联合治疗，具有一定的抗病毒作用，但临床研究结果尚不确定。可在发病早期试用抗病毒治疗，使用过程中应注意药物的不良反应。

3. 抗菌药物治疗

避免盲目或不恰当地使用抗菌药物，加强细菌学监测，出现继发细菌感染时应用抗菌药物。

4. 中医中药治疗

依据文献资料，结合中医治疗"温病，风温肺热"等疾病的经验，在中医医师指导下辨证论治。

5. 重症病例的治疗建议

重症和危重症病例的治疗原则是在对症治疗的基础上，防治并发症，并进行有效的器官功能支持。实施有效的呼吸支持（包括氧疗、无创/有创机械通气）、循环支持、肝脏和肾脏支持等。有创机械通气治疗效果差的危重症病例，有条件的医院可实施体外膜氧合支持技术。维持重症和危重症病例的胃肠道功能，适时使用微生态调节制剂。

（张立娜　马迎民）

第四节　抗病毒治疗

目前，国内尚无批准上市的治疗 COVID-19 的抗病毒药物。2020 年 10 月 23 日，吉利德公司的抗病毒药物瑞德西韦（remdesivir）获得美国食品药品监督管理局（Food and Drug Administration，FDA）批准上市，用于 12 岁以上、体重至少为 40 千克、需住院治疗的 COVID-19 患者。此前瑞德西韦曾获 FDA 的紧急使用授权（Emergency-Use-Administration，EUA）。2020 年 11 月 20 日，美国 FDA 批准美国礼来公司治疗类风湿关节炎药物巴瑞替尼（baricitinib）联合瑞德西韦的 SARS-CoV-2 治疗法获得

EUA，该药物获准用于在 2 岁或 2 岁以上需要氧气支持的住院成人和儿童患者，治疗疑似或实验室确认的 COVID-19 患者。FDA 资料认为对住院的 COVID-19 患者进行的一项临床试验中，与接受瑞德西韦安慰剂的患者相比，巴瑞替尼与瑞德西韦联用可减少开始治疗后 29 天内的患者恢复时间。目前巴瑞替尼未获批准作为 COVID-19 的独立治疗药物。

2020 年 8 月 19 日中国国家卫生健康委员会办公厅颁布的《新型冠状病毒肺炎诊疗方案（试行第八版）》不推荐单独使用洛匹那韦 / 利托那韦和利巴韦林，不推荐使用羟氯喹或联合使用阿奇霉素。而以下药物可继续试用，在临床应用中进一步评价疗效，α- 干扰素（成人每次 500 万 U 或相当剂量，加入灭菌注射用水 2 mL，每日 2 次，雾化吸入，疗程不超过 10 天）、利巴韦林：建议与干扰素（剂量同上）或洛匹那韦 / 利托那韦（成人 200 mg/50 mg/ 粒，每次 2 粒，每日 2 次）联合应用，成人 500 mg/ 次，每日 2～3 次静脉输注，疗程不超过 10 天）。磷酸氯喹（用于 18～65 岁成人，体重大于 50 kg 者，每次 500 mg，每日 2 次，疗程 7 天；体重小于 50 kg 者，第 1、2 天每次 500 mg，每日 2 次，第 3～7 天每次 500 mg，每日 1 次）、阿比多尔（成人 200 mg，每日 3 次，疗程不超过 10 天）。

洛匹那韦 / 利托那韦存在相关腹泻、恶心、呕吐、肝功能损害等不良反应，同时要注意和其他药物的相互作用。不建议同时应用 3 种及 3 种以上抗病毒药物，出现不可耐受的毒副作用时应停止使用相关药物。

在抗病毒药物应急性临床试用过程中，相继开展了多项临床试验，虽然仍未发现经严格"随机、双盲、安慰剂对照研究"证明有效的抗病毒药物，但某些药物经临床观察研究显示，可能具有一定的治疗作用。目前较为一致的意见认为，具有潜在抗病毒作用的药物应在病程早期使用，建议重点应用于有重症高危因素及有重症倾向的患者。

在没有足够循证医学证据时，对于 COVID-19 患者的抗病毒治疗，只能借鉴以往治疗其他冠状病毒的经验，然而随着关于 COVID-19 抗病毒药物临床试验结果与治疗经验的不断更新与积累，COVID-19 患者的抗病毒治疗方案也得到了进一步更新。目前尚未有确切研究证实利巴韦林、阿比多尔、奥司他韦等药物可以缩短病毒检出时机，也未发现具有改善 COVID-19 患者预后的作用。

截至 2020 年 8 月 6 日，除药物临床试验以外，国际上大部分临床指南不再推荐 COVID-19 患者使用洛匹那韦 / 利托那韦（或其他 HIV 蛋白酶抑制剂）、磷酸氯喹、羟基氯喹（无论是否联合阿奇霉素）、妥珠单抗制剂；目前欧美等临床指南推荐应用于临床治疗 COVID-19 患者的抗病毒药物只有瑞德西韦。瑞德西韦是一种核苷酸类似物前药，能够抑制依赖 RNA 的 RNA 合成酶，瑞德西韦在细胞培养和动物模型中对 MERS 和 SARS 表现出良好的活性，并且被用于治疗埃博拉病毒的临床试验。细胞培养研究表明该药物在细胞系中能够抑制 SARS-CoV-2。美国首例 COVID-19 患者使用该药后获得了立竿见影的效果，并且在随后的研究中发现瑞德西韦可以降低重症患者的病死率。

美国感染病学会（Infectious Diseases Society of America，IDSA）推荐需要氧疗但是并不需要高流量吸氧、无创通气或者 ECMO 支持的 COVID-19 患者使用瑞德西韦治疗，建议疗程为 5 天，对于经 5 天治疗后仍无临床改善的 COVID-19 患者，可以延长疗程到 10 天；如患者在使用瑞德西韦治疗过程中病情进展至需要高流量吸氧、呼吸机支持等情况，应坚持完成治疗疗程；对于需要高流量吸氧、无创通气、机械通气或 ECMO 的 COVID-19 患者，以及轻度或中度 COVID-19 患者，因为没有足够数据证实这部分患者能够获益，专家认为不能给出使用该药的推荐意见。

1. SARS 抗病毒治疗

SARS 在流行期间的治疗并没有发现有效的抗病毒治疗方案，临床资料回顾分析也没有发现利巴韦林抗病毒治疗有明显的疗效。2003 年颁布的《传染性非典型肺炎（SARS）诊疗方案》认为可以试用蛋白酶抑制剂。体外研究发现洛匹那韦 - 利托那韦可能具有一定的抗病毒活性，但是并没有在临床中证实其疗效。同样，瑞德西韦在体外研究发现对 SARS 的治疗有效，但是其治疗效果也没有临床实践来证实。

2. MERS 的治疗

我国 2015 年的《中东呼吸综合征病例诊疗方案》指出：目前尚无明确有效的抗 MERS-CoV 药物。体外试验表明，利巴韦林和干扰素 -α 联合治疗，具有一定抗病毒作用，但临床研究结果尚不确定。可在发病早期试用抗病毒治疗，使用过程中应注意药物的副作用。有观察性研究发现干扰素联合利巴韦林可以改善 MERS 患者 14 天的生存率，但是对 28 天的存活率没有影响。

（李佝曾　马迎民　孙丽君）

第五节　糖皮质激素和免疫调节剂的使用

根据我国 COVID-19 诊疗方案，对于氧合指标进行性恶化、影像学进展迅速、机体炎症反应过度激活状态的患者，酌情短期内（一般建议 3～5 天，不超过 10 天）使用糖皮质激素，建议剂量相当于甲泼尼龙 0.5～1.0［mg/（kg·d）］，应当注意较大剂量糖皮质激素由于免疫抑制作用，可能会延缓对病毒的清除。关于糖皮质激素的用量和疗程，在《新型冠状病毒肺炎糖皮质激素使用的建议》中推荐甲泼尼龙从小剂量开始。①体重＜80 kg：第 1 天给予甲泼尼龙 20 mg/ 次，2 次 / 天；第 2 天，如体温＜38℃，甲泼尼龙 20 mg/ 次，2 次 / 天，维持 6 天；治疗期间任何一天体温≥38℃，当天剂量可增加至 40 mg/ 次，2 次 / 天。②体重≥80 kg：第 1 天，甲泼尼龙 40 mg/ 次，2 次 / 天；第 2 天，如体温＜38℃，甲泼尼龙 40 mg/ 次，2 次 / 天，维持 6 天；治疗期间任何一天体温≥38℃，当天剂量可增加至 60～80 mg/ 次，2 次 / 天。专家建议使用糖皮质激素的适应证：①成人（年龄≥18 岁）；②经过聚合酶链式反应或血清抗体确诊的 SARS-CoV-2 感染患者；③症状（包括发热、咳嗽或其他相关感染症状）发生 10 天以内，影像学证实为肺炎且快速进展；④静息未吸氧状态下，SPO_2≤93% 或呼吸急促（RR≥30 次 /min）或氧合指数≤300 mmHg。

使用糖皮质激素的注意事项和其他疾病使用激素时一样，需要谨慎使用糖皮质激素的情况包括：①糖尿病患者，正在接受口服药物或胰岛素治疗；②已知的甲泼尼龙、氢化可的松、地塞米松或其他赋形剂过敏；③难治性高血压；④癫痫或谵妄状态；⑤青光眼；⑥已知的近 3 个月内活动性消化道出血；⑦已知的难以纠正的低钾血症；⑧已知继发细菌或真菌感染；⑨已知的免疫抑制状态（如化疗、放疗或术后 1 个月内，HIV 感染）；⑩严重淋巴细胞减少（外周血淋巴细胞绝对值＜300/μL）。

武汉同济医院联合多家医院发布的《重症新型冠状病毒感染肺炎诊疗与管理共识》中，推荐对于普通型患者高热不退，呼吸困难的时候给予甲泼尼龙每天 40 mg，2～3 天后减量，疗程 5 天，重型患者甲泼尼龙每天 40～80 mg，分 2 次使用，每 2～3 天减量，直到停用，疗程 7～10 天。危重型患者每天 80～160 mg，分 2 次使用，每 2～3 天减量，疗程 7～10 天。

来自英国的恢复试验（UK Recovery Trial）是一项大型随机对照实验，实验组为 2 014 名使用地塞米松每天 6 mg（疗程 10 天）的患者，对照组为 4 321 名采用常规治疗的患者，结果显示与对照组相比，实验组患者的病死率下降，28 天出院率提高。有学者对 23 项关于 COVID-19 治疗的随机对照试验结果进行了系统分析，结果表明糖皮质激素可以降低 COVID-19 患者的病死率和需要气管插管机械通气的发生率。

虽然关于激素治疗 COVID-19 的剂量与疗程上不统一，但目前数据表明激素对于重症患者的疗效确切，临床医生可以针对患者进行个体化的激素治疗。

其他免疫治疗包括COVID-19恢复期患者的血制品如恢复期血浆、免疫球蛋白及中和单克隆抗体均在临床试验阶段，此外，还有针对性的抗炎剂如白介素抑制剂、干扰素、激酶抑制剂等也正在研究中。

我国诊疗方案推荐对于双肺广泛病变者及重型患者，且实验室检测 IL-6 水平升高者，可试用托珠单抗。具体用法：首次剂量 4～8 mg/kg，推荐剂量 400 mg，0.9% 生理盐水稀释至 100 mL，输注时间＞1 小时；首次用药疗效不佳者，可在首剂应用 12 小时后追加应用 1 次（剂量同前），累计给药次数最多为 2 次，单次最大剂量不超过 800 mg。注意过敏反应，有结核等活动性感染者禁用。

妥珠单抗是抗 IL-6 受体的单抗类药物，可以阻断 COVID-19 炎症风暴，有研究认为 SARS-CoV-2 感染后，迅速激活病原性 T 细胞，产生粒细胞 - 巨噬细胞集落刺激因子 GM-CSF 和 IL-6 等因子。GM-CSF 会进一步激活 $CD_{14}^+CD_{16}^+$ 炎症性单核细胞，产生更大量的 IL-6 和其他炎症因子，从而形成炎症风暴，导致严重肺部和其他器官的免疫损伤。因此，研究者认为 IL-6 和 GM-CSF 是引发 COVID-19 患者炎症风暴中的两个关键炎症因子。托珠单抗是针对 IL-6 受体的重组人源化单克隆抗体，是治疗 IL-6 升高的自身免疫疾病（如类风湿关节炎）的一线药物。

我国有研究团队的临床研究认为该药很可能通过阻断炎症风暴阻止了患者向重症和危重症转变，降低了病死率，有学者在接受气管插管患者中采用妥珠单抗治疗，与对照组相比，尽管妥珠单抗治疗组继发感染发生率比较高，但是仍然降低了病死率。不过美国 IDSA 认为妥珠单抗治疗效果尚不明确，而且可能具有一些不良反应，仅在临床实验时可以使用该药治疗 COVID-19 患者。

我国诊疗方案推荐静脉注射 COVID-19 免疫球蛋白可应急用于病情进展较快的普通型和重型患者。推荐剂量为普通型 20 mL、重型 40 mL，静脉输注，根据患者病情改善情况，可隔日再次输注，总次数不超过 5 次。

我国诊疗方案康复者恢复期血浆：适用于病情进展较快、重型和危重型患者。用法用量参考《新冠肺炎康复者恢复期血浆临床治疗方案（试行第二版）》。

1. 糖皮质激素和免疫调节剂在 SARS 治疗中的应用

我国 SARS 诊疗方案中推荐的激素应用指征如下：①有严重的中毒症状，持续高热不退，经对症治疗 3 天以上最高体温仍超过 39℃；② X 线胸片显示多发或大片阴影，进展迅速，48 小时之内病灶面积增大＞50% 且在正位胸片上占两肺总面积的 1/4 以上；③达到急性肺损伤或 ARDS 的诊断标准。具备以上指征之一即可应用。

成人推荐剂量相当于甲泼尼龙每天 80～320 mg，静脉给药，具体剂量可根据病情及个体差异进行调整。当临床表现改善或 X 线胸片显示肺内阴影有所吸收时，逐渐减量停用。一般每 3～5 天减量 1/3，通常静脉给药 1～2 周后可改为口服泼尼松或泼尼松龙。一般不超过 4 周，不宜过大剂量或过长疗程，应同时应用制酸剂和胃黏膜保护剂，还应警惕继发感染，包括细菌和（或）真菌感染，也要注意潜在的结核病灶感染。

我国诊疗方案认为胸腺素、干扰素、静脉用丙种球蛋白等非特异性免疫增强剂对 SARS 的疗效尚未肯定，不推荐常规使用。SARS 恢复期血清的临床疗效尚未被证实，有 Meta 分析研究认为对于 SARS 治疗有效，因此对诊断明确的高危患者，可在严密观察下试用。

2. 糖皮质激素和免疫调节剂在 MERS 治疗中的应用

我国的诊疗方案中未提及糖皮质激素和免疫调节剂治疗，有学者发现应用激素治疗后未能获得临床结局的改善，因此对于 MERS 患者应该谨慎使用激素治疗。基于对 SARS 和流感方面的治疗经验，重症患者可以考虑使用恢复期血浆和人免疫球蛋白。

（李侗曾　马迎民）

第六节　机械通气与 ECMO 的应用

根据我国 COVID-19 诊疗方案，危重型病例应当尽早收入 ICU 治疗，及时给予有效氧疗措施，包括鼻导管、面罩给氧和经鼻高流量氧疗。

一、鼻导管或面罩吸氧

PaO_2/FiO_2 低于 300 mmHg 的重型患者均应立即给予氧疗。

（1）应接受鼻导管或面罩吸氧，并及时评估呼吸窘迫和（或）低氧血症是否缓解。

（2）接受鼻导管或面罩吸氧后，短时间（1～2 小时）进行密切观察，若呼吸窘迫和（或）低氧血症无改善，应使用 HFNC 或 NIV。

二、HFNC 或 NIV

PaO_2/FiO_2 低于 200 mmHg 应给予 HFNC 或 NIV。

（1）接受 HFNC 或 NIV 的患者，无禁忌证的情况下，建议同时实施清醒俯卧位通气，俯卧位治疗时间每天应尽可能＞12 小时。

俯卧位通气是能够有效改善患者氧合甚至预后的呼吸支持手段，其可改善 ARDS 患者通气－血流比例，增加呼气末肺容积，通过肺复张和改变胸壁弹性使通气分布更均匀，在改善氧合的同时降低机械通气相关性肺损伤（ventilaxor-associated lung injury，VALI）的发生概率。建议对于氧合指数＜100 且 PEEP＞10 cmH_2O 的重症 ARDS 患者进行俯卧位通气，建议每天俯卧位通气时间＞12 小时。结合电阻抗成像技术（electrical impedance tomography，EIT）动态评估肺的实时通气情况，实行个体化呼吸支持策略会更为合理。

（2）部分患者使用 HFNC 或 NIV 治疗的失败风险高，需要密切观察患者的症状和体征。HFNC 或 NIV 治疗效果不佳者，应及时进行有创机械通气治疗。若 HFNC 或 NIV 时 FiO_2 持续≥70%，应当加强动脉血气的定期监测，进一步明确患者的氧合状态。

重型和危重型 COVID-19 患者因弥漫性肺渗出和实变需要一定水平甚至高水平的呼气末正压维持肺泡开放，HFNC 难以达到。因此，对 PaO_2/FiO_2＜150 mmHg 的患者要慎重应用，尤其是既往没有心肺基础疾病的患者，如果持续 HFNC 治疗 24 小时难以明显改善氧合状态，建议及时应用无创正压通气甚至气管插管有创正压通气。

（3）NIPV：对于 PaO_2/FiO_2≥150 mmHg 的患者可以考虑 NIPV 作为普通氧疗和 HFNC 治疗疗效不佳的替代治疗手段，也可以和 HFNC 交替应用。对于 150＞PaO_2/FiO_2≥100 mmHg 的患者要慎重应用，并做好随时气管插管的准备。PaO_2/FiO_2＜100 mmHg 不建议常规应用。

（4）有创正压通气（invasive positive pressure ventilation，IPPV）：一般情况下，PaO_2/FiO_2 低于 150 mmHg，应考虑气管插管，实施有创机械通气。但鉴于重症 COVID-19 患者低氧血症的临床表现不典型，不应单纯把 PaO_2/FiO_2 是否达标作为气管插管和有创机械通气的指征，而应结合患者的临床表现和器官功能情况实时进行评估。值得注意的是，延误气管插管带来的危害可能更大。

早期恰当的有创机械通气治疗是危重型患者重要的治疗手段。对于中重度 ARDS 患者，或有创机械通气 FiO_2＞50% 时，可采用肺复张治疗。并根据肺复张的反应性，决定是否反复实施肺复张手法。

注意部分 COVID-19 患者肺可复张性较差，避免过高的 PEEP 导致气压伤。

IPPV 时采用肺保护性通气策略，即小潮气量（4～8 mL/kg 理想体重）和低吸气压力（平台压＜30 cmH$_2$O）进行机械通气，以减少机械通气相关性肺损伤。如果患者存在人机不同步，应当及时使用镇静剂以及肌松剂。

重症 COVID-19 者肺部表现具有不均一性、多形性改变的特点，通过食道压监测跨肺压进行 PEEP 滴定和维持呼气末跨肺压≥0 cmH$_2$O 和吸气末跨肺压≤20 cmH$_2$O 的前提下维持有效氧合（SpO$_2$＞93%），不建议常规进行肺复张，若需要肺复张，则建议跨肺压滴定动态监测或通过呼气末二氧化碳分压动态监测更为安全。如果没有食道压监测条件，可在动态评估平台压 Pplat≤30 cmH$_2$O 和驱动压（Pplat-PEEP）＜15 cmH$_2$O 去设置呼吸机参数，兼顾氧合和机械通气相关性肺损伤之间的平衡。

（5）挽救治疗：对于严重 ARDS 患者，建议进行肺复张。在人力资源充足的情况下，每天应当进行 12 小时以上的俯卧位通气。俯卧位通气效果不佳者，如条件允许，应当尽快考虑 ECMO。

ECMO 又称"人工膜肺"，是体外生命支持（extracorporeal life support，ECLS）技术的一种，用于完全替代患者肺和部分替代心脏的功能，为患者提供持续的体外呼吸与循环，以维持患者生命，从而为原发病的诊治争取时间。近两年国内 ECMO 临床应用水平突飞猛进，最新发表的文献中显示武汉重症 COVID-19 救治过程中，一些危重型患者应用了 ECMO 的辅助支持，并有患者成功康复。

我国 COVID-19 诊疗方案提出的 ECMO 启动时机：在最优的机械通气条件下（FiO$_2$≥80%，潮气量为 6 mL/kg 理想体重，PEEP≥5 cmH$_2$O，且无禁忌证），且保护性通气和俯卧位通气效果不佳，并符合以下情况之一，应尽早考虑评估实施 ECMO：① PaO$_2$/FiO$_2$＜50 mmHg，超过 3 小时；② PaO$_2$/FiO$_2$＜80 mmHg，超过 6 小时；③动脉血 pH＜7.25 且 PaCO$_2$＞60 mmHg，超过 6 小时，且 RR＞35 次/分；④ RR＞35 次/分时，动脉血 pH＜7.2，且平台压＞30 cmH$_2$O；⑤合并心源性休克或心脏骤停。

符合 ECMO 指征，且无禁忌证的危重型患者，应尽早启动 ECMO 治疗，延误时机可能导致患者预后不良。

中国医师协会体外生命支持专业委员会提出 SARS-CoV-2 感染的危重型肺炎患者推荐的 ECMO 上机时机是：①早期有创通气＜7 天；②仰卧位通气下 PaO$_2$/FiO$_2$≤50 mmHg 超过 3 小时，或尝试俯卧位通气后 PaO$_2$/FiO$_2$≤80 mmHg（FiO$_2$＞80%，PEEP＞10 cmH$_2$O）超过 6 小时；FiO$_2$=1.0，PaO$_2$/FiO$_2$＜100 mmHg；③吸气相跨肺压＞25 cmH$_2$O/驱动压＞15 cmH$_2$O，治疗 24 小时氧合指数无明显改善；④动脉血 pH＜7.25 且 PaCO$_2$＞60 mmHg 超过 6 小时，且 RR＞35 次/分；⑤ RR＞35 次/分时，血 pH＜7.2 且平台压＞30 cmH$_2$O；⑥出现严重气压伤（纵隔气肿、气胸等）；⑦严重漏气综合征；⑧合并心源性休克或者心脏骤停。

ECMO 的应用没有绝对的禁忌证，要有丰富经验的团队进行操作和维护，治疗期间需要严密监测凝血功能，积极预防院内获得性感染。ECMO 预后不良相关的情况，可以认为是相对禁忌证。

（1）合并无法恢复的疾病，如严重大脑功能障碍、中枢神经系统严重损伤、恶性肿瘤晚期等；

（2）存在抗凝治疗的禁忌，如 COVID-19 引起肝功能衰竭合并严重出凝血功能障碍、大出血、近期出现或者扩大的颅内出血等；

（3）在较高机械通气设置条件下（FiO$_2$＞0.9，平台压＞30 cmH$_2$O），机械通气超过 7 天；

（4）年龄：无特定年龄禁忌证，但随着年龄的增长，死亡风险增加；

（5）伴有严重多器官功能衰竭；

（6）如果需要循环辅助行 VA-ECMO 支持，主动脉瓣中 - 重度关闭不全，急性主动脉夹层也为禁忌证；

（7）药物免疫抑制（中性粒细胞计数＜0.4×10^9/L）；

（8）存在周围大血管解剖畸形或者病变，无法建立 ECMO 血管通路。

COVID-19 危重型患者初期心功能大多正常，VV-ECMO 为呼吸支持首选模式，通常使用股静脉和颈内静脉血管通路，股静脉作为引流通路，颈内静脉作为灌注通路。

关于 ECMO 运行过程中的管理、ECMO 相关感染及 ECMO 的撤离问题，可以参考国家卫生健康委办公厅公布的《新型冠状病毒肺炎重症患者呼吸支持治疗和体外膜肺氧合临床应用指导方案（试行）》。

根据 SARS 和 MERS 的疾病特点以及我国诊疗方案的阐述，COVID-19 的机械通气和 ECMO 治疗策略同样适应于 SARS 和 MERS。

（李侗曾　马迎民）

第七节　中医诊治

祖国医学对传染病的记载和研究源远流长，《黄帝内经》已有关于疫病的记载。《素问·本病论》描述："即清生少，肃杀于春，露霜复降，草木乃萎。民病温疫早发，咽嗌乃干，四肢满，肢节皆痛。"《六元正纪大论》中写道"气乃大温，草乃早荣，民乃疠，温病乃作""温疠大行，远近咸若"；《素问·刺法论》记载："五疫之至，皆相染易，无问大小，病状相似。"清楚地论述了传染病的流行性和季节性特点。中医学没有 SARS、MERS 或 COVID-19 一类名词，但根据发病突然、病情严重、传播迅速、传染性强等特点，应归属于中医温病学中"温疫"的范畴。

中医在传染性疾病治疗方面积累了丰富的经验。汉代，张仲景《伤寒杂病论》序言中写道："余宗族素多，向馀二百，建安纪年以来，犹未十稔，其死亡者三分有二，伤寒者十居其七。"描述了这一时期传染病流行的情况。清朝叶桂（天士）著《温热论》，倡导采用卫、气、营、血辨证治疗温病。吴瑭（鞠通）撰写了《温病条辨》，提出"三焦辨证"论治理论。

SARS、MERS、COVID-19 均属新发传染病，中西医均缺少诊治经验。但是，事实证明，中医中药独特的诊治体系在面对未知新型突发传染病的诊治时，存在明显优势，对疾病的预防、治疗均有明显效果，广大医务人员应继承中医学的优秀传统，充分发扬中医药优势。

一、SARS 的中医诊治

SARS 发生于冬春季，由于时行疫气而染。正如《瘟疫论》中说"夫瘟疫之为病，非风、非寒、非暑、非湿，乃天地间别有一种异气所感"。疫疠之毒从口鼻而入，染者轻则潜伏而发，重者不日而发。临床主要表现符合"夫温者热之始，热者温之终，温热首尾一体又名疫者""五疫之至，皆相染易，无向大小，病症相似"的经典论述，属瘟疫范畴。

（一）病因病机

在 SARS 流行期间，相同条件下，有人染病，有人不染病，这关键取决于机体抗病邪的能力。当人体寒温失调，起居失常，饮食不节，喜怒不调，使正气受损，卫外能力下降时，毒疫之邪可乘虚侵入机体，导致本病发生。疫毒为发病之根源，又贯穿疾病始终。邪盛酿毒，浸淫脏腑，使之功能严重失调，内外毒邪互为交炽，决定着病情的发展与转归。热，是指 SARS 以发热为主要特征，具有温热病性质，同时在发病过程中有热邪燔灼呈阳热之象及热性升散易于耗气伤津的病理表现。湿，是指以湿浊为阴邪，缠绵稽留易伤阳气。瘀，是疫毒蕴结，热邪煎熬，血行迟缓，形成血瘀和瘀血，当以络脉受损，由肺络而波及全身，由病络而络病。SARS 过程中表现出的微循环障碍及肺纤维化等皆为瘀的表现。瘀也可以致虚。虚，为正气虚，在潜伏期和发病之初即有正气虚。发病之后，正气尚盛，转归较好，反之则差。重型和中期、极期患者虚症日渐突出，始则肺主气司呼吸障碍，继而肾不纳气，心脾两虚。从 SARS 死亡病例来看，以久病或年老体弱者为多。热毒瘀皆为实邪，既可以兼夹为患，亦可以在不同病理阶段有所偏重。"邪气盛则实，精气夺则虚"，疫毒之邪自口鼻而入，首先犯肺，可累及心、肾、胃、肠等脏腑。肺主表，受邪而寒热身痛，肺主气、司呼吸。固疫毒之邪郁闭肺气而致干咳、呼吸困难、气促胸闷、喘息憋气。邪之所凑其气必虚，气阴受损而致极度乏力。在病变过程中，虚实变化尤为迅速与突出。临床上应把握病机，把握正气与病邪斗争的动态演变从而做出相应对策。

根据《传染性非典型肺炎（SARS）中医诊疗指南》，本病的基本病机可概括为以下 4 个方面：

（1）疫毒壅肺：自口鼻而入，首先犯肺，肺主表、肺主气，正邪交争于肺表，故寒热身痛疫毒塞肺，肺失宣降，故高热汗出不解、干咳、喘憋。正邪交争，疫毒之邪深入，可见气营同病，部分患者可见邪入心包，出现烦躁、神昏、谵语。疫毒壅肺，高热持续不退，则病情严重，易发变证。

（2）肺气郁闭：本病疫毒之邪蕴结于肺，肺失宣降、肺气郁闭的病机在本病病程中有重要意义，故气促胸闷，喘息憋气。肺胃相关，气机失降，则出现脘腹胀满、纳差、恶心、呕吐。肺与大肠相表里，肺肠同病，可见便秘或泄泻。肺主气朝百脉，心肺同居上焦，肺气郁闭，百脉失调，可见喘憋发绀。

（3）湿痰瘀阻：疫毒之邪犯肺，肺气郁闭，气不流津，则津变为湿，湿蕴为痰；气为血帅，气不行则血不行，血不行则为瘀。故形成湿痰瘀阻于肺的状态，湿痰瘀既是病理产物也是致病因素。肺气部闭，气不流津，痰瘀闭肺，损伤肺络，故表现为干咳、痰难咳出或痰中有血丝等。

（4）气阴亏虚：疫毒之邪耗气伤阴，肺之气阴亏虚在感邪后发病初期就可出现。发病早期即可觉乏力、倦怠、懒言、口干、自汗等症，而且气阴损伤越早出现，病情越重。随病程进展，肺之气阴进一步损伤，则肺病及心、气病及血、肺病及肾、肾不纳气，可见不同程度心悸心慌、喘憋欲脱，严重者心阳暴脱，可见心率猝然缓慢，体温、血压下降，四肢发冷，冷汗淋漓等。后期所见口干口渴、五心烦热、动则汗出气喘等更为气阴亏虚的表现。

（二）辨证论治

1. 辨证要点
病程、热势，呼吸困难程度、胸片变化、气阴损伤情况等为辨证要点。

2. 治疗原则
（1）早治疗：早诊断，尽早使用中医药。

（2）重祛邪：该病为疫毒之邪感之，明代吴义可强调"逐邪为第一要义"，故清热解毒、透邪化浊要贯穿治疗始终。

（3）早扶正：由于气阴亏虚病机始终存在，故在患病早期若有虚象出现时，应及时扶正。

（4）防传变：病机初见端倪即可采取措施，用药先于病机病势，以阻止传变，防范其他脏器的损伤。

3. 分证论治
（1）疫毒犯肺证多见于早期

症状：初起发热，或有恶寒，头痛，身痛，肢困，干咳，少痰；或有咽痛，乏力，气短，口干。舌苔白或黄或腻，脉滑数。

病机：本证疫毒之邪初袭肺表，正邪交争于肺表，故寒热头身疼痛，肺气失宣故干咳、少痰，疫毒夹湿而肢困苔腻，疫毒之邪伤及气阴，故乏力口干。本证实多虚少。

治法：清肺解毒，化湿透邪。

基本方及参考剂量：银花 15 g，连翘 15 g，黄芩 10 g，柴胡 10 g，青蒿 15 g，白蔻 6 g（打），杏仁 9 g（炒），生苡仁 15 g，沙参 15 g，芦根 15 g 加减；无汗加薄荷，热甚加生石膏、知母；苔腻甚者加藿香、佩兰；腹泻者加黄连、炮姜；恶心呕吐者加制半夏、竹茹。

（2）疫毒壅肺证多见于早期、进展期

症状：高热，汗出热不解；咳嗽、少痰，胸闷，气促，腹泻；恶心呕吐，或脘腹胀满，或便秘，或便溏不爽；口干不欲饮，气短，乏力，甚则烦躁不安，舌红或绛，苔黄腻，脉滑数。

病机：本证疫毒之邪壅肺，热毒壅盛，故高热，汗出热不解；热毒塞于经络，故身痛；热入心营则烦躁。舌绛，肺气失宣故干咳、少痰、胸闷、气促。疫毒之邪耗伤气阴，故有乏力、口干。热毒兼湿，湿热阻滞气机，升降失常，则出现脘腹胀满，不欲饮，舌红苔黄腻，脉滑数。

治法：清热解毒，宣肺化湿。

基本方及参考剂量：生石膏 45 g（先煎），知母 10 g，炙麻黄 6 g，银花 20 g，炒杏仁 10 g，生苡仁 15 g，浙贝母 10 g，太子参 10 g，生甘草 10 g。

加减：烦躁、舌绛口干有热入心营之势者，加生地、赤芍、丹皮；气短、乏力，口干重者去太子参，加西洋参；恶心呕吐者加制半夏；便秘者加全瓜蒌、生大黄；脘腹胀满，便溏不爽者加焦槟榔、木香。

（3）肺闭喘憋证多见于进展期及重症 SARS

症状：高热不退或开始减退，呼吸困难、憋气胸闷，喘息气促，或有干咳、少痰、痰中带血；气短，疲乏无力；口唇紫暗，舌红或暗红，苔黄腻，脉滑。

病机：本证疫毒之邪闭阻肺气，热渐退而湿痰瘀阻肺络，肺失宣降、气病及血，故呼吸困难、喘息憋气、胸痛气促、干咳、少痰、痰中带血，口唇紫暗，舌红或暗红，苔黄，脉滑；疫毒耗伤气阴加重则极度气短、疲乏无力。

治法：清热泻肺，祛痰化浊，佐以扶正。

基本方及参考剂量：葶苈子 15 g，桑白皮 15 g，黄芩 10 g，郁金 10 g，全瓜蒌 30 g，蚕沙 10 g（包），萆薢 12 g，丹参 15 g，败酱草 30 g，西洋参 15 g。

加减：气短疲乏喘重者加山萸肉；脘腹胀满、纳差加厚朴、麦芽；口唇发绀加三七、益母草。

（4）内闭外脱证见于重症 SARS

症状：呼吸窘迫、憋气喘促、呼多吸少，语声低微，躁扰不安，甚则神昏，汗出肢冷，口唇紫暗，舌暗红，苔黄腻，脉沉细欲绝。

病机：本证湿痰瘀闭肺，肺气欲绝，故呼吸极度困难，喘息气促，肺病及心，气病及血。气损及阳，阳气亡脱于外，见心悸心慌，严重者心阳暴脱，可见心率猝然缓慢，体温、血压下降，四末发冷，冷汗淋漓，脉象沉细欲绝。本证虚实并见，病情危重。

治法：益气敛阴，回阳固脱，化浊开闭。

基本方及参考剂量：红参 10～30 g（另煎兑服），炮附子 10 g，山萸肉 30 g，麦冬 15 g，郁金 10 g，三七 6 g。

加减：神昏者上方送服安宫牛黄丸；冷汗淋漓加煅龙骨、牡蛎；肢冷者加桂枝、干姜；喉间痰鸣者加用猴枣散。

（5）气阴亏虚、痰瘀阻络证多见于恢复期

症状：胸闷，气短，神疲乏力，动则气喘；或见咳嗽；自觉发热或低热，自汗，焦虑不安，失眠、纳呆，口干咽燥。舌红少津，舌苔黄或腻，脉象多见沉细无力。

治法：益气养阴，化痰通络。

基本方及参考剂量：党参 15 g，沙参 15 g，麦冬 15 g，生地 15 g，赤芍 12 g，紫菀 15 g，浙贝 10 g，麦芽 15 g。

加减：气短气喘较重、舌暗者加三七、五味子、山萸肉；自觉发热或心中烦热、舌暗者加青蒿、山栀、丹皮；大便偏溏者加茯苓、白术；焦虑不安者加醋柴胡、香附；失眠者加炒枣仁、远志；肝功能损伤、转氨酶升高者加茵陈、五味子；骨质损伤者加龟板、鳖甲。

4. 中成药应用

应当辨证使用中成药，可与中药汤剂配合应用。

（1）退热类适用于早期、进展期发热，可选用瓜霜退热灵胶囊、紫雪、新雪颗粒、小柴胡片（或颗粒）、柴银口服液等。

（2）清热解毒类适用于早期、进展期的疫毒犯肺证、疫毒壅肺证、肺闭喘憋证。注射剂可选用清开灵注射液、鱼腥草注射液、双黄连粉针剂、复方苦参注射液等。口服剂可选用清开灵口服液（或胶囊）、清热解毒口服液（或颗粒）、双黄连口服液、金莲清热颗粒、苦甘颗粒、葛根芩连微丸、梅花点舌丹、紫金锭等。

（3）活血化瘀、祛湿化痰类适用于进展期和重症 SARS 的肺闭喘憋证。注射剂可选用丹参注射液、香丹注射液、川芎嗪注射液、灯盏细辛注射液等，口服剂可选用血府逐瘀口服液（或颗粒），复方丹参滴丸、藿香正气口服液（或胶囊）、猴枣散等。

（4）扶正类适用于各期有正气亏虚者。注射剂可选用生脉注射液、参麦注射液、参附注射液、黄芪注射液等。口服剂可选用生脉饮、百令胶囊、金水宝胶囊、宁心宝胶囊、诺迪康胶囊、六味地黄丸、补中益气丸等。

对于疑似病例，应尽早使用中药辨证治疗。在发病之初，以发热为主，恶寒，头痛，身痛，肢困；干咳，少痰，咽痛；气短，乏力，口干。舌苔白或黄，脉滑数。可拟法清肺解毒、化湿透邪，参考以下处方及加减法：

银花 15 g，连翘 15 g，大青叶 15 g，生石膏 30 g，知母 10 g，柴胡 10 g，黄芩 10 g，杏仁 9 g（炒），芦根 15 g，生甘草 9 g。

加减：无汗者加薄荷；苔腻、腹泻者去生石膏、知母，加藿香、佩兰、黄连；恶心、呕吐者加制半夏、竹茹；咳嗽甚者加前胡、炙枇杷叶；喘憋甚者加葶苈子、炙麻黄。

5. 药物预防

在心理、行为、生活预防的同时，也可以配合药物预防，积极服用中药有较好的预防作用。此外，积极治疗慢性呼吸道及其他原有疾病，有助于提高对本病的抵抗力。

基本方及参考剂量：

处方一：太子参 15 g，败酱草 15 g，生苡仁 15 g，桔梗 6 g。

功能：益气化湿，清热解毒。适用于素体气虚、兼有湿热者。

处方二：鱼腥草 15 g，野菊花 6 g，金莲花 12 g，茵陈 15 g，草果 3 g。

功能：清热解毒，利湿化浊。适用于素体内热偏盛或水湿内盛者。

处方三：生黄芪 10 g，北沙参 10 g，银花 10 g，连翘 10 g，白术 6 g，防风 6 g，藿香 10 g，苏叶 6 g。

功能：健脾养阴，化湿解毒。适用于气阴两虚、素体有湿易于感冒者。

二、MERS 的中医诊治

MERS 在我国本土未大面积暴发，相关文献报道可见散发输入性病例，国内诊治经验有限。

依据现有的文献资料来看，MERS 患者始动因素及根本因素为温热疫毒，热邪为本病的关键，毒、瘀表现不明显，中医证候演变符合温病卫气营血转变规律，卫气同病，营血分症状不重。MERS 发展趋势具有规律特点，病位由浅入深，病情由轻转重，病性由实致虚。其病程行进具有规律性，可参考中医学"卫气营血"学说和"三焦辨证"系统进行辨证论治，重在清热解毒，宣肺止咳，兼护正气。

依据《中东呼吸综合征病例诊疗方案（2015 年版）》，结合中医治疗"温病，风温肺热"等疾病的经验，在中医医师指导下辨证论治，具体可分以下几型：

（1）邪犯肺卫

主症：发热，咽痛，头身疼痛，咳嗽少痰，乏力倦怠，纳食呆滞等。

治法：解毒宣肺，扶正透邪。

推荐方剂：银翘散合参苏饮。

常用药物：银花，连翘，荆芥，薄荷，苏叶，前胡，牛蒡子，桔梗，西洋参，甘草等。

推荐中成药：连花清瘟颗粒（胶囊），清肺消炎丸，疏风解毒胶囊，双黄连口服液等。

（2）邪毒壅肺

主症：高热，咽痛，咳嗽痰少，胸闷气短，神疲乏力，甚者气喘，腹胀便秘等。

治法：清热泻肺，解毒平喘。

推荐方剂：麻杏石甘汤、宣白承气汤合人参白虎汤。

常用药物：麻黄，杏仁，生石膏，知母，浙贝母，桑白皮，西洋参等。

加减：腑实便秘者合桃仁承气汤。

可根据病情选用中药注射液：热毒宁注射液，痰热清注射液，血必净注射液，清开灵注射液等。

（3）正虚邪陷

主症：高热喘促，大汗出，四末不温，或伴见神昏，少尿或尿闭。

治法：回元固脱，解毒开窍。

推荐方剂：生脉散合参附汤加服安宫牛黄丸。

常用药物：红参，麦冬，五味子，制附片，山萸肉等。

可根据病情选用中药注射液：生脉注射液，参附注射液，参麦注射液。

（4）正虚邪恋

主症：乏力倦怠，纳食不香，午后低热，口干咽干，或咳嗽。

治法：益气健脾，养阴透邪。

推荐方剂：沙参麦门冬汤合竹叶石膏汤。

常用药物：沙参，麦冬，白术，茯苓，淡竹叶，生石膏，山药，陈皮等。

三、COVID-19 的中医诊治

COVID-19 的暴发是对全世界卫生防疫的一次重大考验。我国的抗疫防控措施和成功经验得到了世界卫生组织的充分肯定。中医药治疗 COVID-19 的有效性有目共睹，总有效率超过 90%。中医药能有效降低病亡率，缓解症状，减少轻型、普通型向重型、危重型发展，能促进恢复期人群机体康复。

本病属于中医"疫"病范畴，病因为感受"疫戾"之气，依据国家卫生健康委、国家中医药管理局发布的《新型冠状病毒肺炎诊疗方案（试行第七版）》，推荐证治如下。

（一）医学观察期

（1）临床表现：乏力伴胃肠不适。

推荐中成药：藿香正气胶囊（丸、水、口服液）。

（2）临床表现：乏力伴发热。

推荐中成药：金花清感颗粒、连花清瘟胶囊（颗粒）、疏风解毒胶囊（颗粒）。

（二）临床治疗期（确诊病例）

1. 清肺排毒汤

适用范围：轻型、普通型、重型患者，在危重型患者救治中可结合患者实际情况合理使用。

基础方剂：麻黄 9 g、炙甘草 6 g、杏仁 9 g、生石膏 15～30 g（先煎）、桂枝 9 g、泽泻 9 g、猪苓 9 g、白术 9 g、茯苓 15 g、柴胡 16 g、黄芩 6 g、姜半夏 9 g、生姜 9 g、紫菀 9 g、冬花 9 g、射干 9 g、细辛 6 g、山药 12 g、枳实 6 g、陈皮 6 g、藿香 9 g。

服法：传统中药饮片，水煎服。每天一副，早晚各一次（饭后 40 分钟），温服，三副一个疗程。

如有条件，每次服完药可口服大米汤半碗，舌干津液亏虚者可多服至一碗。（如患者不发热则生石膏的用量要小，发热或壮热可加大生石膏用量）。若症状好转而未痊愈则服用第二个疗程，若患者有特殊情况或其他基础病，第二疗程可以根据实际情况修改处方，症状消失则停药。

处方来源：国家卫生健康委员会办公厅、国家中医药管理局办公室《关于推荐在中西医结合救治新型冠状病毒感染的肺炎中使用"清肺排毒汤"的通知》（国中医药办医政函〔2020〕22 号）。

2. 轻型

（1）寒湿郁肺证

临床表现：发热，乏力，周身酸痛，咳嗽，咳痰，胸紧憋气，纳呆，恶心，呕吐，大便黏腻不爽。舌质淡胖齿痕或淡红，苔白厚腐腻或白腻，脉濡或滑。

推荐处方：生麻黄 6 g、生石膏 15 g、杏仁 9 g、羌活 15 g、葶苈子 15 g、贯众 9 g、地龙 15 g、徐长卿 15 g、藿香 15 g、佩兰 9 g、苍术 15 g、云苓 45 g、生白术 30 g、焦三仙各 9 g、厚朴 15 g、焦槟榔 9 g、煨草果 9 g、生姜 15 g。

服法：每日 1 剂，水煎 600 mL，分 3 次服用，早中晚各 1 次，饭前服用。

（2）湿热蕴肺证

临床表现：低热或不发热，微恶寒，乏力，头身困重，肌肉酸痛，干咳痰少，咽痛，口干不欲多饮，或伴有胸闷脘痞，无汗或汗出不畅，或见呕恶纳呆，便溏或大便黏滞不爽。舌淡红，苔白厚腻或薄黄，脉滑数或濡。

推荐处方：槟榔 10 g、草果 10 g、厚朴 10 g、知母 10 g、黄芩 10 g、柴胡 10 g、赤芍 10 g、连翘 15 g、青蒿 10 g（后下）、苍术 10 g、大青叶 10 g、生甘草 5 g。

服法：每日 1 剂，水煎 400 mL，分 2 次服用，早晚各 1 次。

3. 普通型

（1）湿毒郁肺证

临床表现：发热，咳嗽痰少，或有黄痰，憋闷气促，腹胀，便秘不畅。舌质暗红，舌体胖，苔黄腻或黄燥，脉滑数或弦滑。

推荐处方：生麻黄 6 g、苦杏仁 15 g、生石膏 30 g、生薏苡仁 30 g、茅苍术 10 g、广藿香 15 g、青蒿草 12 g、虎杖 20 g、马鞭草 30 g、干芦根 30 g、葶苈子 15 g、化橘红 15 g、生甘草 10 g。

服法：每日 1 剂，水煎 400 mL，分 2 次服用，早晚各 1 次。

（2）寒湿阻肺证

临床表现：低热，身热不扬，或未热，干咳，少痰，倦怠乏力，胸闷，脘痞，或呕恶，便溏。舌质淡或淡红，苔白或白腻，脉濡。

推荐处方：苍术 15 g、陈皮 10 g、厚朴 10 g、藿香 10 g、草果 6 g、生麻黄 6 g、羌活 10 g、生姜 10 g、槟榔 10 g。

服法：每日 1 剂，水煎 400 mL，分 2 次服用，早晚各 1 次。

4. 重型

（1）疫毒闭肺证

临床表现：发热面红，咳嗽，痰黄、黏、少，或痰中带血，喘憋气促，疲乏倦怠，口干苦黏，恶心不食，大便不畅，小便短赤。舌红，苔黄腻，脉滑数。

推荐处方：化湿败毒方。

基础方剂：生麻黄 6 g、杏仁 9 g、生石膏 15 g、甘草 3 g、藿香 10 g（后下）、厚朴 10 g、苍术 15 g、草果 10 g、法半夏 9 g、茯苓 15 g、生大黄 5 g（后下）、生黄芪 10 g、葶苈子 10 g、赤芍 10 g。

服法：每日 1～2 剂，水煎服，每次 100～200 mL，一日 2～4 次，口服或鼻饲。

（2）气营两燔证

临床表现：大热烦渴，喘憋气促，谵语神昏，视物错瞀，或发斑疹，或吐血、衄血，或四肢抽搐。舌绛少苔或无苔，脉沉细数，或浮大而数。

推荐处方：生石膏 30～60 g（先煎）、知母 30 g、生地 30～60 g、水牛角 30 g（先煎）、赤芍 30 g、玄参 30 g、连翘 15 g、丹皮 15 g、黄连 6 g、竹叶 12 g、葶苈子 15 g、生甘草 6 g。

服法：每日 1 剂，水煎服，先煎石膏、水牛角，后下诸药，每次 100～200 mL，每日 2～4 次，口服或鼻饲。

推荐中成药：喜炎平注射液、血必净注射液、热毒宁注射液、痰热清注射液、醒脑静注射液。功效相近的药物可根据个体情况选择一种，也可根据临床症状联合使用两种。中药注射剂可与中药汤剂联合使用。

5. 危重型内闭外脱证

临床表现：呼吸困难、动辄气喘或需要机械通气，伴神昏，烦躁，汗出肢冷，舌质紫暗，苔厚腻或燥，脉浮大无根。

推荐处方：人参 15 g、黑顺片 10 g（先煎）、山茱萸 15 g，送服苏合香丸或安宫牛黄丸。

需机械通气伴腹胀便秘或大便不畅者，可用生大黄 5～10 g。出现人机不同步情况，在镇静和肌松剂使用的情况下，可用生大黄 5～10 g 和芒硝 5～10 g。

推荐中成药：血必净注射液、热毒宁注射液、痰热清注射液、醒脑静注射液、参附注射液、生脉注射液、参麦注射液。功效相近的药物根据个体情况可选择一种，也可根据临床症状联合使用两种。中药注射剂可与中药汤剂联合使用。

注：重型和危重型中药注射剂推荐用法

中药注射剂的使用遵照药品说明书从小剂量开始、逐步辨证调整的原则，推荐用法如下：

病毒感染或合并轻度细菌感染：0.9% 氯化钠注射液 250 mL 加喜炎平注射液 100 mg，每日 2 次，或 0.9% 氯化钠注射液 250 mL 加热毒宁注射液 20 mL，或 0.9% 氯化钠注射液 250 mL 加痰热清注射液 40 mL，每日 2 次。

高热伴意识障碍：0.9% 氯化钠注射液 250 mL 加醒脑静注射液 20 mL，每日 2 次。

全身炎症反应综合征和（或）多脏器功能衰竭：0.9% 氯化钠注射液 250 mL 加血必净注射液 100 mL，每日 2 次。

免疫抑制：葡萄糖注射液 250 mL 加参麦注射液 100 mL 或生脉注射液 20～60 mL，每日 2 次。

6．恢复期

（1）肺脾气虚证

临床表现：气短，倦怠乏力，纳差呕恶，痞满，大便无力，便溏不爽。舌淡胖，苔白腻。

推荐处方：法半夏 9 g、陈皮 10 g、党参 15 g、炙黄芪 30 g、炒白术 10 g、茯苓 15 g、藿香 10 g、砂仁 6 g（后下）、甘草 6 g。

服法：每日 1 剂，水煎 400 mL，分 2 次服用，早晚各 1 次。

（2）气阴两虚证

临床表现：乏力，气短，口干，口渴，心悸，汗多，纳差，低热或不热，干咳少痰。舌干少津，脉细或虚无力。

推荐处方：南北沙参各 10 g、麦冬 15 g、西洋参 6 g、五味子 6 g、生石膏 15 g、淡竹叶 10 g、桑叶 10 g、芦根 15 g、丹参 15 g、生甘草 6 g。

服法：每日 1 剂，水煎 400 mL，分 2 次服用，早晚各 1 次。

（刘　洋）

参 考 文 献

［1］　国家卫生健康委员会, 国家中医药管理局. 新型冠状病毒肺炎诊疗方案（试行第八版）[J]. 传染病信息, 2020, 33 (4): 289-296.

［2］　苑鑫, 牟劲松, 磨国鑫, 等. 新型冠状病毒肺炎呼吸支持手段介入的时机与策略 [J]. 中华结核和呼吸杂志, 2020, 43 (3): 177-180.

［3］　中国医师协会体外生命支持专业委员会. 危重型新型冠状病毒肺炎患者体外生命支持应用时机及模式选择的专家建议 [J]. 中华结核和呼吸杂志, 2020, 43 (3): 195-198.

［4］　钟南山. 传染性非典型肺炎 (SARS) 诊疗方案 [J]. 中华医学杂志, 2003, 83 (19): 1731-1752.

［5］　中华人民共和国国家卫生健康委员会. 中东呼吸综合征病例诊疗方案 (2015 年版) [J]. 中国病毒病杂志, 2015, 5 (5): 352-354.

［6］　国家卫生健康委员会, 国家中医药管理局. 新型冠状病毒肺炎诊疗方案（试行第八版）[J]. 传染病信息, 2020, 33 (4): 289-296.

［7］　HOLSHUE M L, DEBOLT C, LINDQUIST S, et al. First case of 2019 Novel Coronavirus in the United States [J]. N Engl J Med, 2020. [Epub ahead of print].

［8］　BEIGEL J H, TOMASHEK K M, DODD L E. Remdesivir for the treatment of Covid-19 preliminary report [J]. N Engl J Med, 2020, 383: 992-994.

［9］　WANG Y, ZHANG D, DU G, et al. Remdesivir in adults with severe COVID-19: a randomised, double-blind, placebo-controlled, multicentre trial [J]. Lancet, 2020, 395 (10236): 1569-1578.

［10］　GOLDMAN J D, LYE D C B, HUI D S, et al. Remdesivir for 5 or 10 days in patients with severe Covid-19 [J]. New England Journal of Medicine, 2020, 383: 1827-1837.

［11］　钟南山. 传染性非典型肺炎 (SARS) 诊疗方案 [J]. 中华医学杂志, 2003, 83 (19): 1731-1752.

［12］　GRONEBERG D D A, POUTANEN S M, LOW D E, et al. Treatment and vaccines for severe acute respiratory syndrome [J]. Lancet Infectious Diseases, 2005, 5 (3): 147-155.

［13］　TIMOTHY P, SHEAHAN, AMY C, et al. Broad-spectrum antiviral GS-5734 inhibits both epidemic and zoonotic coronaviruses [J]. Science translational medicine, 2017, 396 (9): 3653.

［14］　中华人民共和国国家卫生健康委员会. 中东呼吸综合征病例诊疗方案 (2015 年版) [J]. 中国病毒病杂志, 2015, 5 (5): 352-354.

［15］ AL-TAWFIQ J A, MOMATTIN H, DIB J, et al. Ribavirin and interferon therapy in patients infected with the Middle East respiratory syndrome coronavirus: an observational study [J]. Int J Infect Dis, 2014, 20: 42-46.

［16］ 赵建平, 胡轶, 杜荣辉, 等. 新型冠状病毒肺炎糖皮质激素使用的建议 [J]. 中华结核和呼吸杂志, 2020, 43 (3): 183-184.

［17］ 武汉同济医院新型冠状病毒肺炎救治协作组. 重症新型冠状病毒感染肺炎诊疗与管理共识 [J]. 内科急危重症杂志, 2020, 26 (1): 1-5.

［18］ The RECOVERY Collaborative Group. Dexamethasone in hospitalized patients with Covid-19 - preliminary report [J]. N Engl J Med, 2020. 10. 1056/NEJMoa2021436.

［19］ SIEMIENIUK R A, BARTOSZKO J J, GE L, et al. Drug treatments for Covid-19: living systematic review and network meta-analysis [J]. BMJ, 2020, 370: 2980.

［20］ XU X, HAN M, LI T, et al. Effective treatment of severe COVID-19 patients with tocilizumab [J]. Proceedings of the National Academy of ences, 2020, 117 (20): 202005615.

［21］ SOMERS E C, ESCHENAUER G A, TROOST J P, et al. Tocilizumab for treatment of mechanically ventilated patients with COVID-19 [J]. Clin Infect Dis, 2020. doi: 10.1093/cid/ciqq954.

［22］ BHIMRAJ A, MORGAN R L, SHUMAKER A H, et al. Infectious diseases society of america guidelines on the treatment and management of patients with COVID-19 [J]. Clinical Infectious Diseases, 2020. doi: 10.1097/MOG. 0000000000000489.

［23］ MAIR-JENKINS J, SAAVEDRA-CAMPOS M, BAILLIE J K, et al. The effectiveness of convalescent plasma and hyperimmune immunoglobulin for the treatment of severe acute respiratory infections of viral etiology: a systematic review and exploratory meta-analysis [J]. J Infect Dis, 2015, 211 (1): 80-90.

［24］ ARABI Y M, ARIFI A A, BALKHY H H, et al. Clinical course and outcomes of critically ill patients with Middle East respiratory syndrome coronavirus infection [J]. Ann Intern Med, 2014, 160 (6): 389-397.

［25］ 中华中医药学会. 传染性非典型肺炎 (SARS) 中医诊疗指南 [J]. 中医杂志, 2003, 44 (11): 865-871.

［26］ 中华人民共和国国家卫生和计划生育委员会. 中东呼吸综合征病例诊疗方案 (2015 年版) [J]. 中国病毒病杂志, 2015, 5 (5): 352-354.

［27］ 国家卫生健康委员会. 新型冠状病毒肺炎诊疗方案 (试行第七版) [J]. 中国医药, 2020, 15 (6): 801-805.

第十五章　预防与预后

第一节　预防控制措施

COVID-19 是一种新型呼吸道传染病，2020 年 1 月 20 日，国家卫生健康委员会发布 2020 年 1 号公告，把 COVID-19 纳入《中华人民共和国传染病防治法》，归为乙类传染病，但需要按照甲类传染病管理，同时将 SARS-CoV-2 感染的肺炎纳入《中华人民共和国国境卫生检疫法》规定的检疫传染病管理。

目前，对于 COVID-19 的预防控制措施主要包括以下几个方面。

（1）分区分级精准防控：根据《中华人民共和国传染病防治法》《突发公共卫生事件应急条例》等法律法规，实施分区分级精准防控，以县（区）为单位，依据人口、发病情况综合研判，科学划分疫情风险等级，明确分级分类的防控策略。通过动态分析研判，及时调整风险等级。

（2）早发现：对有不明原因发热、干咳等呼吸道症状或腹泻等消化道症状的病例、密切接触者、有流行病学史的人员，需要认真排查，必要时组织专家会诊，并采集标本进行病原学检测。

（3）早报告：各级各类医疗卫生机构发现疑似病例、确诊病例、无症状感染者时，应当于 2 小时内进行网络直报。疾控机构在接到报告后应当立即调查核实，于 2 小时内通过网络直报系统完成报告信息的三级确认审核。

（4）早隔离：需要做好病例管理、出院后管理和无症状感染者管理。

（5）早治疗：定点医院应当做好医疗救治所需的人员、药品、设施、设备、防护用品等准备工作，按照最新版诊疗方案进行规范救治，做到应隔尽隔、应收尽收、应检尽检、应治尽治，提高收治率和治愈率，降低感染率和病死率。

（6）流行病学调查：包括个案调查、聚集性疫情调查、信息报告。

（7）密切接触者追踪和管理：按照中国疾病预防控制中心制定的 COVID-19 病例密切接触者调查与管理指南执行。

（8）标本采集和实验室检测：相关标本采集、运送、存储和检测需要严格按照中国疾病预防控制中心印发的 COVID-19 实验室检测技术指南要求执行。

（9）重点场所、机构、人群防控：例如，车站、机场、码头、商场、公共卫生间、电梯等公众场所和汽车、火车、飞机等密闭交通工具，学校、托幼机构以及养老机构、残障人员福利机构和监管场所等特殊机构。

（10）院内感染控制、特定场所消毒和人员防护：医疗机构应当按照医疗机构内 SARS-CoV-2 感染预防与控制技术指南的要求，严格做好院内感染控制。同时，严格按照《医疗机构消毒技术规范》《医院空气净化管理规范》做好医疗器械、污染物品、物体表面、地面和空气等的清洁与消毒。根据《医疗废物管理条例》《医疗卫生机构医疗废物管理办法》做好医疗废物的处置和管理。

（11）宣传教育与风险沟通：普及 COVID-19 防控知识，加强重点人群健康教育，通过多种途径做好公众个人防护指导，减少人群中可能的接触或暴露。

在安全有效的疫苗上市前，预防和控制 COVID-19 更多是通过管理感染源、切断传播途径和保护易感人群来实现。

根据 SARS 和 MERS 的疾病特点以及我国诊疗方案中相关阐述，COVID-19 的防控策略同样适用于 SARS 和 MERS。

（李侗曾　李　真）

第二节　传染源管理

根据我国 COVID-19 诊疗方案，COVID-19 的传染源主要是 SARS-CoV-2 感染者，一些案例调查发现，无症状感染者也可能成为传染源，因此，无症状感染者的管理也需要参照确诊病例来执行，不过无症状感染者的传染性明显低于有症状患者。

对于传染源的管理，应该注意以下事项。

（1）对疑似或确诊患者及时进行隔离，并按照指定规范路线由专人引导进入隔离区。疑似病例需要单间隔离。

（2）患者进入病区前要更换患者服，个人物品及换下的衣服集中消毒处理后，存放于指定地点由医疗机构统一保管。

（3）指导患者正确选择、佩戴口罩，正确实施咳嗽礼仪和手卫生。

（4）加强对患者探视或陪护人员的管理。

（5）对被隔离的患者，原则上其活动限制在隔离病房内，减少患者的移动和转换病房，若确需离开隔离病房或隔离区域时，应当采取相应措施如佩戴医用外科口罩，防止对其他患者和环境造成污染。

（6）疑似、确诊患者出院或转院时，应当更换干净衣服后方可离开，按《医疗机构消毒技术规范》对其接触环境进行终末消毒。

（7）疑似或确诊患者须达到以下标准可考虑解除隔离或出院：①体温恢复正常 3 天以上；②呼吸道症状明显好转；③肺部影像学显示急性渗出性病变明显改善；④连续两次痰或鼻咽拭子等呼吸道标本核酸检测阴性（采样时间至少间隔 24 小时）。

（8）解除隔离或出院后管理措施包括：①定点医院要做好与患者居住地基层医疗机构间的联系，共享病历资料，及时将出院患者信息推送至患者辖区或居住地居委会和基层医疗卫生机构；②患者出院后，建议应继续进行 14 天的隔离管理和健康状况监测，佩戴口罩，有条件的可居住在通风良好的单人房间，减少与家人的密切接触，分餐饮食，做好手卫生，避免外出活动。③建议在出院后第 2 周、第 4 周到医院随访、复诊。

（9）无症状感染者的定义：呼吸道等标本 SARS-CoV-2 病原学检测呈阳性，无相关临床表现，如发热、干咳、咽痛等可自我感知或可临床识别的症状与体征，且 CT 检查无 COVID-19 影像学特征者。无症状感染者有两种情形：①经 14 天的隔离医学观察，均无任何可自我感知或可临床识别的症状与体征；②处于潜伏期的"无症状感染"状态。

无症状感染者应当集中隔离医学观察 14 天，原则上连续两次标本核酸检测呈阴性者（采样时间至少间隔 24 小时）可解除集中隔离医学观察，核酸检测仍为阳性且无相关临床表现者需继续集中隔离医学观察，在观察期间连续 2 次核酸检测阴性可解除集中隔离医学观察。集中隔离医学观察期间，应当开展血常规、CT 影像学检查和抗体检测；符合诊断标准后，及时订正为确诊病例。如出现临床表现，应当立即转运至定点医疗机构进行规范治疗。解除集中隔离医学观察的无症状感染者，应当继续进行 14 天的居家医学观察并于第 2 周和第 4 周到定点医疗机构随访、复诊。

（10）疑似或确诊患者死亡的，应当对尸体及时进行处理。处理方法为：用 3 000 mg/L 的含氯消毒剂或 0.5% 过氧乙酸棉球或纱布填塞患者口、鼻、耳、肛门等所有开放通道；用双层布单包裹尸体，装入双层尸体袋中，由专用车辆直接送至指定地点火化。患者住院期间使用的个人物品经消毒后方可随患者家属带回家。

（11）转运患者需要严格按照国家卫生健康委员会发布的《新型冠状病毒感染的肺炎病例转运工作方案（试行）》执行。

根据 SARS 和 MERS 的疾病特点以及我国诊疗方案中的相关阐述，对于 COVID-19 的传染源的控制策略同样适应于 SARS 和 MERS。

（李侗曾　李宏艳）

第三节　切断传播途径

根据我国 COVID-19 诊疗方案，COVID-19 的传播途径是呼吸道传播和密切接触传播，在相对封闭的环境中长时间暴露于高浓度气溶胶情况下存在经气溶胶传播的可能。

对于切断传播途径的防控措施，应该做好以下几个方面。

（1）阻断呼吸道飞沫传播及接触传播：在疫区避免乘坐公共交通工具，在拥挤或通风不良的公共场所如电梯、公共交通工具、卫生间等应全程佩戴口罩。进食前或如厕后，尽量不要触摸嘴巴、鼻子或眼睛；勤洗手，注意正确的洗手方式。公共区域的管理者需要对公共设施每日严格消毒。

（2）粪－口途径传播：目前尚未得到证实，但是根据 2003 年 SARS 病例文献报道，不排除 SARS-CoV-2 也存在粪－口传播途径，流行期间应该严格注意饮食和饮用水卫生。2020 年 7 月《科学》（*Science*）发表的文章中证实了 SARS-CoV-2 可以在人类肠道内复制，以往已有研究发现 COVID-19 患者的粪便或者肛拭子中 SARS-CoV-2 的核酸阳性持续时间更长，并且已经有研究团队从粪便中和污水中分离到活病毒，这些都提示不排除存在粪－口传播途径的可能性，目前尚无确切报道的粪－口途径感染的案例，但是仍然提示我们应该做好感染者排泄物的消毒处理，在卫生条件较差的地区注意饮用水的安全问题。

（3）做好个人卫生和防护，养成良好卫生习惯，勤洗手、避免用手接触口鼻眼，咳嗽、打喷嚏时注意遮挡，科学佩戴口罩、垃圾分类投放、保持社交距离、推广分餐公筷、看病网上预约。加强工作生活场所通风和卫生清洁，尽量避免前往人群密集场所，尤其是密闭式场所，与人接触时，保持"一米线"安全社交距离。医疗机构工作人员，在密闭场所工作的营业员、保安员、保洁员、司乘人员、客运场站服务人员、警察及就医人员等要佩戴口罩。

根据 SARS 和 MERS 的疾病特点以及我国诊疗方案中相关阐述，关于切断 COVID-19 的传播途径的策略同样适应于 SARS 和 MERS。

（李侗曾　李　真）

第四节 保护易感人群

根据我国 COVID-19 诊疗方案，人群对 SARS-CoV-2 普遍易感，目前疫苗尚处于研究阶段，全球有超过 120 种候选疫苗正在研发中，包括灭活疫苗、减毒活疫苗、腺病毒载体疫苗等，部分疫苗已经进入 II 期或者 III 期临床试验阶段。

2020 年 7 月 20 日，医学期刊《柳叶刀》(*Lancet*) 在线发表由中国工程院院士、军事科学院军事医学研究院研究员陈薇团队领衔研发的重组新冠疫苗（腺病毒载体）II 期临床试验结果，试验结果表明，单次接种该型重组新冠疫苗（腺病毒载体）28 天后，99.5% 的受试者产生了特异性抗体，89.0% 的受试者产生了特异性细胞免疫反应，有望为人体对抗 SARS-CoV-2 感染提供"双重保护反应"。2020 年 5 月 22 日，《柳叶刀》发表了该型疫苗 I 期临床试验数据，试验结果表明该疫苗安全、耐受性好，无严重不良反应，受试者全部产生抗体和细胞免疫反应。

未来还可能采用单克隆抗体和免疫球蛋白预防 COVID-19，尤其是医务工作者等易感染的高风险人群和老年人等重症病例的高风险人群，可以考虑使用该措施来预防。

在安全有效的疫苗上市前，保护易感人群主要是通过多种途径进行健康宣传教育，提醒个人和相关单位做好预防措施，重点区域在必要时可以采取封闭管理。

在保护易感人群方面，我国防控方案中要求：各县（区）出现聚集性疫情，辖区疾控中心应当通过突发公共卫生事件报告管理信息系统在 2 小时内进行网络直报，事件级别选择"未分级"。根据对事件的调查评估，及时进行调整并报告。对 5 例以下病例且有流行病学关联的聚集性发病事件也应当通过突发公共卫生事件报告管理信息系统报告。加强部门间信息共享和数据分析利用，及时向社会发布预警信息，公开透明发布疫情信息，按照规定启动应急响应，开展防控工作管理信息系统报告。

根据 SARS 和 MERS 的疾病特点以及我国诊疗方案中相关阐述，SARS 和 MERS 目前也没有安全有效的疫苗上市，因此关于 COVID-19 的保护易感人群的策略同样适应于 SARS 和 MERS。

（李侗曾）

第五节 预 后

一、COVID-19 的预后

大部分 COVID-19 感染者预后良好，病死率低于 SARS 和 MERS，目前出院患者恢复良好，远期并发症和后遗症少见，50 岁以上人群随着年龄增长病死率开始明显增加，以往有基础疾病的人群发展为重型和危重型的风险高。根据国家卫生健康委员会官网上公布的数据，截至 2020 年 7 月 29 日 24 时，我国 31 个省（自治区、直辖市）和新疆生产建设兵团累计报告确诊病例 84 165 例，累计治愈出院病例 78 957 例，累计死亡病例 4 634 例，病死率目前为 5.5%。

有研究者分析，截至 2020 年 2 月 11 日中国内地共报告的 44 672 例确诊病例中，共有 1 023 例死亡，粗病死率为 2.3%，湖北省的粗病死率为 2.9%，高出其他省份（0.4%）7.3 倍。而危重型病例的病死率较高，文献报道 52 例 COVID-19 重症患者队列中，28 天内有 32 名（61.5%）重症患者死亡。

从全球数据来看，住院患者的病死率为 15%~20%，入住 ICU 的患者病死率则高达 40%，从年龄分布来看，40 岁以下人群的病死率不到 5%，而 70～79 岁人群的病死率为 35%，80～89 岁人群的病死率高达 60%。

二、SARS 和 MERS 的预后与预防

在 2003 年的 SARS 全球流行病中，29 个国家和地区累计报告了 8 098 例可能的 SARS 病例，其中 774 人（9.6%）死亡。同样 SARS 患者中不同年龄组的病死率差异很大，60 岁以上患者的病死率明显高于 60 岁以下患者。

根据世界卫生组织数据，截至 2020 年 1 月，已经有 27 个国家报告了 2 519 例实验室确诊的 MERS 人类病例，累计报告了 866 例死亡，病死率为 34%，大部分病例（84.2%）来自沙特阿拉伯，统计显示，50～59 岁年龄段的人群是 MERS 原发感染的最高风险人群，30～39 岁年龄段是最容易发生 MERS 继发感染的人群，原发感染者病死率最高的年龄段也是 50～59 岁，而 MERS 继发感染病死率最高的年龄段为 70～79 岁。

2015 年 5 月 29 日，原国家卫生和计划生育委员会通报广东省惠州市出现首例输入性 MERS 确诊病例，患者为来自韩国的 44 岁男性，系韩国 MERS 病例的密切接触者。经会诊，按照《中东呼吸综合征诊疗方案（2014 年版）》，诊断该患者为 MERS 确诊病例。

SARS 和 MERS 部分患者存在长期的肺损伤和肺纤维化问题，在对 SARS 恢复期患者 8 个月随访中，高分辨率计算机断层扫描发现大部分患者存在局灶或者多发的肺纤维化，7% 患者存在限制性肺通气功能障碍，38% 患者存在弥散功能障碍。

SARS 和 MERS 目前都没有安全有效的疫苗用来预防，因此其预防原则和 COVID-19 基本相同，需要做好确诊病例和疑似病例的管理和隔离救治，对密切接触者做好追踪和管理，加强宣传教育和风险控制，加强医疗卫生机构专业人员的培训，加强实验室检测和生物安全防控。除了做好人与人之间的传播预防工作外，还要考虑到动物作为中间宿主传播的可能，一旦发现可疑中间宿主动物要及时报告，多部门协作进行调研，及时切断从动物到人的传播途径。

（李侗曾）

参 考 文 献

［1］　国务院应对新型冠状病毒肺炎疫情联防联控机制综合组.《新型冠状病毒肺炎防控方案（第七版）》[S]. 2020.
［2］　国家卫生健康委员会, 国家中医药管理局. 新型冠状病毒肺炎诊疗方案（试行第八版）[J]. 传染病信息, 2020, 33 (4): 289-296.
［3］　钟南山. 传染性非典型肺炎 (SARS) 诊疗方案 [J]. 中华医学杂志, 2003, 83 (19): 1731-1752.
［4］　中华人民共和国国家卫生健康委员会. 中东呼吸综合征病例诊疗方案 (2015 年版) [J]. 中国病毒病杂志, 2015, 5 (5): 352-354.
［5］　国家卫生健康委员会. 医疗机构内新型冠状病毒感染预防与控制技术指南（第一版）[J]. 中国感染控制杂志, 2020, 19 (2): 189-191.
［6］　国家卫生健康委员会. 新型冠状病毒感染的肺炎防护中常见医用防护用品使用范围指引（试行）[S]. 2020.
［7］　国家卫生健康委员会. 新型冠状病毒感染的肺炎病例转运工作方案（试行）[S]. 2020.
［8］　LAMERS M M, BEUMER J, VAN DER VAART J, et al. SARS-CoV-2 productively infects human gut enterocytes [J]. Science, 2020, 369 (6499): 50-54.
［9］　WU Y J, GUO C, TANG L, et al. Prolonged presence of SARS-CoV-2 viral RNA in faecal samples [J]. Lancet Gastroenterol Hepatol, 2020, 55 (5): 434-435.

［10］ ZHU F C, GUAN X H, LI Y H, et al. Immunogenicity and safety of a recombinant adenovirus type-5-vectored COVID-19 vaccine in healthy adults aged 18 years or older: a randomised, double-blind, placebo-controlled, phase 2 trial [J]. Lancet, 2020, 396 (10249): 479-488.

［11］ ZHU F C, LI Y H, GUAN X H, et al. Safety, tolerability, and immunogenicity of a recombinant adenovirus type-5 vectored COVID-19 vaccine: a dose-escalation, open-label, non-randomised, first-in-human trial [J]. Lancet, 2020, 395 (10240): 1845-1854.

［12］ 中国疾病预防控制中心新型冠状病毒肺炎应急响应机制流行病学组. 新型冠状病毒肺炎流行病学特征分析 [J]. 中华流行病学杂志, 2020, 41 (2): 145-151.

［13］ YANG X B, YU Y, XU J Q, et al. Clinical course and outcomes of critically ill patients with SARS-CoV-2 pneumonia in Wuhan, China: a single-centered, retrospective, observational study [J]. Lancet Respir Med, 2020, 85 (5): 475-481.

［14］ WIERSINGA W J, RHODES A, CHENG A C, et al. Pathophysiology, transmission, diagnosis, and treatment of coronavirus disease 2019 (COVID-19): a review [J]. JAMA, 2020, 324: (8): 782-793.

［15］ ANTONIO G E, WONG K T, HUI D S C, et al. Thin-section CT in patients with severe acute respiratory syndrome following hospital discharge: preliminary experience [J]. Radiology, 2003, 228 (3): 810-815.

［16］ DAS K, LEE E, SINGH R, et al. Follow-up chest radiographic findings in patients with MERS-CoV after recovery [J]. Indian Journal of Radiology & Imaging, 2017, 27 (3): 342-349.

［17］ CHIANG C H, SHIH J F, SU W J, et al. Eight-month prospective study of 14 patients with hospital-acquired severe acute respiratory syndrome [J]. Mayo Clinic Proceedings, 2004, 79 (11): 1359-1366.

［18］ 中华医学会, 中华中医药学会. 传染性非典型肺炎 (SARS) 诊疗方案 [J]. 中华医学杂志, 2003, 83 (19): 1731-1752.

［19］ 国家卫生计生委办公厅. 国家卫生计生委办公厅关于印发《中东呼吸综合征疫情防控方案 (第二版)》的通知 [J]. 首都公共卫生, 2015, 9 (4): 145-146, 159.

第十六章　影像科常用清洁与消毒方法及医疗废物处理

影像科应设立专用的固定 DR 机房，有条件的医院应优先设立专用的 CT 机房，并按照"三区两通道"即污染区、潜在污染区、清洁区、患者通道、清洁通道（医务人员和清洁物品）、污染通道（患者和污染物品）分区和布局。各分区之间应有物理隔断，各区域和通道出入口设有醒目标识。设计机房布局时可兼顾疫情和非疫情时用途的快速转换，便于提高影像设备的利用效率。

若无条件设立专用机房、专用设备，需要科学管理受检者的检查顺序，对普通门诊患者、发热门诊等风险较高患者、隔离病房疑似和确诊患者进行分批次、分时段集中检查，并严格执行消毒措施。

在 COVID-19 疫情期间，影像科专用机房医疗废物及生活垃圾均应按照感染类医疗垃圾重点处理，严格依照《传染病防治法》《医疗废物管理条例》和《医疗卫生机构医疗废物管理办法》管理。普通机房及生活区的一些医疗废物应按常规医疗废物处理。

第一节　影像科常用清洁与消毒方法

一、影像科 COVID-19 专用 DR、CT 机房消毒

（一）设备消毒

设备消毒需要参考生产厂家消毒意见，谨慎使用消毒喷雾装置，这些喷雾可能会渗入设备，导致电气短路、金属腐蚀或其他损坏。如需使用喷雾消毒装置，必须先关闭设备并待其冷却，然后用塑料薄膜将设备完全盖住，才能开始喷雾。待所有喷雾散尽，才能揭去塑料薄膜，然后对设备自身进行擦拭消毒。需使用经过认证的清洁剂、消毒剂来清洁设备，重点消毒患者易接触到的检查床、探测区域，每天至少 3 次；当出现患者体液、血液、分泌物等肉眼可见污染物时，应先用一次性吸水材料完全除去污染后，再用毛巾或纸巾蘸取清洁剂擦洗。如遇按钮及孔洞时应格外小心，避免液体渗入设备内损坏设备。

（二）物体表面消毒

包括专用机房和候诊区的栏杆、门把手、窗户、墙面、开关、桌椅、键盘、鼠标、屏蔽防护用品等。用 1 000 mg/L 的含氯消毒液擦拭，每天至少 3 次；对于金属等不耐腐蚀的物体表面可以使用 75% 乙醇进行擦拭，每天至少 3 次；有肉眼可见的污染物时用纱布蘸取 1 000 mg/L 的含氯消毒液（氯己定除外，下同）小心移除；大量污染物应使用含吸水成分的消毒粉或漂白粉完全覆盖，或用一次性吸水材料完全覆盖后用足量的 1 000 mg/L 的含氯消毒液浇在吸水材料上，作用 30 分钟以上后小心清除干净。清除过程中避免接触污染物，清理的污染物按医疗废物集中处置，再用 1 000 mg/L 的含氯消毒液的抹布擦拭可能接触到污染物的物体表面及其周围（建议擦拭 2 遍）。每位患者检查完后立即更换床

单。另外使用后的铅衣清洁消毒可用复合双链季铵盐（0.18%～0.22%）消毒纸巾擦拭消毒。技术人员使用过的护目镜、面罩用 1 000 mg/L 含氯消毒液浸泡 30 分钟。

（三）空气消毒

首先关闭所有中央空调，避免交叉感染，开窗通风、加强空气流通。空气消毒机 24 小时持续消毒，空气消毒机消毒时建议关闭屏蔽门，每 4 小时开门通风一次，每次不低于 30 分钟。在无人时可选用紫外线灯悬吊式或移动式直接照射消毒。灯管吊装高度距离地面 1.8～2.2 m。安装紫外线灯的数量为平均 ≥1.5 W/m，照射时间 ≥30 分钟（从亮灯 5 分钟起计算照射消毒时间），需合理配置覆盖整个机房，每日至少 3 次，继而开窗和（或）通风管道通风 30 分钟以上。注意紫外线灯表面应保持清洁，每周用 70%～80%（体积比）乙醇棉球擦拭一次，发现灯管表面有灰尘、油污时应及时擦拭；紫外线灯消毒室内空气时，房间内应保持清洁干燥，减少灰尘和水雾，温度 <20℃或 >40℃时，或相对湿度 >60% 时，应适当延长照射时间。室内有人时不宜使用紫外线灯。

（四）地面消毒

候诊区、专用走廊、机房、操作间地面用 1 000 mg/L 的含氯消毒液拖布擦拭，每天至少 3 次，如遇肉眼可见污染物时处理方式同物体表面消毒一样，擦拭范围不少于 2 m。

（五）终末消毒

若专用机房为确诊患者设置时，则执行以上消毒措施，每天至少 2 次终末消毒。若专用机房用于发热患者的筛查，常规执行以上消毒措施，当发现疑似病例时立即启动终末消毒。

终末消毒具体方法为：如使用化学消毒剂对空气进行终末消毒，宜采用 1%～3% 的过氧化氢等超低容量雾化消毒。房间密闭不少于 30 分钟，开窗通风；然后是环境表面、地面及仪器设备表面的擦拭消毒，特别是患者和医务人员工作时可能接触的表面进行重点擦拭消毒；生产厂家明确要求不能使用过氧化物等进行终末消毒的，可使用紫外线灯照射 30 分钟，关闭紫外线灯后再进行设备和环境表面擦拭消毒。

以上要求也适用于车载 CT 和方舱 CT 检查室的消毒。

二、影像科 DR、CT 普通机房消毒

（一）设备消毒

设备消毒需要参考生产厂家消毒意见，使用经过认证的清洁消毒剂，重点消毒患者易接触到的检查床、探测区域，每天至少 2 次；当出现肉眼可见污染物时，应先用一次性吸水材料完全除去污染后再用复合双链季铵盐（0.18%～0.22%）消毒湿巾擦拭消毒。

（二）物体表面消毒

包括普通机房与候诊区的栏杆、门把手、窗户、墙面、开关、桌椅、键盘等。用一次性消毒湿巾或含有效氯 500 mg/L 消毒液擦拭，电脑、键盘使用屏障保护膜每天至少 2 次；对于金属等不耐腐蚀的物体表面可以使用 75% 乙醇擦拭，每天至少 2 次；有肉眼可见的污染物时先用一次性除湿材料清除污染物后再用 1 000 mg/L 含氯消毒液抹布擦拭。每位患者检查完后立即更换床单。环境物体表面的清洁消毒首选消毒湿巾或经消毒液规范浸泡后的抹布擦拭，不宜采取喷洒消毒方式。另外使用后的铅衣可以

用（0.18%～0.22%）复合双链季铵盐消毒湿巾擦拭消毒。

（三）空气消毒

优先选择自然通风，不具备自然通风条件可选择机械通风或空气消毒措施，出、回风口 1 次 /周；空调系统风口 1 次 / 月。空气消毒机 24 小时持续消毒，空气消毒机消毒时建议关闭屏蔽门，每 4 小时开门通风一次，每次不低于 30 分钟；也可以每天紫外线照射至少 2 次，每次 30 分钟，照射结束后要开门窗通风。

（四）地面消毒

候诊区、走廊、机房、操作间内地面用 500 mg/L 含氯消毒液拖布擦拭，每天 2 次，如遇肉眼可见污染物时先用一次性除湿材料清除污染物后再用 1 000 mg/L 含氯消毒剂抹布擦拭，擦拭范围不少于 2 m。

普通机房如遇疑似患者，检查结束后应立即启动终末消毒。

三、移动 DR/CT 消毒

移动 DR/CT 检查时，接触到患者的区域如探测器和屏蔽防护用品等，提前使用一次性塑料袋封装隔离或检查完毕后擦拭消毒。如需移动到隔离病房以外病房使用时，需对整机表面参考生产厂家消毒意见执行擦拭消毒，然后紫外线照射 30 分钟以上方可使用，检查完毕后用 1 000 mg/L 含氯消毒液擦拭消毒。若有独立机房时，则执行专用放射诊断检查室的消毒措施。发现疑似病例后立即启动终末消毒。

四、登记处 / 取片处等场所的消毒

（一）设施消毒

工作区域桌面、患者可能触碰的窗口和台面、门把手、键盘、鼠标、照片和诊断报告自助打印机等用 500 mg/L 的含氯消毒液擦拭消毒，每天至少 2 次；对于金属等不耐腐蚀的物体表面可以使用 75% 乙醇擦拭，每天至少 2 遍。纸质申请单应在登记处截留并安全处置，不往下一环节传递。有肉眼可见的污染物时先用一次性除湿材料清除污染物后，再用 1 000 mg/L 含氯消毒液擦拭。

（二）地面消毒

用 500 mg/L 的含氯消毒液擦拭消毒，每天至少 1 次，遇到污染时必须随时消毒。

（三）减少接触

有条件的医院可使用电子申请单、图像及报告通过网络数据传输，减少患者与患者、医务人员的直接接触。

五、日常生活区域的常用清洁与消毒

诊断室、值班室、休息区等环境表面如桌椅、键盘、鼠标、电脑屏幕、笔、手机用 75% 乙醇每天擦拭 1 遍；地面用 500 mg/L 的含氯消毒液拖布擦拭，每天 1 次；加强空气流通，空气消毒机：每

天≥2次，每次≥30 min，或参照机器使用说明；厕所、洗手池区域用1 000 mg/L含氯消毒液擦拭，每天1次，污染时随时擦拭消毒。

（徐丙仁　曾灵子　汤小莉）

第二节　影像科医疗废物处理

在COVID-19疫情期间，影像科专用机房医疗废物及生活垃圾均应按照感染类医疗废物进行重点处理，严格依照《传染病防治法》《医疗废物管理条例》和《医疗卫生机构医疗废物管理办法》管理。

一、医疗废物分类收集

（一）明确分类收集范围

专用机房COVID-19确诊患者及疑似患者产生的废弃物，包括医疗废物及生活垃圾，应按医疗废物进行分类收集。

（二）规范包装容器

医疗废物专用黄色医疗废物包装袋、利器盒的外表面应当有警示标识，在盛装医疗废物前应当进行认真检查，确保其无破损、无渗漏。医疗废物收集桶应为脚踏式并带盖。使用双层包装袋盛装医疗废物，医疗废物达到包装袋或者利器盒的3/4时，袋内喷洒1 000 mg/L含氯消毒剂后，内层鹅颈式封口，以确保封口严密，内层袋表面再喷洒1 000 mg/L含氯消毒剂，外层鹅颈式封口，贴专用标识，外层袋表面再喷洒1 000 mg/L含氯消毒液。病员服、被单等放橘红色污物袋或可溶性污物袋并做好标识，送洗衣房单独消洗。医疗废物从垃圾桶内取出后应该对垃圾桶进行消毒处理。

（三）做好安全收集

由保洁员或专职医疗废物收集员穿戴个人防护（二级防护）进行感染性医疗废物收集，确保人员安全，控制感染风险。盛装医疗废物的包装袋和利器盒的外表面被感染性废物污染时，应当增加一层包装袋。分类收集使用后的一次性隔离衣、防护服等物品时，严禁挤压。每个包装袋、利器盒应当系有或粘贴中文标签，标签内容包括：医疗废物产生单位、产生部门、产生日期、类别，并在特别说明中标注"冠状病毒感染的肺炎"。

（四）分区域进行处理

专用机房COVID-19确诊患者及疑似患者产生的医疗废物，在离开污染区前应当对包装袋表面采用1 000 mg/L的含氯消毒液喷洒消毒（注意喷洒均匀）或在其表面外套一层医疗废物包装袋。清洁区产生的医疗废物按常规医疗废物处理。

二、医疗废物的运送

在运送医疗废物前，应当检查包装袋或者利器盒的标识、标签及封口是否符合要求。工作人员在运送医疗废物时，应当防止造成医疗废物专用包装袋和利器盒的破损，防止医疗废物直接接触身体，避免医疗废物泄漏和扩散。每天运送结束后，对运送工具进行清洁和消毒，含氯消毒液浓度为1 000 mg/L。运送工具被感染性医疗废物污染时，应当及时消毒处理。此外，在运送医疗废物时，还应做到医疗废物专车、专人收运，在转运前应确定好转运路线和交接要求。做好交接登记、密闭转运、医院暂存地点贮存。

（黄宽龙　徐丙仁　曾灵子　张亚明　汤小莉）

参 考 文 献

［1］ 国家卫生健康委员会.《新型冠状病毒肺炎诊疗方案 (试行第八版)》[S]. 2020. http://www. gov. cn/zhengce/zhengceku/2020-08/19/content_5535757. htm.

［2］ 国家卫生和计划生育委员会. 医疗机构环境表面清洁与消毒管理规范[M]. 北京: 中国标准出版社, 2016.

［3］ 中华医学会影像技术分会. 新型冠状病毒肺炎放射检查方案与感染防控专家共识 (试行第一版) [J]. 新发传染病电子杂志, 2020, 5 (2): 65-73.

［4］ 中华医学会放射学分会质量控制与安全管理专业委员会. 新型冠状病毒肺炎发热门急诊 CT 检查流程指导意见 (第一版) [J]. 临床放射学杂志, 2020, 39 (5): 841-845.

［5］ 吴锋耀, 蒙婷婷, 韦彩云, 等. 传染病医院新型冠状病毒肺炎疫情防控与职业健康长效机制建设 [J]. 新发传染病电子杂志, 2020, 5 (3): 198-202.

［6］ 中华人民共和国国家卫生和计划生育委员会. 埃博拉出血热医院感染预防与控制技术指南 (第一版) [J]. 传染病信息, 2014, 8 (5): 260-261.

［7］ 中华医学会影像技术分会. 新型冠状病毒肺炎影像学检查院内感染防控管理: 中华医学会影像技术分会推荐意见 (第一版) [J]. 中华放射学杂志, 2020, 54: 009.

［8］ 谭鸣, 冯晓源, 刘士远, 等. 新型冠状病毒肺炎影像检查诊断与感染控制指导意见 [J]. 中国医学计算机成像杂志, 2020, 26 (5): 1-19.

［9］ 徐秋贞, 李勇刚. 江苏省新型冠状病毒感染肺炎医学影像学检查, 诊断与防控规范专家共识 (2020 年第 1 版) [J]. 东南大学学报 (医学版), 2020, 180 (2): 7-25.

［10］ 国家卫生健康委办公厅. 医疗机构内新型冠状病毒感染预防与控制技术指南 (第二版) [S]. [2021-04-13].

第十七章　影像科院内感染防控的策略及 X 线防护原则

冠状病毒传染性强，死亡率高。依据我国相关法律法规和规范性文件要求，参考世界卫生组织和美国疾病预防控制中心的相关技术文件。应该对接触冠状病毒感染的可疑及确诊患者的放射科医务人员，根据不同工作岗位进行分区管理，强调严格执行手卫生、正确选择和佩戴口罩、通风等关键标准预防措施。开展全员培训，加强感染监测。根据医务人员的防护规范进行消毒、隔离和防护工作，采取相应的防护措施。确保医务人员个人卫生防护及 X 线防护到位。根据院感防控规范，对直接接触患者检查的专业技术人员进行相应管理。

第一节　影像科院内感染防控策略及措施

冠状病毒肺炎已被证实是一类传染性强的疾病，影像科作为密切接触科室是院内感染防控中的重要环节，规范化的管理策略及工作流程，可以有效减低院内感染风险。

一、影像科诊疗环境与岗位要求

（一）诊疗环境要求

（1）配备独立医学影像检查机房并进行区域划分：为防止交叉感染，应设立独立的医学影像检查区域或专用放射检查设备（如感染人群专用 X 线摄影设备和 CT 设备）。按照院内感染控制要求明确划分污染区、半污染区和清洁区，均执行严格消毒。放射科污染区和半污染区属于院内感染控制的重点区域（确诊患者检查后必须终末消毒后才能检查疑似患者）。

（2）应设立专用放射检查通道：对普通门诊及住院患者全面实时预约制（急诊除外），限制检查人数，防止聚集性候诊。对发热门诊以及病房疑似和确诊患者进行分批次、分时段集中检查，并严格执行消毒。放射科人员合理分工，在发热门诊、放射科污染区和半污染区、医院隔离病房等重点区域内实行专职专责管理。

（二）岗位要求

（1）移动床旁 X 线摄影技师：移动 DR 设备需要移到急诊抢救室 / 留观室、感染隔离病区、发热门诊等科室开展检查工作时，须严格执行所在科室防护级别要求做好防护方能进入工作区域，检查设备须经过严格的高水平消毒（1 000 mg/L 含氯消毒液）2 次方能带离。

（2）X 线摄影技师和 CT 检查技师：对疑似或确诊 COVID-19 患者，需专门设立专用预约分诊岗以及专用 DR/CT 扫描岗，接到发热门诊检查通知后告知工作人员做好接诊准备；告知患者到指定的隔离检查区域检查，隔离检查区域与普通检查区域有实体屏障隔离，张贴标识与警示，提示其他人员避免靠近；工作人员接到检查通知后再次确认做好准备，保持内屏蔽门关闭，用内开关打开外屏蔽门，用对讲系统呼叫患者进入；使用对讲系统核对患者信息，指导患者摆好体位并注意患者安全，严防跌倒坠床；与患者皮肤直接接触的诊疗床单疫情期间一人一用一更换。摆位技师如需进入检查室近距离接触疑似患者，严格执行三级防护。操作技师可采用一级或二级防护，对患者进行标准化图像采集；检查结束后，用内开关打开外屏蔽门，待患者离开后，按消毒要求进行空气消毒和设备消毒，持续使用空气消毒机进行消毒。

（3）影像检查登记人员：发热门诊患者由在重点区域内工作人员完成登记工作，应禁止发热门诊的患者前往常规的预约登记服务窗口办理业务。普通门诊患者登记人员尽量通过口头沟通获得患者预约申请单信息，患者与登记人员需相隔 1 m 以上，减少接触，必须接触急诊患者预约申请单时，每次需用快速手消毒液洗手，对患者接触过的申请单等单据进行单独管理和安全处置。指引患者正确佩戴口罩，指导患者到指定的区域候诊，减少人员的流动。建议充分利用医院信息系统（hospital information system，HIS）系统、影像归档和通信系统（picture archiving and communication systems，PACS）系统和放射信息管理系统（radioiogy information system，RIS）系统，实现无纸化填写电子申请单及病史。

（4）在非重点区域内工作的其他影像技术与诊断的专业人员：未明确进入污染区和半污染区，穿戴一次性工作帽、外科口罩（需接触疑似患者的戴 N95 防护口罩）、工作服（预检分诊必要时穿一次性隔离衣），必要时戴乳胶手套，严格执行手卫生。

二、重点区域内放射技师的工作模式（试行）

在隔离区域内工作的移动床旁 X 线摄影技师、X 线摄影技师和 CT 检查技师由于存在与患者进行密切接触的可能性，故条件允许的情况下推荐采用"2＋2"工作模式。

安排专人在医院内的特定隔离区域食宿，并在发热门诊、放射科污染区和半污染区、医院隔离病房等重点区域内负责承担并完成移动床旁 X 线摄影、X 线摄影和 CT 检查等工作 2 周（也可视具体情况缩短工作时间）。倒班工作完成后，需要在医院专门安排的特定隔离区域内休息待命，以随时应对突发事件，工作期间不得离开特定隔离区，一切工作以及生活所需均在重点区域和指定的特定隔离区内完成。

放射技师完成 2 周工作任务后，离开特定隔离区域，进入特定专用隔离病区进行监督性医学观察 2 周，观察期间不得离开该指定区域。监督性医学观察 2 周后如无异常则可返回正常工作岗位。

三、影像科院感防护原则

（1）为防止交叉感染，科室人员上下班通道关闭，使用门禁，无关人员不得进出。技师在清洁区穿戴防护用品，在缓冲区脱掉防护用品。摆位技师在污染区工作，在规定时间换岗前不能进入清洁区。换岗时按流程在缓冲区脱去防护服清洁通过后才能进入清洁区。

（2）影像科工作人员到急诊抢救室 / 留观室、感染隔离病区、发热门诊等科室开展检查工作时，须严格执行所在科室防护级别要求做好防护方能进入工作区域，检查设备须经过严格的高水平消毒（1 000 mg/L 含氯消毒液）2 次方能带离。工作人员须严格规范执行手卫生，未执行手卫生前不得接触手机、眼镜等。

（3）普通医技区域科室人员进入生活区或下班回家前，更换污染口罩和工作服，使用含 75% 乙醇消毒液或消毒湿布擦拭消毒个人眼镜、手机、笔等物品，流动水洗手。

（4）须专门设定工作人员严格落实科室医务人员、技术员、登记人员及清洁人员健康检查和健康登记工作，实施每天上班员工健康报告制度，出现 COVID-19 临床症状有应急预案，并遵照执行，及时上报。

（5）做好员工就餐管理，分批次就餐，控制同时就餐人员数量，就餐饭桌保持距离（1 m），条件许可每张饭桌限坐 1 人；就餐区应设置在清洁区，与工作区分开，不得着工作服到就餐区就餐。工作人员还应采取个人措施以减少感染，例如，戴口罩，不要触摸口罩和眼睛，勤洗手（七步洗手法），进餐、饮水和交谈时勿与同事面对面，并用一次性塑料袋覆盖传呼机。尽量避免举办多人参加的会议、交班等，必须举办的要控制参加人员数量和缩短会议时间，并佩戴口罩，尽量通过视频、网络等形式进行，保持环境通风。

（6）个人防护级别：根据不同工作区域不同岗位的暴露风险进行分级防护（表 17-1-1）。

表 17-1-1　不同岗位人员的分级防护

岗位	防护级别	防护用品
诊断医师	一级防护	穿戴一次性工作帽、外科口罩（需接触疑似患者的戴 N95 防护口罩）、工作服（预检分诊必要时穿一次性隔离衣），必要时戴乳胶手套，严格执行手卫生
专用机房技术员登记人员	二级防护	适用于医务人员从事与疑似或确诊患者有密切接触的诊疗活动；穿戴一次性工作帽、防护眼镜或面罩（防雾型）、N95 防护口罩、防护服或隔离衣、双层一次性乳胶手套、一次性鞋套，严格执行手卫生
发热门诊或移动DR、CT 技术员	三级防护	适用于近距离接触疑似或确诊患者的医务人员，穿戴一次性工作帽、N95 防护口罩、防护眼镜、防护面罩（或全面型呼吸防护器或正压式头套）、防护服、隔离衣、双层乳胶手套、鞋套、严格执行手卫生

四、患者的防护与管理

对普通门诊及住院患者全面实施预约制（急诊除外），限制检查人数，防止聚集性候诊。登记人员尽量通过口头沟通获得患者预约申请单信息，患者与登记人员需相隔 1 m 以上，减少接触，建议远程发热门诊一站式登记影像学资料、互联网上传；如登记人员必须接触患者预约申请单，每次需用快速手消毒液洗手，并指引患者正确佩戴口罩，指导患者到指定的区域候诊，减少人员的流动。除患者外，无特殊情况，禁止患者家属或其他陪同人员进入检查间，原则上不超过 1 人。孕妇和未成年人还需签署特殊人群接触射线告知书。

五、人员培训

医院每年至少开展 2 次全院职业安全培训、1 次职业健康防护新进展学习班，科内至少开展 2 次职业暴露相关培训，提高医务人员职业安全防范意识。

（黄宽龙　方文春　许传军）

第二节　影像科院内感染 X 线防护

X 射线是一种电离辐射，对人体组织有危害，我们在应用医用 X 射线设备时，在疫情特殊时期，应该在关注院内感染防控的同时关注其放射防护与安全。X 线辐射防护的目的主要在于防止发生有害的非随机性效应，并将随机性效应的发生率限制到认为可以接受的水平。保证医务工作者、受检者、公众及其后代的健康和安全，减少其可能带来的危害，提高 X 线防护的效益，并充分发挥 X 线的最大作用。遵照防护外照射的 3 个原则：①时间防护：在不影响诊断的前提下适当降低 CT 扫描时间，以使受检者减少接受的 X 线辐射剂量。②距离防护：人体所接受的辐射剂量与距离的平方成反比，距离越远，辐射剂量成指数下降。③屏蔽防护：采用高原子序数的材料，如铅、硫酸钡混凝土等可有效吸收或屏蔽射线，从而减少 X 射线对人体的照射。对于受检者来说个人防护用品的使用是防护最简单有效的方法，利用铅或含铅物质，设计出各种辐射防护产品，主要有铅衣、铅围裙、铅帽、铅围脖、铅手套等，可以阻挡或屏蔽 X 射线的照射。

一、辐射防护的基本原则

为了实现辐射防护目的，对于实践活动引起的照射提出了辐射防护的基本原则：

（1）辐射实践的正当化。产生电离辐射的任何实践要经过论证或确认该项实践是值得进行的，其所致的电离辐射危害同社会和个人从中获得的利益相比是可以接受的。如果拟实施的实践不能带来超过代价（包括健康损害代价和防护代价）的净利益，就不应当采用该项实践。

（2）辐射防护的最优化。应当避免一切不必要的照射。以放射防护最优化为原则，用最小的代价，获得最大的净利益，从而使一切必要的照射保持在可以合理达到的最低水平。在进行防护设计时，应当谋求防护的最优化，而不是盲目追求无限的降低剂量，否则，所增加的防护费用将是得不偿失，不能认为是合理的。

（3）个人剂量的限制。在实施正当化与最优化两项原则时，要同时保证个人所受照射的剂量不超过规定的限值。这样就可以保证放射工作人员中的个人不致有过高的危险度。我国现行标准规定：放射工作人员全身均匀照射（内照射及不均匀外照射）的年剂量当量 5 年内不应超过 20 mSv，在其间任一年内有效剂量不得超过 50 mSv。公众个人受到的年剂量当量应低于 5 mSv（0.1 rem）。

二、移动 DR/CT 的应用

移动 DR/CT 很好地解决了因患者不方便移动至放射科机房但需要进行拍片的问题。经常在 ICU、新生儿科、住院楼等地方使用，这些地方不像放射科有专门供使用 X 射线设备的屏蔽场所。其使用原则为：在无法使用固定设备且确需进行 DR/CT 检查时才允许使用，其不能作为常规检查使用。常用的辐射防护方式有：

（一）曝光前清场

曝光前，操作人员通知周围能撤离人员，暂时离开。若不能清场，应该对毗邻床位患者采取防护措施，如移动铅屏风。

（二）配合使用防护用品

工作人员操作设备时，穿戴铅防护用品（铅衣、铅围脖、铅眼镜、铅帽等）。拍片的时候，尽量远离射线源。曝光时，选择好曝光视野和部位，缩短曝光时间，避免重复曝光。患者拍片时对非检查部位使用升降式防护帘、移动铅屏、铅防护服（铅衣、铅帽、铅围裙、铅眼镜、铅围脖）等，并使用铅帘做好床周围射线防护工作。

（黄宽龙　徐丙仁　曾灵子　方文春　许传军）

参 考 文 献

［1］ 国家卫生健康委员会 . 新型冠状病毒肺炎诊疗方案 (试行第八版)[S]. 2020. http://www. gov. cn/zhengce/zhengceku/
2020-08/19/content_5535757. htm.

［2］ 徐秋贞, 李勇刚. 江苏省新型冠状病毒感染肺炎医学影像学检查, 诊断与防控规范专家共识 (2020 年第 1 版) [J]. 东
南大学学报 (医学版), 2020, 180 (2): 7-25.

［3］ 国家卫生和计划生育委员会. 医疗机构环境表面清洁与消毒管理规范[M]. 北京: 中国标准出版社, 2016.

［4］ 中华医学会影像技术分会. 新型冠状病毒肺炎影像学检查院内感染防控管理: 中华医学会影像技术分会推荐意见
(第一版) [J]. 中华放射学杂志, 2020, 54: 009.

［5］ 中华医学会影像技术分会. 新型冠状病毒肺炎放射检查方案与感染防控专家共识 (试行第一版) [J]. 新发传染病电
子杂志, 2020, 5 (2): 65-73.

［6］ 谭鸣, 冯晓源, 刘士远, 等. 新型冠状病毒肺炎影像检查诊断与感染控制指导意见 [J]. 中国医学计算机成像杂志,
2020: 1-19.

［7］ 吴锋耀, 蒙婷婷, 韦彩云, 等. 传染病医院新型冠状病毒肺炎疫情防控与职业健康长效机制建设 [J]. 新发传染病电子
杂志, 2020, 5 (3): 198-202.

第十八章　发热门诊 CT 室设置、院内感染防控措施与 CT 检查流程

影像科检查是冠状病毒感染患者最重要的检查手段，在其诊断与疗效的评价中具有重要的作用。影像学检查过程中的感染控制非常重要。

第一节　发热门诊 CT 室的设置与建设

（一）发热门诊区域同步设置 CT 检查室

安排相对独立的、易于分区管理的 CT 室作为发热门、急诊的专用 CT 检查室，设置清晰的分区标志。配备独立 CT 检查机房、操作室。如果能够设立自助胶片打印机（可设置在发热门诊诊区）。推荐配备 16 排以上 CT 机，图像分辨率更高。

若无条件单独划分专用 CT 检查机房，可对发热门急诊患者进行分批次、分时段检查，并对此类患者进行优先检查，在当前患者扫描结束后进行严格的设备和空气消毒，再进行下一位患者的检查。

（二）设立发热门诊到专用 CT 检查通道

将工作人员通道与患者通道分开，工作人员和患者按照区域划分通行路线，工作人员穿戴防护用品仅限于在污染区和半污染区活动，最好在地面贴上指示标记，避免患者绕路，增加传播风险。

（三）CT 室外应设置发热门诊患者专用候诊区

使用围挡等工具将此区域与其他区域分开，专用候诊区应设有清晰的分区标志，无关人员不得进入此区域。

（四）不同区域的门内外均放置速干手消毒液

工作人员进出门均进行手消毒；所有不同区域都应设有医用垃圾箱。

（五）加强专用 CT 排风口管理

停用不符合院感防控要求的中央空调。专用 CT 机房排风口进行封堵，避免病毒通过楼内通风造成传播。

（徐秋贞　徐　冬）

第二节　发热门诊的影像科感染控制管理

（一）建立健全发热门诊 CT 室管理制度

科主任全面负责疫情期间发热门诊 CT 室的工作。技师长进行区域划分和环境改造，制订 CT 检查方案和质量控制方案，进行技师培训、排班和统筹等安排。需设立院内感染防控协调员 1 名，职责是培训、督查工作人员正确穿脱防护用品，掌握检查设备、地面消毒方法等，负责防护用品的管理与补充、监控工作人员体温等，并每日定时上报科室领导，若遇特殊情况，如工作人员体温异常应及时上报管理部门并协调发热门诊及时处理和隔离。

（二）加强影像科人员感控的培训、考核和督查

（1）感控培训内容包括院内感染知识及防护用品使用规范，医疗隔离技术规范，冠状病毒感染的相关知识，手卫生等。尤其要注意岗前、岗后防护要点。

（2）重点加强手卫生的督导与考核，采用"七步洗手法"，严格按照"两前三后"（接触患者前，清洁、无菌操作前，暴露患者体液风险后，接触患者后，接触患者周围环境后）的指征进行手卫生，并注意在穿脱隔离衣、防护服和手套的前后均应进行手卫生。

（3）做好个人防护岗前与岗后防护

岗前准备：由于在岗期间需要严格的防护，通过员工专用通道进入清洁区，手卫生后依次戴医用防护口罩、一次性帽子或布帽、换工作鞋，有条件的可以更换刷手衣裤。在进入潜在污染区前穿工作服（控制室）。在进入污染区（机房、患者候诊区）前，脱工作服换穿防护服或者隔离衣，加戴一次性帽子和一次性医用外科口罩、防护眼镜、手套、鞋套。

离岗准备：禁止穿戴个人防护装备离开污染区，避免各个分区的交叉污染。离开污染区前，先消毒双手，按规范顺序摘取防护用品，脱下防护服，再次彻底进行手卫生。用 75% 乙醇消毒外耳道、Ⅲ型安尔碘消毒鼻腔、生理盐水漱口，在有条件的情况下进行 30 分钟以上的彻底清洁。

（4）加强冠状病毒感染的图像识别培训与考核：由科室主任或胸部影像诊断组负责人总结并及时更新冠状病毒感染各期表现，通过 PACS 或机房现场指导等多种不同形式，培训和提高技师识别冠状病毒感染的 CT 影像特征的能力。扫描结束后，技师应及时预览图像，发现疑似病变及时上报当班诊断医师，当班诊断医师确认后按危急值处理并上报，以便尽快采取隔离和防护措施，缩短患者的滞留时间，减少病毒传播。

（5）由防控培训小组对工作人员院内感染知识与防护用品使用考核合格后才能上岗。

（6）发热门诊 CT 室工作人员每日需汇报身体情况，在岗前、离岗时需要测量体温并记录，如出现发热、咳嗽等症状需到发热门诊进行诊断，必要时进行隔离治疗。防控培训小组每日需对体温记录情况进行检查，不定时对个人防护及消毒进行督导抽查。梳理不规范点，总结发现的问题，进行针对性培训，确保防护用品的正确使用，降低感染风险。防控培训小组每日需定时对专用发热门诊专用通道、候诊区进行检查。

（三）科学合理地设置影像科岗值班岗位

发热门诊 CT 检查室实行 24 小时值班制度（必要时实行进驻制度），建议根据实际情况每班配备 1～2 名技师，若配备 2 名则分别负责控制室内检查与患者摆位，建议控制室内操作技师一级防护（工

作服、医用外科口罩、乳胶手套），摆位技师二级防护（工作服、工作帽、医用防护口罩、一次性隔离衣、护目镜 / 防护面屏 / 防护面罩、乳胶手套），冠状病毒感染定点收治医院或疫情加重时各提高一个防护等级，三级防护要求配备工作服、工作帽、N95 防护口罩、一次性隔离衣、护目镜 / 防护面屏 / 防护面罩、乳胶手套。

采用 24 小时值守，根据医院实际情况固定时间进行轮休（轮休期间注意做好隔离防护），同时根据当地疫情情况及患者数量的变化进行调整，实行动态排班管理。

（许传军　余　东）

第三节　发热门诊 CT 检查流程

（一）CT 检查前准备

由发热门诊提前电话联系 CT 检查室进行预约，提前告知患者信息（如医保卡号等）并登记（包括 PACS 分诊及登记本记录），登记类别选急诊。CT 室应做好准备工作，按确诊、疑似病例等情况疏散通道其他患者。对手写"发热门诊"字样的纸条进行扫描替代申请单（最好有电子申请单），申请单应清楚注明患者是冠状病毒感染确诊病例、疑似病例还是未知病例，填写患者的流行病学史、实验室检查结果。

（二）患者的接诊

患者由发热门诊护士或其他工作人员专人护送，检查完毕后勿随意走动，请患者佩戴好口罩，减少彼此交谈，与他人保持至少 1 m 的距离。检查完应立即回到发热门诊诊区，避免与其他患者接触造成潜在的院内交叉感染。患者检查应全程戴医用外科口罩。随检医生、家属及无关人员不要进入机房和操作室，以减少控制室环境污染。轻症患者可在检查人员指导下上下检查床，如患者病情危重，可由陪同人员穿戴防护设备或者检查技师帮助其上下检查床。可采用紫外线消毒等措施做好患者检查申请单等文本资料的消毒处理工作。

（三）患者的检查

检查时隔室完成（单个检查技师时尽量隔室完成），保证患者安全的前提下利用设备控制台设定，务必注意避免意外伤害。如有必要接触患者时使用隔离衣（二级防护），使用后接触完患者不可返回控制室，留候诊室接诊下一个患者或协助相关人员环境消毒，按操作要求在返回控制室前及时、安全换下隔离衣，轻柔放入医用双层黄色垃圾袋中，按医疗垃圾及时处理，故单个技师值班操作时不建议离开控制室，由相应陪检人员协助完成患者上下床等污染区的操作。技师须注意手卫生及相关消毒环节。

（四）图像及报告处理

检查结束后立即做好患者图像重建及 PACS 传输，建议常规进行薄层图像重建：以≤1 mm 层厚重建出薄层（高分辨率）肺窗图像，有条件者可进行冠状面、矢状面重组，重点显示病变影像特征，打印常规胶片（以 5 mm 横断面图像为主，薄层及其他体位以 PACS 阅读为主），注意对小的磨玻璃密度病灶进行放大显示。胶片排版打印后，可在放置于发热门诊清洁区的自助打印机上打印胶片，或由发热门诊护士或其他工作人员专人送至发热门诊清洁区。

建议诊断室设立在放射科本部，扫描完成后发热门诊 CT 技师立即通知诊断组急诊 CT 值班医师书写报告，审核医师审核报告，建议按急诊半小时内签发报告。由发热门诊临床医生在工作站上进行报告查看及报告打印。为了保证报告的及时性，建议有专人医师负责（直接在 PACS 上或后台工作站显示和重组图像），对高度怀疑病毒性肺炎的患者按危急值报告并上报。

影像诊断医师应熟悉冠状病毒感染典型 CT 表现，根据患者典型 CT 表现，结合流行病学史、临床症状及实验室检查结果，向临床重点提示此类患者很有可能是冠状病毒感染，以利于改善患者预后和降低传播风险。

（五）其他注意事项

（1）考虑到部分冠状病毒感染患者早期没有发热，可能在放射科其他 CT 机上进行检查，要求所有 CT 上机技师及医师保持高度警惕，对非发热门诊专用 CT 机上检查发现有高度怀疑病毒性肺炎的患者应立即按危急值报告并停止检查其他患者，按照上述机房消毒要求进行处理后再接待下一例患者。

（2）需医院总体协调的事项：发热门诊或护理部进行专人陪检，发热门诊或后勤人员专人消毒，院感科进行人员培训，建议归发热门诊一致配置并发放防护设备。

（3）CT 技师特别注意要点：CT 检查尽量隔室操作完成；"三分区"概念要深入人心，杜绝穿隔离衣随处走动；强调手卫生，避免戴手套随处摸。医技同步配置，密切配合，快速完成检查及报告。

（4）根据医院自身情况，深入调研及时发现感控漏洞，及时改进与调整感控手段，确保万无一失。

（许传军　徐秋贞　余　东）

参 考 文 献

［1］ 徐秋贞, 李勇刚. 江苏省新型冠状病毒感染肺炎医学影像学检查、诊断与防控规范专家共识 (2020 年第 1 版) [J]. 东南大学学报 (医学版), 2020, 180 (2): 7-25.

［2］ 中华医学会影像技术分会. 新型冠状病毒肺炎放射检查方案与感染防控专家共识 (试行第一版) [J]. 新发传染病电子杂志, 2020, 5 (2): 65-73.

［3］ 吴锋耀, 蒙婷婷, 韦彩云, 等. 传染病医院新型冠状病毒肺炎疫情防控与职业健康长效机制建设 [J]. 新发传染病电子杂志, 2020, 5 (3): 198-202.

［4］ 中华医学会放射学分会质量控制与安全管理专业委员会. 新型冠状病毒肺炎发热门急诊 CT 检查流程指导意见 (第一版) [J]. 临床放射学杂志, 2020, 39 (5): 841-845.

附录 1 新型冠状病毒肺炎影像诊断指南（2021 年第三版）

中国研究型医院学会感染与炎症放射学专业委员会，中国性病艾滋病防治协会感染（传染病）影像工作委员会，中华医学会放射学分会传染病放射学组，中国医师协会放射医师分会感染影像专业委员会，中国医院协会传染病分会传染病影像学组，中国装备协会普通放射装备专业委员会传染病学组，北京影像诊疗技术创新联盟

【Abstract】 Since the outbroke of coronavirus disease 2019 (COVID-19) in December 2019, the National Health Commission has organized experts to develop the "Novel Coronary Viral Infection Pneumonia Diagnosis and Treatment Program" pilot version from for the first to eighth edition, emphasizing that suspected COVID-19 with characteristic chest CT imaging should be regarded as clinical diagnosed cases. The consensus has formed that CT, especially high resolution CT (HRCT) is the main method, supplemented by chest X-ray for chest imaging examinations, which highlights the critical role of chest CT in clinical diagnostic indicators for evidence-based diagnosis of COVID-19. This guideline is led by the Radiology Committee on Infectious and Inflammation Diseases, the Chinese Research Hospital Association, in collaboration with the Radiology of Infectious Branch, Working and Treating Committee of HIV/AIDS and STD Association, the Radiology of Infectious Sub-Branch, Radiology Branch, Chinese Medical Association, the Committee on Radiology of Infection, Radiology Branch, the Chinese Medical Doctor Association, the Infectious Diseases Committee of the Chinese Radiology Association, the Radiology of Infectious Diseases Management Sub-Branch, Infectious Diseases Management Branch, Hospital Management Association in China, the Infectious Diseases Group, General Radiology Equipment Committee, China Association of Medical Equipment and the Beijing Imaging Diagnosis and Treatment Technology Innovation Alliance. The formulation of the guidelines will enhance the understanding of the diagnostic and therapeutic value of HRCT in COVID-19 and grasp the epidemiology, clinical, laboratory and CT imaging indicators for correct diagnosis.

【Keywords】 2019-novel coronaviruses; pneumonia, viral; diagnostic imaging; guideline
DOI：10.13929/j.issn.1003-3289.2020.03.000

【摘要】 自 2019 年 12 月发生新型冠状病毒肺炎（COVID-19）疫情后，国家卫生健康委员会组织相关专家制定了《新型冠状病毒感染的肺炎诊疗方案》（试行第一至八版），将具有肺部影像学特征者的疑似病例纳入临床诊断病例。肺部影像学检查主要以胸部 CT［尤其是高分辨率 CT（HRCT）］为主、胸部 X 线片为辅。目前国内外影像专家已针对 COVID-19 形成共识，即胸部 HRCT（层厚≤1 mm）是当前筛查与诊断 COVID-19 的主要手段之一，突出了胸部 CT 作为临床循证诊断 COVID-19 指标的重要性。本指南由中国研究型医院学会感染与炎症放射学专业委员会主导，中国性病艾滋病防治协会感染（传染病）影像工作委员会、中华医学会放射学分会传染病放射学组、中国医师协会放射医师分会感染影像专业委员会、北京影像诊疗技术创新联盟等精英专家团队协同制定，将进一步提升广大医务

工作者对 HRCT 在 COVID-19 影像诊断和疗效观察中的价值的认识，理解流行病学、临床指标、实验室指标及 CT 影像表现之间的互补关系，以利于临床精准诊断。

【关键词】 新型冠状病毒；肺炎，病毒性；影像诊断；指南

自 2019 年 12 月底以来，陆续发现多例不明原因的肺炎病例[1]。呼吸道标本测序显示感染源是一种新型的冠状病毒[2]，国际病毒分类委员会（International Committee for Taxonomy of Virus，ICTV）将其命名为严重急性呼吸综合征冠状病毒 -2（SARS-CoV-2），SARS-CoV-2 可引起与急性呼吸综合征冠状病毒（severe acute respiratory syndrome coronavirus，SARS-CoV）和中东呼吸综合征冠状病毒（middle east respiratory syndrome coronavirus，MERS-CoV）类似的严重呼吸系统疾病，并将其命名为新型冠状病毒肺炎（coronavirus disease 2019，COVID-19）。胸部高分辨率 CT（high resolution CT，HRCT）作为 COVID-19 当前筛查与诊断的主要手段之一，所见影像表现具有一定特征性和规律性，可为诊疗过程中提供重要的循证依据。本指南是在《新型冠状病毒肺炎影像诊断指南》中文及英文版第一、二版[3-4]基础上，结合影像病例详细分析实践及最新研究成果，基于临床分期提出的影像学检查及诊断 COVID-19 的指南[4-5]，对进一步提高临床诊断 COVID-19 能力具有重要指导意义。

1. COVID-19 临床诊断

1.1 适用范围　本指南适用于全国不同级别医疗机构，为影像学检查及诊断 COVID-19 提供参考。

1.2 术语　2020 年 1 月 12 日 WHO 将造成此次疫情的新型冠状病毒命名为 2019 新型冠状病毒（2019-novel coronaviruses，2019-nCoV）。2020 年 2 月 8 日，国务院应对新型冠状病毒感染肺炎疫情联防联控机制决定将新型冠状病毒感染的肺炎暂命名为"新型冠状病毒肺炎"（简称"新冠肺炎"），英文名为"novel coronavirus pneumonia（NCP）"。2020 年 2 月 11 日，WHO 宣布将新型冠状病毒感染所致的疾病命名为 COVID-19，同时，国际病毒分类委员会宣布新型冠状病毒命名为 SARS-CoV-2。2020 年 2 月 22 日，国家卫生健康委员会宣布新型冠状病毒肺炎英文名称采用 WHO 名称"COVID-19"。

1.3 定义　COVID-19 是由 SARS-CoV-2 引起的以肺部炎症性病变为主的急性呼吸道传染病，也可引起消化系统[5]、神经系统等损害并出现相应症状[6]。

冠状病毒为 RNA 病毒，根据血清型和基因组特点分为 α、β、γ 和 δ 4 个属，此次 SARS-CoV-2 为 β 属[6]。病毒溯源可能为中华菊头蝠，病毒传播途径和宿主目前尚未最后确定，但根据最新研究显示存在着动物传人及人传人。飞沫和接触传播被认为是主要的传染途径；在相对封闭的环境中长时间暴露于高浓度气溶胶时，存在经气溶胶传播的可能。

SARS-CoV-2 和 SARS-CoV 相似，其损伤肺组织的病理机制也是通过 SARS-CoV-2 的外壳刺状突起（S 蛋白）与肺泡 II 型上皮细胞的血管紧张素转换酶 2（angiotensin converting enzyme 2，ACE2）结合入侵细支气管黏膜及肺泡上皮而损伤肺组织[7]。病理表现与镜下可见局限性或弥漫性急性肺泡炎和间质炎。早期肺泡壁血管扩张、充血，间质内可见淋巴细胞浸润；肺泡腔内可见液体渗出，肺泡上皮细胞增生、肿胀或变性、坏死以致脱落，单核细胞或多核巨细胞、淋巴细胞和浆细胞渗出，或可有纤维素渗出，严重者发展为肺实变，有时可见肺透明膜形成，晚期可发生肺间质纤维化。肺泡上皮细胞质或核内有时可见到病毒包涵体形成，免疫组化和核酸检测阳性[8]。

1.4 诊断依据

1.4.1 流行病学史　①发病前 14 天内有疫区旅行史或居住史；②发病前 14 天内有与 SARS-CoV-2 感染者（核酸检测阳性者）接触史；③发病前 14 天内曾接触来自疫区，或来自有病例报告社区的发热或有呼吸道症状的患者；④聚集性发病。

1.4.2 临床表现　基于目前流行病学调查，本病潜伏期为 1～14 天，多数为 3～7 天。以发热、乏力、干咳为主要表现，部分患者以嗅觉、味觉减退或丧失等为首发症状，少数患者伴有鼻塞、流涕、

咽痛、结膜炎、肌痛和腹泻等症状。重症患者多在发病一周后出现呼吸困难和（或）低氧血症，严重者可快速进展为急性呼吸窘迫综合征、脓毒症休克、难以纠正的代谢性酸中毒和出凝血功能障碍及多器官功能衰竭等。极少数患者还可有中枢神经系统受累及肢端缺血性坏死等表现。值得注意的是，重型、危重型患者病程中可为中低热，甚至无明显发热。轻型患者可表现为低热、轻微乏力、嗅觉及味觉障碍等，无肺炎表现。少数患者在感染 SARS-CoV-2 后可无明显临床症状。多数患者预后良好，少数患者病情危重，多见于老年人、有慢性基础疾病者、晚期妊娠和围产期女性、肥胖人群。儿童病例症状相对较轻，部分儿童及新生儿病例症状可不典型，表现为呕吐、腹泻等消化道症状或仅表现为反应差、呼吸急促。极少数儿童可有多系统炎症综合征（MIS-C），出现类似川崎病或不典型川崎病表现、中毒性休克综合征或巨噬细胞活化综合征等，多发生于恢复期。主要表现为发热伴皮疹、非化脓性结膜炎、黏膜炎症、低血压或休克、凝血障碍、急性消化道症状等。一旦发生，病情可在短期内急剧恶化。

国卫办医函〔2020〕680 号通知《新型冠状病毒肺炎诊疗方案（试行第八版）》[9]临床分型如下：

（1）轻型：临床症状轻微，影像学未见肺炎表现。

（2）普通型：具有发热、呼吸道症状等，影像学可见肺炎表现。

（3）重型

成人符合下列任何一条：①出现气促，RR≥30 次 / 分；②静息状态下，吸空气时指氧饱和度≤93%；③动脉血氧分压（PaO_2）/ 吸氧浓度（FiO_2）≤300 mmHg（1 mmHg＝0.133 kPa）；高海拔（海拔超过 1 000 m）地区应根据以下公式对 PaO_2/FiO_2 进行校正：PaO_2/FiO_2×［760/ 大气压（mmHg）］；④临床症状进行性加重，肺部影像学显示 24～48 小时内病灶明显进展>50% 者。

儿童符合下列任何一条：①持续高热超过 3 天；②出现气促（<2 月龄，RR≥60 次 / 分；2～12 月龄，RR≥50 次 / 分；1～5 岁，RR≥40 次 / 分；>5 岁，RR≥30 次 / 分），除外发热和哭闹的影响；③静息状态下，吸空气时指氧饱和度≤93%；④辅助呼吸（鼻翼扇动、三凹征）；⑤出现嗜睡、惊厥；⑥拒食或喂养困难，有脱水征。

（4）危重型

符合以下情况之一者：①出现呼吸衰竭，且需要机械通气；②出现休克；③合并其他器官功能衰竭需 ICU 监护治疗。

1.4.3　影像学表现　胸部 X 线检查和胸部 CT 检查对肺部病灶的检出、评估病变大小、密度和进展十分重要[5]。数字 X 射线摄影（digital radiography，DR）快捷、方便，但分辨率低，不易发现早期病变，且鉴别诊断价值有限，首次检查疑似病例时不推荐使用。推荐 DR 用于没有 CT 机的基层医院[4-5]、危重症患者及确诊病例的随诊和复查。

胸部 CT 断层扫描，特别是高分辨 CT（HRCT），无重叠结构干扰，可早期发现小病灶[3-4]，为当前筛查 COVID-19 的首选影像学检查手段。根据肺部影像学表现，COVID-19 可分为 4 期[4]：①早期胸部表现往往不典型，病变呈淡薄斑片状磨玻璃影（ground glass opacity，GGO），多局限性、散在分布于两中、下肺野，主要见于胸膜下。②进展期病灶多发，表现为 GGO 渗出、融合或伴有实变，以两肺野中外带分布多见，可伴少量胸腔积液。③重症期（危重症）相当于疾病晚期，两肺病灶密度弥漫性、广泛性进一步增高，称为"白肺"。此期病灶发展迅速，48 小时可增加 50% 以上，治疗困难，患者病死率较高。④转归期，病灶缩小或吸收，部分病例可见肺间质纤维化改变。

各期 COVID-19 共同特点包括双侧、多发病变，以 GGO 多见，可伴有实变、支气管充气征和小叶间隔增厚；也可呈"铺路石征"，常见支气管充气征及血管穿行。急性期病变密度相对均匀，吸收期多见不均匀致密影，罕有胸腔积液及淋巴结肿大[4, 10]。

早期轻症病例可有絮状阴影或微小 GGO（图 1）。进展期病灶数量增多，范围扩大，实变区可见

"支气管充气征"（图 2）。重症期（危重症期）病灶范围扩大、数量增多，两肺多发实变，呈"白肺"改变（图 3）。部分转归期病例可见肺间质纤维索条影（图 4）。MIS-C 时，心功能不全患者可见心影增大和肺水肿。

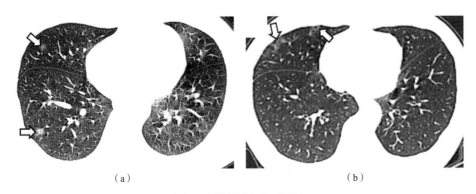

（a）　　　　　　　　　　　　　　　（b）

图 1　早期肺部 CT 表现

（a）右肺中叶外侧段和右肺下叶外基底段微小 GGO 结节灶（箭头）；（b）右肺中叶外侧段胸膜下絮状密度稍高影（箭头）。

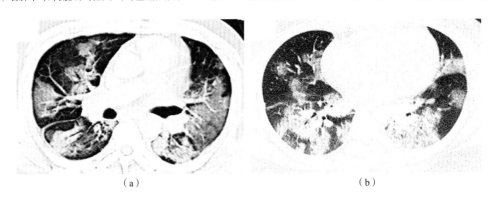

（a）　　　　　　　　　　　　　　　（b）

图 2　进展期 / 危重期肺部 CT 表现

（a）两肺多发病灶；（b）两肺多发病灶，累及肺门。

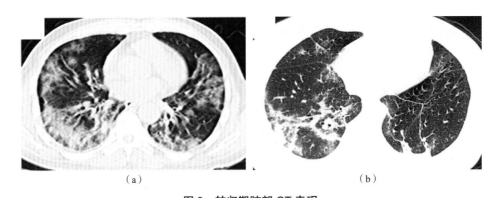

（a）　　　　　　　　　　　　　　　（b）

图 3　转归期肺部 CT 表现

（a）病灶较前吸收；（b）部分病灶呈纤维索条状

1.4.4　实验室检查

（1）一般检查：发病早期外周血白细胞计数正常或减少，可见淋巴细胞计数减少，部分患者可出现肝转氨酶、乳酸脱氢酶（LDH）、肌酶、肌红蛋白、肌钙蛋白和铁蛋白增高。多数患者 C 反应蛋白（CRP）和血沉升高，降钙素原正常。重型、危重型患者可见 D-二聚体升高、外周血淋巴细胞计数进行性减少，炎症因子升高。

（2）病原学及血清学检查：①病原学检查：采用 RT-PCR 和（或）NGS 方法在鼻咽拭子、痰和其他下呼吸道分泌物、血液、粪便、尿液等标本中可检测出 SARS-CoV-2。检测下呼吸道标本（痰或气道抽取物）更加准确。核酸检测会受到病程、标本采集、检测过程、检测试剂等因素的影响，为提高检测阳性率，应规范采集标本，标本采集后尽快送检。②血清学检查：SARS-CoV-2 特异性 IgM 抗体、IgG 抗体阳性，发病 1 周内阳性率均较低。由于试剂本身阳性判断值原因，或体内存在干扰物质（类风湿因子、嗜异性抗体、补体、溶菌酶等），或标本原因（标本溶血、标本被细菌污染、标本贮存时间过长、标本凝固不

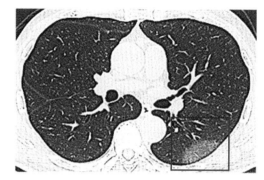

图 4 COVID-19 早期 CT 表现
患者，男，61 岁，发热 2 天，左下肺扇形淡薄 GGO 影。

全等），抗体检测可能会出现假阳性。一般不单独以血清学检测作为诊断依据，需结合流行病学史、临床表现和存在基础疾病等情况进行综合判断。

（3）以下患者可通过抗体检测进行诊断：①临床怀疑 COVID-19 且核酸检测阴性的患者；②病情处于恢复期且核酸检测阴性的患者。

1.4.5　诊断标准

1.4.5.1　疑似病例　结合下述流行病学史和临床表现综合分析，有流行病学史中的任何 1 条，且符合临床表现中任意 2 条；无明确流行病学史的，符合临床表现中任意 2 条，同时 SARS-CoV-2 特异性 IgM 抗体阳性或符合临床表现中的 3 条。

（1）流行病学史：①发病前 14 天内有病例报告社区的旅行史或居住史；②发病前 14 天内与 SARS-CoV-2 感染的患者或无症状感染者有接触史；③发病前 14 天内曾接触过来自有病例报告社区的发热或有呼吸道症状的患者；④聚集性发病［2 周内在小范围如家庭、办公室、学校班级等场所，出现 2 例及以上发热和（或）呼吸道症状的病例］。

（2）临床表现：①发热和（或）呼吸道症状等 COVID-19 相关临床表现；②具有上述 COVID-19 影像学特征；③发病早期白细胞计数正常或降低，淋巴细胞计数正常或降低。

1.4.5.2　确诊病例　疑似病例同时具备以下病原学或血清学证据之一者：① SARS-CoV-2 核酸检测阳性；②未接种 SARS-CoV-2 疫苗者 SARS-CoV-2 特异性 IgM 抗体和 IgG 抗体均为阳性[11]。

2. 推荐影像学检查方法

规范的胸部 X 线摄影及 CT 检查是 SARS-CoV-2 感染病例筛查、早期诊断和疗效评价的有效保障，能为临床提供高质量的影像资料，有利于指导诊疗，并避免因反复检查造成的院内交叉感染。

《新型冠状病毒肺炎影像学诊断指南（2020 第一版）》：专家组建议有条件的医疗机构，对 COVID-19 患者进行影像检查时首选肺部多层螺旋 CT 平扫（证据级别：Ⅱ；推荐强度：强）。胸部 HRCT 扫描和薄层重建更有利于显示早期病变，尤其在 SARS-CoV-2 核酸检测阴性或缺失的情况下，其价值更大。国家卫生健康委员会发布的《新型冠状病毒感染的肺炎诊疗方案（试行第五版）》中明确指出，肺炎影像学表现可作为重要的临床评价指标，在重点疫区作为临床诊断标准之一。

2.1　胸部 X 线检查　重症期患者可行床旁 X 线摄片（移动 DR）检查、随访。X 线成像虽方便快捷，但因图像重叠影响，对病变的显示、检出病变的敏感度及特异度均较低，易出现漏诊。普通 X 线检查不推荐作为首诊的影像检查，仅适用于基层医院（无 CT 设备）及危重型患者的复查（推荐强度：弱）。

2.2　胸部 CT 检查　胸部 CT 检查是呼吸系统疾病最常见、最重要的影像学检查手段。COVID-19 疑似患者或病毒核酸检测阴性，首选胸部 CT 平扫。普通及重症患者推荐使用，重症患者在条件允许

的情况下也推荐使用（证据级别：Ⅱ；推荐强度：强）。胸部 HRCT 及薄层重建技术对于早期 GGO 显示尤佳，推荐薄层重建层厚应≤1.0 mm，采用多平面重建。低剂量 CT 可用于已经确诊的 COVID-19 患者随访复查，也可推荐使用低剂量 CT 作为聚集性发病疑似患者的筛查手段[5]。

3. 影像学表现

不同分期影像表现有重叠。重症期（危重症）影像表现相对特殊[4, 10, 12-16]。

3.1 早期影像学表现[12-16] 多见于 COVID-19 患病 1 周内。两肺单发或多发病灶，多位于肺外周或胸膜下，以中、下肺的背段或外侧段多见。病灶多呈胸膜下小叶性、尖端指向肺门方向的楔形或扇形（图4），也可表现为斑片状或类圆形。依据病程时间节点病灶密度不均，早期显示淡薄的 GGO 多见，也可见网格状影。随着病变进展 GGO 逐渐增高。在 GGO 内可见支气管血管束增粗或伴有局部小叶间隔网格状增厚。如果早期 CT 影像上仅表现为局部的胸膜下 GGO，胸片往往难以显示，易漏诊。

3.2 进展期影像学表现[13-16] 随着病变进展，早期显示的 GGO 范围逐渐扩大，密度逐渐增高（图5），或融合成小叶性，或广泛融合呈带状或大片状密度增高影，其内支气管壁增厚，支气管血管束增粗，可见局部树芽征，也可见网格状影。病变分布以双侧非对称性胸膜下楔形或扇形分布，肺底及背侧胸膜下区多见，部分沿支气管血管束分布。因肺泡内渗出液增多时 GGO 增高，实变时可呈软组织密度影或致密索条影，呈节段性或小叶性分布。无基础性疾病的患者多无胸腔积液、纵隔及肺门淋巴结增大。

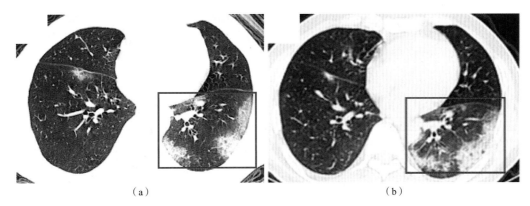

（a）   （b）

图 5   COVID-19 进展期 CT 表现

患者，男，57 岁，发热 2 天。（a）CT 示左肺下叶胸膜下及右叶间裂的附近多发团、片状 GGO；（b）4 天后复查，CT 示病变进展，左肺下叶病变范围略增大，内部密度增高。

3.3 重症期影像学表现[4, 10, 16-18] 一般合并基础性疾病、肥胖患者，往往在几天内迅速进展，出现呼吸窘迫、低氧血症变为重症，或出现呼吸衰竭、休克，或合并其他器官衰竭变为危重症，甚至死亡。胸部影像表现多显示两肺弥漫性病变，少数呈"白肺"表现；病变多以实变为主，合并 GGO，支气管充气征（图6），多发索条影。病灶范围在 48 小时内可增加 50%，双侧胸腔可出现少量积液。

3.4 转归期影像学表现[13-16] 转归期患者体温下降，咳嗽次数减少，肺功能明显改善。影像表现为病变范围缩小，密度降低，渗出物吸收，肺实变病灶逐渐吸收消散，可完全消失或残存肺纤维索条影（图7）。现有临床资料显示，患者肺部影像表现变化往往滞后于临床症状转归时间。值得注意的是，此期部分患者仍然会出现病情反复，病灶增多、增大或出现新发病灶。

3.5 特殊人群的影像学表现 婴幼儿、儿童和青少年、孕妇、老年人及合并基础疾病者的影像学表现有其自身的特点[18-22]。

3.5.1 婴幼儿

3.5.1.1 临床特征 流行病学显示目前婴幼儿发病较少，且以轻型及普通型为主，重症及危重症

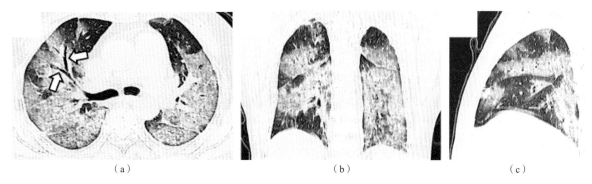

（a）　　　　　（b）　　　　　（c）

图 6　COVID-19 重症期 CT 表现

患者，女，57 岁，发病第 8 天。（a）轴位、（b）冠状位、（c）矢状位 CT 示两肺大片 GGO，部分实变，其内可见支气管充气征。

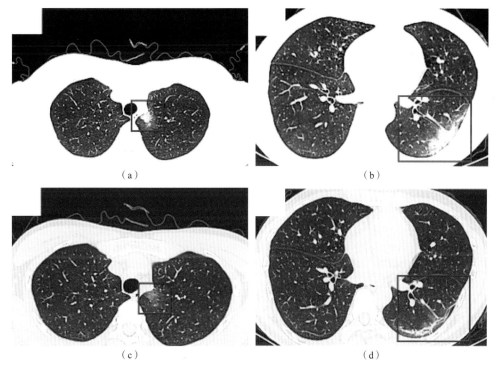

（a）　　　　　（b）
（c）　　　　　（d）

图 7　COVID-19 转归期 CT 表现

患者，男，37 岁，（a）（b）发热第 6 天，CT 示左肺上叶纵隔胸膜旁片状淡薄的 GGO（a），左肺下叶跨肺亚段、胸膜下跨肺亚段的扇形高密度影，尖端指向肺门（b）；入院治疗后 2 天复查，左上肺病变密度变淡、体积缩小（c），左下肺病变大部分吸收，呈现纤维索条影（d）。

少见[1]。目前确诊最小病例为出生后 30 小时[3]。

3.5.1.2　影像学表现　胸部 X 线表现：①早期：平片可以阴性，病变初期多无异常发现［图 8（a）］，漏诊率高，可表现为支气管炎或细支气管炎。②进展期：可以表现为肺野局限性或团块状影，以外带为主，无特异性。③重症期（危重症）：表现为双肺多发弥漫性实变阴影，甚至出现"白肺"，伴或不伴一侧胸腔积液[1, 23]。④转归期：病变范围较前缩小吸收，残留纤维索条影。

胸部 CT 表现：婴幼儿患者 CT 扫描建议根据机型降低剂量或用低剂量 CT 扫描，同时尽可能减少复查次数。①早期：肺单发或多发胸膜下以小叶为中心斑片状或磨玻璃影［图 8（b）］，中央肺小血管增粗、增多；纹理可呈网格状（铺路石征）；沿支气管束或背侧、肺底胸膜下分布为主，可见支气管充气征。②进展期：新旧磨玻璃病变范围增大，并出现实变，多沿支气管束走行，可以合并或不合并肺小叶间隔增厚，胸腔积液少见[18-20]。③重症期（危重症）：两肺多发 GGO，弥漫性多发大片实变，合并肺小叶间隔及叶间隔胸膜增厚。伴或不伴一侧胸腔积液。④转归期：病变范围较前缩小吸收或仅可见

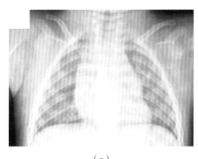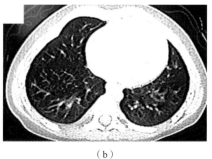

（a）　　　　　　　　　　　　（b）

图 8　婴幼儿轻型 COVID-19 影像表现

患儿，男，1 岁 1 个月，10 小时前无明显诱因出现发热，体温 39℃，伴流涕，有明确 COVID-19 患者接触史，SARS-CoV-2 核酸检测阳性。
（a）X 线胸片未见异常改变；（b）CT 示微小磨玻璃样结节灶。

残留纤维索条影。

3.5.2　儿童和青少年

3.5.2.1　临床特征　家族聚集性发病为儿童的主要感染途径[1-2]。临床可表现为无症状[4]，也可表现为发热、乏力、干咳，少数患者伴有鼻塞、流涕、咽痛等上呼吸道症状，也可以消化道症状为首发症状。临床上多为轻型及普通型，重型和危重型少见[5-7]。极少数儿童可有多系统炎症综合征（multisystem inflammatory syndrome in children，MIS-C），病情可在短期内急剧恶化[8-10]。

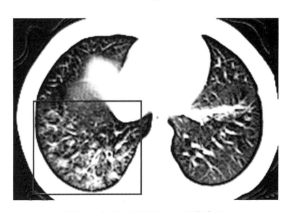

图 9　儿童 COVID-19 影像表现

患儿，男，4 岁，发热、咳嗽 5 天，有明确 COVID-19 患者接触史。白细胞计数 5.30×10⁹/L，SARS-CoV-2 核酸检测阳性。CT 示右肺下叶多发 GGO，左肺下叶见条片影。

3.5.2.2　影像学表现　胸部 X 线表现：①早期可阴性或两肺纹理增粗、模糊，肺野透亮度降低。②进展期肺内出现斑片影，多位于肺外带；常两肺受累，也可单侧；也可表现为类支气管肺炎改变。③重症期两肺呈多发斑片状实变影（图 9），甚至呈"白肺"，心影显示不清，胸腔积液少见[6, 11]。④转归期病变范围缩小，边界变清晰，密度减淡，可见纤维索条影。

必要时行 CT 检查，建议根据机型降低剂量或行低剂量 CT 扫描。胸部 CT 表现：①早期病灶多位于肺外带胸膜下，相对较局限，病灶较小，以 GGO、斑片影多见；类支气管肺炎改变表现为支气管血管束增粗、模糊，沿支气管血管束周围分布的斑片状、结节状 GGO，边界模糊；纵隔及肺门肿大淋巴结及胸腔积液少见[11-15]。②进展期肺内 GGO 密度增高实变，边界模糊不清，甚至多个病灶融合呈大片状实变影，内可见支气管充气征，病灶体积增大，数量可增多；类支气管炎病灶可沿支气管血管束周围进展；纵隔及肺门肿大淋巴结及胸腔积液少见。③重症期两肺多发斑片状实变影，周边可见 GGO，实变影中可见支气管充气征，两肺可几乎全部受累，胸腔积液少见[4, 10]。④转归期实变病灶吸收，密度减淡，边缘收缩内凹，边界清晰，部分可见残留纤维索条影。轻型患儿影像学表现可为阴性。MIS-C 时，心功能不全患者可见心脏增大和肺水肿[4, 10]。

3.5.3　孕妇

3.5.3.1　临床特征　妊娠期妇女对病毒性呼吸系统感染的炎症应激反应性明显增高，病情进展快，易演变为重症，尤其是中晚期妊娠。

3.5.3.2　胸部 CT 表现　①早期：肺外带或胸膜下出现结节状及小斑片状 GGO，边界尚清晰，可见肺血管增粗，并见细网格影。②进展期：较早期病灶明显增多，密度增高呈实变，其内网格影较前更加明显，病灶边界欠清晰，部分病灶可融合呈大片状实变；实变中可见支气管充气征（图 10）。③重症期（危重症）：病变范围进一步扩大，累及两肺，呈大片状实变；多发，边界尚清晰，内可见支气管充气征，胸腔积液和纵隔淋巴结肿大少见。④转归期：如病变趋于好转，GGO 及实变逐渐吸收，密度变淡，边缘收缩凹陷，常残留不同程度的纤维索条影。

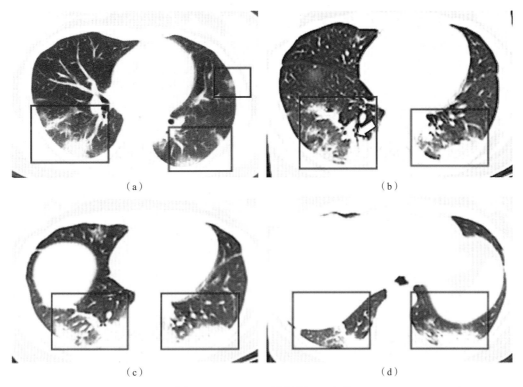

（a）　　　　　　　　　　　　　　　　　（b）

（c）　　　　　　　　　　　　　　　　　（d）

图 10　COVID-19 进展期 CT 表现

孕妇，26 岁，孕 29 周，发热，最高体温 38.5℃，SARS-CoV-2 核酸检测阳性。（a）～（d）CT 示两肺多发片状实变，内可见支气管充气征，右肺中叶片状 GGO。

3.5.4　老年人

3.5.4.1　临床特征　老年患者感染后病情进展快，病情重，死亡率高，截至目前，死亡病例中 80% 以上为 60 岁以上老年人，轻型少见。

3.5.4.2　影像学表现　胸部 X 线表现：①早期：两肺多无异常改变，或仅表现为两肺纹理增多、模糊，或肺野外带局限性斑片阴影。②进展期：短期（1～3 天）可迅速进展，表现为两肺纹理增多、增粗、紊乱，肺野单发或多发性斑片状密度增高阴影，以两下肺野中外带常见。③重症期（危重症）：两肺病灶明显增多，多发斑片状及大片实变阴影，或表现为两肺透亮度减低，弥漫性多发实变阴影。④转归期：病变范围缩小，残留纤维索条影。

胸部 CT 表现：①早期：两肺或单侧肺斑片状 GGO［图 11（a）］或小结节影，或较淡的 GGO 背景下见局部细小网格，病灶多位于肺外周胸膜下[17]。②进展期：病灶进展及变化迅速（1～3 天），两肺病变范围增大，累及多个肺叶，由两肺周围向中央进展，GGO 密度增高［图 11（b）］，部分内见支气管充气征及增粗的血管影，小叶间隔增厚明显，肺内实变明显增多，可伴纤维索条影，结节周围可出现"晕征"，新发病变以两肺中、下叶胸膜下分布为主，通常无胸腔积液。③重症期（危重症）：48 小时内病灶增加超过 50%，两肺广泛或弥漫实变为主，内见支气管充气征，少数可呈"白肺"表现。少部分出现一侧或双侧少量胸腔积液。④转归期：两肺病变逐渐吸收，病灶范围缩小，可见残留纤维索条影，少部分可见细支气管扩张[2]。

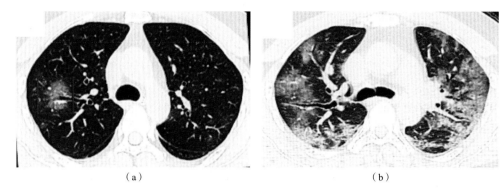

（a）　　　　　　　　　　　　　（b）

图 11　老年人 COVID-19 CT 表现

患者，男，62 岁，1 天前无明显诱因出现发热，体温 39.1℃，伴乏力及干咳，右肺上叶斑片状 GGO，内见增粗的血管影（a）；5 天后病灶明显增多，GGO 密度增高，病灶主要分布肺外周胸膜下区，由两肺周围向中央进展（b）。

3.5.5　合并基础疾病者

3.5.5.1　临床特征　约 25% 的 COVID-19 患者至少存在一种基础疾病[1]，以高血压、糖尿病最多见，其次为心脑血管疾病、呼吸系统疾病，少数为慢性肝病、慢性肾病、恶性肿瘤等。具有基础疾病者，免疫力较低，感染后病情进展快，预后差，病死率高[4]。临床分型中以普通型，重型及危重型多见。

3.5.5.2　影像学表现

胸部 X 线表现：

① 早期：可阴性或基础疾病所致的影像改变，如肺间质性改变、肺气囊等[4]。

② 进展期：短期（1～3 天）可迅速进展，表现为两肺纹理增多、增粗、紊乱，交织成网格状或蜂窝状，以两肺下叶为著[4]。

③ 重症期：在两肺弥漫间质性病变的基础上，夹杂斑片状及片状密度增高影[4, 10]。

④ 转归期：病变范围缩小，密度降低，可残留纤维索条影[10]。

胸部 CT 表现：

① 早期：表现为小叶间隔增厚和小叶内间隔增厚，以后者为主，可伴 GGO、磨玻璃混杂实变密度影，以两肺外周、下叶分布为著[4, 10]。可伴纤维索条影。部分病变表现可不典型，为网格状影或单发的、微小的 GGO[10]。少数小气泡可位于 GGO 内部，呈"气泡征"。

② 进展期：间质性改变明显。两肺病变范围增大，由外围向中央推进[4, 6-9]，范围超过 3 个肺叶。可伴少量胸腔积液。

③ 重症期：两肺弥漫性网格状小叶间隔增厚，伴有小叶内实变时呈蜂窝状改变，常散在斑片状及片状实变影，实变内可见支气管充气征。可伴一侧或双侧胸腔积液[4, 10]，部分可伴纵隔淋巴结增大。

④ 转归期：病变逐渐吸收[4, 10]，可残留纤维索条影[4, 10]，部分细支气管受牵拉扩张[9]。

3.5.6　无症状感染者

3.5.6.1　无症状感染者的定义　无症状感染者是指无相关临床症状，如发热、咳嗽、咽痛等可自我感知或可临床识别的症状与体征，但呼吸道等标本核酸检测或血清特异性 IgM 抗体检测呈阳性者[1]。

3.5.6.2　无症状感染者的临床特征　无症状感染者可分为两种情形：一是感染者核酸检测呈阳性，经过 14 天潜伏期的观察，均无任何可自我感知或可临床识别的症状与体征，始终为无症状感染状态；二是感染者核酸检测呈阳性，采样时无任何可自我感知或可临床识别的症状与体征，但随后出现某种临床表现，即处于潜伏期的"无症状感染"状态。有研究显示，无症状感染者在 SARS-CoV-2 感染者中占比约为 17.9%，并具有一定传染性[2-3]，在青少年及孕妇中，无症状感染者占比较高，老年人占比较低。初诊为无症状感染者，在随后观察中，约 77% 发展为临床确诊病例[6]。

3.5.6.3　影像学表现

（1）影像学表现可为阴性，占 29.2%～34.6%，CT 表现异常占 60%～62.2%[22]。

（2）无症状感染者，其胸部 CT 可表现为斑片状 GGO 或 GGO 加实变影，分布于肺外带及胸膜下，短期内病变可吸收，部分患者病变可完全吸收。

（3）由无症状感染转为临床确诊病例的患者，大部分影像表现符合 COVID-19 发展规律，即遵循早期 - 进展期 - 转归期影像表现：①早期可表现为斑片状或结节状 GGO，多分布于肺外带或胸膜下，累及肺叶数较少，病灶内可见增粗血管穿行，伴或不伴小叶间隔增厚；②进展期病变范围增大，由肺外带向肺叶中心推进；病变密度可由磨玻璃密度转变为磨玻璃密度加实变或以实变为主，实变影内可见支气管充气征，同时伴有小叶间隔增厚及小叶内间隔增厚，表现为"铺路石"征；③转归期病变范围缩小，密度降低，病灶数目减少，或仅残存少量纤维索条影，部分病灶可完全吸收。

少数患者胸部 CT 表现不符合动态发展规律，第一次检查，胸部 CT 表现最严重，在随后几次复查时，胸部 CT 表现逐渐好转或胸部病变吸收；另有部分患者病变进展及吸收同时存在，或原有病变吸收同时其他部位出现新发病变或其他病变范围增大[3]。

3.5.7　SARS-CoV-2 核酸检测复阳者

3.5.7.1　临床表现　COVID-19 治愈出院患者可出现核酸检测复阳，复阳时间长短不等，表现为患者在指定隔离点复阳或从隔离点返家后复阳。复阳病例多无明显不适，或仅表现为咳嗽、咽干咽痛等。实验室检查，WBC、CRP、PCT、LAC 和 LDH 等指标多恢复正常，提示复阳患者病情尚处于持续恢复期[1]。复阳病例再次住院时间也短于首次住院时间。

3.5.7.2　影像学表现　患者复阳后 CT 表现多为病灶吸收、好转或未见变化，少见 CT 表现加重的病例。胸部 CT 可见多种病灶并存或仅表现为单一病灶。肺内可见 GGO，呈小斑片状或小结节状。细支气管受牵拉扩张，支气管血管束增多、增粗，小叶间隔增厚，纤维索条影。胸膜增厚，胸腔积液等。复阳后病变加重的病例，CT 表现为两肺支气管束增多、增粗较前明显，两肺透亮度降低，呈轻度磨玻璃样改变。

3.6　影像学鉴别诊断

3.6.1　与其他病毒性肺炎鉴别　病毒性肺炎影像学表现多以肺间质改变为主伴肺泡壁水肿，CT 表现为 GGO、实变、小叶间隔增厚、网格状影、小叶中央结节、树芽征、空气潴留和纤维索条影等。不同病毒性肺炎的影像学表现类似，最终诊断需结合临床资料、流行病学及实验室结果，确诊依赖于病原学检测。

3.6.1.1　甲型流感病毒肺炎（H1N1）　单侧或双侧局灶或多发 GGO，伴或不伴实变，沿支气管血管束分布或胸膜下分布[23-24]，COVID-19 早期可表现为小的 GGO 或小片状 GGO 内见增粗血管影，可能有助于与 H1N1 病变早期的鉴别，最终需借助病原学检测。

3.6.1.2　禽流感病毒肺炎（H7N9）　两肺 GGO 或伴实变，支气管充气征。发病早期可见病变同时发生于中心区及周围区，胸腔积液较常见，可在一定程度上与 COVID-19 相鉴别[25]。

3.6.1.3　重症急性呼吸综合征（SARS）　单侧或双侧的 GGO，局限性单侧或双侧实变，或两者兼有。GGO 伴小叶间隔增厚及"铺路石征"。肺内病灶以中下肺野分布为著，病情进展迅速，很快进展为多灶性实变，重症患者"白肺"多见。少见空洞、钙化、网格或结节，少见淋巴结肿大和胸腔积液[23-24]。致病病毒同属冠状病毒，两者在致病机制和影像学高度一致，单纯影像学难以鉴别。

3.6.1.4　人副流感病毒肺炎　季节性呼吸道感染的常见原因。影像学表现多样，表现为多发支气管周围小结节，GGO 及含充气支气管的实变[23-24]，病变可呈中心性分布，与 COVID-19 特征性胸膜下分布有所不同。

3.6.1.5　腺病毒肺炎　常见于儿童。表现为双肺多灶性 GGO 伴斑片状实变，可出现肺叶多段性分布趋势，儿童可导致肺不张。有时与细菌性肺炎难以鉴别[23-24]。

3.6.1.6　呼吸道合胞病毒肺炎　常发生于婴幼儿、先天缺陷者、免疫抑制者及慢性肺疾病者。以小叶中央结节为最特征表现，出现概率高达 50%，可与 COVID-19 鉴别；另外可见含气实变（35%）、GGO（30%）、支气管壁增厚（30%），分布于肺中央区或周围区，呈双侧不对称分布[23-24]。

3.6.2　与病毒以外感染性肺炎鉴别

3.6.2.1　支原体肺炎　儿童和青少年常见，表现为小叶中心结节、GGO、实变等，可见支气管壁增厚、细支气管树芽征与肺门及纵隔淋巴结肿大[26]。实验室检查支原体抗体阳性。

3.6.2.2　细菌性肺炎　多无上呼吸道感染的前驱症状，咳脓性痰、血性痰或铁锈色痰，实验室检查白细胞计数增高，影像学多表现为性质单一的叶段或亚节段实变影，抗生素治疗效果好。

3.6.3　与肺部非感染性病变鉴别

3.6.3.1　隐源性机化性肺炎　典型表现为双侧胸膜下斑片状 GGO 或实变，内有支气管充气征，部分病变中可见中央 GGO、边缘环形或新月形实变呈"反晕征"表现，可见游走性表现，少数有肺门、纵隔淋巴结肿大与胸腔积液等表现[25]。

3.6.3.2　急性嗜酸性细胞肺炎　弥漫性、GGO 和微结节浸润（轻度病变中病变呈散在、局限性分布），胸腔积液少见。外周血液或支气管肺泡冲洗液中嗜酸性粒细胞显著增高。

3.6.3.3　过敏性肺炎　两肺片状或弥漫 GGO、边缘模糊的小叶中央结节、马赛克灌注及呼气相空气潴留，慢性期肺野显示细网格状影及牵拉支气管扩张。为饲鸟者或有职业暴露史[27]。

3.6.3.4　血管炎　多发结节伴空洞、结节与肺血管相连（滋养血管征）、晕征或反晕征、多发实变、纤维索条影与 GGO 弥漫分布，胸膜下区少见，多在中内带，为弥漫性肺泡出血，临床可表现为咯血，胸腔积液常见[28]。实验室检查 cANCA 抗体阳性有助于诊断。

4. 影像学检查在 COVID-19 诊治中的价值

《新型冠状病毒感染的肺炎诊疗方案（试行第五版）》提出将胸部影像学检查发现肺炎特征作为湖北地区临床诊断 COVID-19 的标准。后续发布的《新型冠状病毒感染的肺炎诊疗方案》（试行第六版至第八版）取消了湖北省和湖北省以外其他省份的区别，统一分为"疑似病例"和"确诊病例"两类。

胸部影像学检查以 CT 为主、X 线胸片为辅。胸片漏诊率高达 50% 以上。COVID-19 薄层 CT 上 GGO 是最常见表现，随着病变进展可出现其他改变，发生率依次为：GGO 85.49%，GGO 混合实变影 58.42%，临近胸膜增厚 52.46%，小叶间隔增厚 48.46%，支气管充气征 46.46%，铺路石征 14.81%，胸水 5.88%，支气管扩张 5.42%，心包积液 4.55%，淋巴结肿大 3.38%。病变分布以多叶为主，发生率为：双肺 81.8%，肺周边区域 76.95%，支气管血管周围 10.81%；右下叶 87.21%，左下叶 81.41%，双下叶 65.22%，右上叶 65.22%，右中叶 54.95%，左上叶 69.43%；双上叶 60.87%，3 肺叶及以上 70.81%，4 肺叶 20.51%，所有叶 39.54%。

CT 尤其是 HRCT 能早期发现肺部异常，特征性 CT 表现是疑似病例 3 条临床表现之一，对疑似病例的筛查有重要意义，并可敏感评估治疗后病情变化，具有及时、便捷和高效的优点。

COVID-19 临床分型中，轻型影像学未见肺炎表现，普通型可见肺炎表现；临床症状进行性加重，肺部影像学显示 24～48 小时内病灶明显进展＞50% 者是重型肺炎诊断标准之一。成人胸部影像学显示肺部病变明显进展，儿童影像学显示双侧或多肺叶浸润、胸腔积液或短期内病变快速进展是重型/危重型肺炎早期预警指标之一。

体温恢复正常 3 天以上，呼吸道症状明显好转，肺部影像学显示急性渗出性病变明显改善，连续两次呼吸道标本核酸检测阴性（采样时间至少间隔 24 小时），满足以上条件者可出院。

5. COVID-19 诊断流程图（图 12）

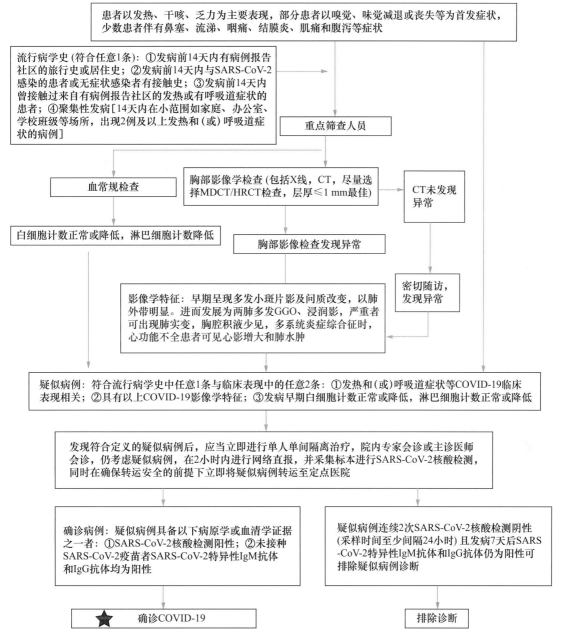

图 12 COVID-19 诊断流程图

6. 人工智能辅助 COVID-19 诊断

6.1 人工智能（AI）赋予 CT 可以实现自动人体三维建模、扫描解剖定位、升床移床、智能确定扫描剂量，技术员可以不进操作间，完成整个扫描操作过程。

6.2 精准早筛 AI 技术可以快速完成 CT 或 DR 病灶自动检出、分割、精准量化并自动形成格式化报告，有助于在患者症状不明显的早期或核酸检测阴性时，辅助影像医生及时发现隐匿病灶，提高诊断的准确率[1]。

6.3 量化评估 AI 技术可进行单一病灶、肺叶病灶、全肺病灶的全方位量化[2]。

6.4 智能随访 AI 技术实现多期影像中的病灶数量、病灶体积变化、病灶密度变化等量化对比分析功能，判断肺炎严重程度，预判疾病发展趋势，尤其是预测重症、危重症病例。

6.5 鉴别诊断　AI 技术基于病变的分布、形态、密度等进行病变辅助诊断和鉴别诊断[3]。

7. COVID-19 影像诊断指南的实施推广及更新计划

7.1 实施推广　对 COVID-19 影像诊断指南实施推广中的有利因素和不利因素估计。

7.1.1 有利因素　①随着循证医学思想在中国医生中的普及和深入，对高质量的循证标准的客观需求日益提高；②肺炎是患者就诊的最常见原因，严重影响着患者的生活质量，甚至危及生命，并增加社会压力及经济负担，目前，对于扼制 COVID-19 蔓延，诊断指南有着很好的临床应用需求。

7.1.2 不利因素　①由于 COVID-19 属于新发传染病，认识局限，鉴于不同医疗机构的临床医生对目前第一版影像诊断指南的重要性及推荐意见理解的差异，全面推广、宣传和实施本指南尚需时日；②有些单位尚未开展 HRCT 检查及呼吸道标本或血液标本实时荧光 RT-PCR 检测、病毒基因测序等检查，这些条件的限制可能会对本指南的应用和推广造成一定的影响。

7.2 更新计划　计划根据临床实践情况对 COVID-19 影像诊断指南进行更新。

参 考 文 献

［1］ 国家卫生健康委办公厅, 国家中医药管理局办公室. 新型冠状病毒感染的肺炎诊疗方案 (试行第六版)[Z]. 2020.

［2］ HUANG C, WANG Y, LI X, et al. Clinical features of patients infected with 2019 novel coronavirus in Wuhan, China[J]. Lancet, 2020, 395(10223):497-506.

［3］ 中华医学会放射学分会传染病学组, 中国医师协会放射医师分会感染影像专委会, 中国研究型医院学会感染与炎症放射学分会, 等. 新型冠状病毒感染的肺炎影像学诊断指南 (2020 第一版)[J]. 医学新知, 2020, 30(1): 22-34.

［4］ 中国研究型医院学会感染与炎症放射学专委会, 中华医学会放射学分会传染病学组, 中国医师协会放射医师分会感染影像专委会. 新型冠状病毒肺炎影像学辅助诊断指南 [J]. 中国医学影像技术, 2020, 36 (3): 1-11.

［5］ 中华医学会影像技术分会. 新型冠状病毒肺炎放射检查方案与感染防控专家共识 (试行第一版)[J]. 新发传染病电子杂志, 2020, 5(2): 65-73.

［6］ ZHU N, ZHANG D Y, WANG W L, et al. A novel coronavirus from patients with pneumonia in China, 2019[J]. N Engl J Med, 2020, 382(8): 727-733.

［7］ DROSTEN C, GIINTHER S, PREISER W, et al. Identification of a novel coronavirus in patients with severe acute respiratory syndrome[J]. N Engl J Med, 2003, 348: 1967-1976.

［8］ XU Z, SHI L, WANG Y, et al. Pathological fifindings of COVID-19 associated with acute respiratory distress syndrome [J]. Lancet Respir Med, 2020, 8 (4): 420-422.

［9］ 国家卫生健康委办公厅, 国家中医药管理局办公室. 新型冠状病毒感染的肺炎诊疗方案 (试行第八版)[S]. 2020.

［10］ 郑秋婷, 卢亦波, 谭理连, 等. 新型冠状病毒肺炎临床及影像学研究进展 [J]. 新发传染病电子杂志, 2020, 5(2): 140-144.

［11］ 国家卫生健康委办公厅, 国家中医药管理局办公室. 新型冠状病毒感染的肺炎诊疗方案 (试行第八版 修订版)[S]. 2021.

［12］ ZHU N, ZHANG D, WANG W, et al. A novel coronavirus from patients with pneumonia in China, 2019[J]. N Engl J Med. 2020, 382: 727-733. DOI: 10. 1056/NEJMoa2001017.

［13］ LIU P, TAN X. 2019 Novel Coronavirus (2019-nCoV) pneumonia[J]. Radiology, 2020, 295(1): 19.

［14］ CHUNG M, BERNHEIM A, MEI X, et al. CT imaging features of 2019 novel coronavirus (2019-nCoV) [J]. Radiology, 2020, 295(1): 202-207.

［15］ SONG F, SHI N, SHAN F, et al. Emerging coronavirus 2019-nCoV pneumonia[J]. Radiology, 2020, 295(1): 210-217.

［16］ WANG D, HU B, HU C, et al. Clinical characteristics of 138 hospitalized patients with 2019 novel coronavirus-infected pneumonia in Wuhan, China[J]. JAMA, 2020. doi: 10.1001/jama.2020.1585.

［17］ CHAN J F, YUAN S, KOK K H, et al. A familial cluster of pneumonia associated with the 2019 novel coronavirus indicating person-to-person transmission: a study of a family cluster[J].Lancet, 2020. doi: 10.1016/S0140-6736(20)30154-9.

[18]　LEI J Q, LI J F, LI X. CT imaging of 2019 novel coronavirus(2019-nCoV) pneumonia[J]. Radiology, 2020. doi: 10.1184/radiol. 2020200236.

[19]　赵东赤, 金润铭, 刘智胜, 等. 湖北省儿童新型冠状病毒感染诊疗建议 (试行第一版)[J]. 中国当代儿科杂志, 2020, 22(2): 96-99.

[20]　浙江大学医学院附属儿童医院. 儿童新型冠状病毒感染的肺炎诊疗指南 (试行第一版)[J]. 儿科时间, 2020(1):31.

[21]　ZHANG H, KANG Z J, GONG H Y, et al. The digestive system is a potential route of 2019-nCov infection: a bioinformatics analysis based on single-cell transcriptomes[J]. bioRxiv, 2020. doi: https://doi.org/10.1101/2020.01.30.927806.

[22]　HOLSHUE M L, CHAS D B, SCOTT L, et al. First case of 2019 novel coronavirus in the United States[J]. N Engl J Med, 2020, 382: 929-936.

[23]　FRANQUET T. Imaging of pulmonary viral pneumonia[J]. Radiology, 2011, 260(1): 18-39.

[24]　KOO H J, LIM S, CHOE J, et al. Radiographic and CT features of viral pneumonia[J]. Radiographics, 2018, 38(3): 719-739.

[25]　FENG F, JIANG Y B, YUAN M, et al. Association of radiologic findings with mortality in patients with avian inflfluenza H7N9 pneumonia[J]. PLoS One, 2014, 9(4): e93885.

[26]　BAJANTRI B, VENKATRAM S, DIAZ F G. Mycoplasma pneumoniae: a potentially severe infection[J]. Clin Med Res, 2018, 10(7): 535-544.

[27]　SILVA C I, CHURG A, MULLER N L, Hypersensitivity pneumonitis: spectrum of high-resolution CT and pathologic findings[J]. AJR, 2007, 188: 334-344.

[28]　CASTANER E, ALGUERSUARI A, GALLARDO X, et al. When to suspect pulmonary vasculitis: radiologic and clinical clues[J]. Radiographics, 2010, 30(1): 33-53.

附录 A　儿童和婴幼儿 COVID-19 的诊断指南补充

A1　流行病学

参照国家卫生健康委员会发布的《新型冠状病毒感染的肺炎诊疗方案（试行第六版）》[1]，对于儿童和婴幼儿患者的诊断，重点关注是否具有与患病家庭成员密切接触的病史。另有个案报道家庭成员并未确定为感染者。

A2　临床表现

儿童和婴幼儿的临床表现多数比较轻微，包括发热、乏力、干咳、恶心、呕吐、咳嗽和喷嚏等呼吸道感染症状[2]。有个别报道患儿未发现呼吸道感染症状。

A3　诊断标准

A3.1　参照国家卫生健康委员会《新型冠状病毒感染的肺炎诊疗方案（试行第五版）》的有关标准。

A3.2　疑似病例诊断标准中的流行病学，建议强调患病儿童或婴幼儿与家庭内的患病成员有密切接触，患病成员可以是父母、兄弟姐妹，也有家庭聚集性感染的报道。疑似病例诊断标准中的临床表现，诊断需要满足 3 个诊断条件中的任意 2 个。其中，影像学是重要检查方法之一。由于儿童和婴幼儿肺部检查的射线防护要求，推荐 X 线胸片为首要检查手段。若发现肺部有儿童特有的间质性肺炎，要考虑此项诊断指标为阳性。X 线胸片对于 COVID-19 诊断敏感性不够高，可能会导致漏诊。因此，必要时为了明确诊断建议采用低剂量肺部 CT 检查，而且有报道肺部 CT 扫描出现 GGO[3]。

A3.3　患病儿童和婴幼儿的临床分型多为普通型，目前还没有严重型和危重型的相关报道。

A4　影像学表现和临床意义

儿童 COVID-19 胸部 X 线平片可以表现为肺纹理增多、增粗，肺纹理结构紊乱，部分有扭曲，中外带为著。肺门周围支气管壁增厚，可见"袖口征"，未见肺门影增大。肺透亮度不均匀，不均匀肺气肿可以导致横膈面不规则压低。以上 X 线表现可能与儿童的其他常见病毒感染（如呼吸道合胞病毒感染和支原体感染）重叠。

在第四版诊疗方案中删除了之前版本涉及的临床重症型诊断依赖于影像学表现进展的内容。同时，删除了患者解除隔离或出院标准中，肺部影像学表现明显吸收的内容。在儿童和婴幼儿患者尚没有足够的证据来说明在解除隔离或出院患者中的影像学表现的价值。

按照第六版诊疗方案的介绍，与 COVID-19 患者有流行病学关联的，即便常见呼吸道病原检测阳性，也建议及时进行新型冠状病毒病原学检测。儿童社区性肺炎的常见病原体包括呼吸道合胞病毒、腺病毒、支原体肺炎、肺炎链球菌等[4]。儿童常见的病毒感染可以出现小叶性肺炎或者间质性肺炎；支原体肺炎也可以表现为间质性肺炎或其他类型肺炎。儿童社区性肺炎可由混合病原体感染所致，年龄越小，混合感染越易发生。如果有明确的流行病学病史，即使临床和影像学表现值得怀疑或通过实验室检查确定是其他病原菌感染，也不能完全排除 COVID-19 混合感染的可能。

参 考 文 献

［1］　国家卫生健康委员会. 新型冠状病毒感染的肺炎诊疗方案（试行第六版）[Z]. 2020.
［2］　湖北省医学会儿科学分会, 武汉医学会儿科学分会, 湖北省儿科医疗质量控制中心. 湖北省儿童新型冠状病毒感染诊疗建议 (试行第一版)[J]. 中国当代儿科杂志, 2020，22(2): 96-99.
［3］　CHAN J F, YUAN S, KOK K H, et al. A familial cluster of pneumonia associated with the 2019 novel coronavirus indicating person-to-person transmission a study of a family cluster[J]. Lancet, 2020, 395(10223): 15-21.
［4］　国家卫生健康委员会, 国家中医药管理局. 儿童社区获得性肺炎诊疗规范 (2019 年版)[J]. 中华临床感染病杂志, 2019, 12(1): 6-13.

附录 B　影像检查防护与技术参数

B1　X 线检查

B1.1　普通 X 线检查

B1.1.1　发热门诊内独立 DR 检查准备

B1.1.1.1　放射技师接诊前准备

优先选择控制台带升降探测器的机型，通过扩音器与患者沟通摆好投照位置；达不到上述条件者，技师进入机房摆位与患者保持距离（1 m 以上），采用后前位投照方式；为避免交叉感染，探测器铺一次性中单或一次性薄膜，做到一人一换，优先使用电动放射防护用品架（可以与探测器联动调整防护用品位置），次之使用固定防护架。操作技师个人防护参考附录 C 相应级别进行。

B1.1.1.2　患者自身准备

患者检查需全程佩戴 N95 口罩，进机房前使用手部消毒液消毒双手或戴一次性手套，去除带有拉链、扣子、油漆图案等影响图像质量的衣物，酌情换上专用病号服。陪护人员佩戴 N95 口罩，进机房前使用手部消毒液消毒双手或戴一次性手套，患者准备好后请陪护人员在机房外等候，如果患者不能配合检查，需要陪护人员帮助，要给陪护人员佩戴辐射防护用品（铅衣、铅帽及铅围脖）。

B1.1.1.3　检查结束后消毒

早中晚固定时间空气消毒，使用空气消毒机（符合《医用环境空气净化器》标准）或紫外线消毒 60 分钟，开窗通风 30 分钟以上。使用 2 000 mg/L 比例的含氯消毒剂，擦拭地面，每天至少 2 次，患者数量较多时可以加大消毒频次。使用 75% 乙醇擦拭检查床、操作台键盘及鼠标，每个患者检查后执行。

B1.1.2　DR 技术参数

B1.1.2.1　摄影距离：180 cm。

B1.1.2.2　滤线栅：用（栅比最低 10∶1）。

B1.1.2.3　曝光条件：高千伏摄影 120～125 kW，自动曝光技术。

B1.1.2.4　体位：后前位，患者面向摄影架站立位（或坐位），身体正中面与探测器中线重合。两足分开，肩部向下放松，双手抓握双侧的手柄或抱住探测器。头部摆正，下颌略上抬。前胸部尽量贴靠探测器，探测器上缘超出两肩部 5 cm，双侧包括肩锁关节外侧。中心线对准第 6 胸椎垂直入射。

B1.1.2.5　呼吸要求：深吸气后屏气曝光。

B1.2　床旁 DR 技术参数

B1.2.1　摄影距离：100 cm 左右。

B1.2.2　滤线栅：输出功率大于 23 kW 的可以使用固定滤线栅；输出功率小于 23 kW 的不使用滤线栅。

B1.2.3　曝光条件：使用滤线栅 75～85 kW；不使用滤线栅 65～70 kW，毫安秒根据患者体型机器自动调节。

B1.2.4　体位：若患者情况允许，首选后前位站立或者坐位投照，双手抱住探测器；若患者情况危重，采取仰卧位，探测器紧贴患者背部放置，中心线对准两乳头连线的中心垂直射入，根据具体情况调整探测器角度和入射角度。

B1.2.5　呼吸要求：深吸气后屏气曝光。

B1.2.6　防护要求：铅围裙防护性腺，铅围脖防护甲状腺。

B1.2.7　使用固定滤线栅的注意事项：滤线栅的正反面使用要正确，投照距离控制在栅焦距的 ±20% 内；中心线一定要垂直入射，否则会影响图像质量。

B2　CT 检查

B2.1　技师接诊前准备

B2.1.1　固定 1 台 CT 专门接诊疑似或确诊病例，优先选择控制台可以遥控扫描床移动的 CT 机型，如果没有此功能，可以安排 2 名技师共同完成，1 名操作机器、1 名进机房摆位（参考附录 C 相应级别进行防护）。

B2.1.2　尽量选择有独立操作间的机器，避免与其他机器共用操作间；无法达到上述条件时，每一例患者检查后消毒时要把与操作间相连的其他机房做标准空气消毒。

B2.1.3　机房采用新风系统中央空调的，将空调送风量和排风量开到最大；机房采用普通中央空调的建议关闭机房、操作间中央空调，开启备用独立空调，如果没有备用独立空调，做完检查消毒后再开启中央空调。

B2.1.4　检查床应用一次性中单，防护用品也要用一次性中单与患者隔离，一人一更换，并检查完后用 75% 乙醇擦拭检查床，但建议不要用 75% 乙醇擦拭机器重要部件以免水渗入损坏机器。

B2.2　患者准备

同普通 X 线检查。

B2.3　扫描体位和屏气训练

一般取仰卧位，身体平躺于检查床面中间处，两臂上举。手臂上举困难者，可置于身体双侧。扫描前对患者进行呼吸训练，嘱患者配合呼吸指令完成检查。一般取吸气末屏气扫描。重型及危重型患者，优先保证屏气。

B2.4 扫描范围及方向

扫描范围：从肺尖到后肋膈角，一定要保证整个肺组织都在扫描范围内。

扫描方向：一般患者采用从肺尖到肺底方向。重型及危重型患者，采取肺底到肺尖方向，以减少肺下野因屏息困难导致的呼吸运动伪影，保证图像质量。

B2.5 扫描参数的选择

采用螺旋扫描模式，开启自动管电压或管电压 120 kV，使用智能毫安（50～350 mAs），线束准直使用（0.5～5.0 mm）X 探测器排数，层厚≤1.0 mm，球管转速 0.6～0.8 s/r，螺距 1.0～1.3，推荐使用迭代重建技术。重型及危重型患者可以优先缩短扫描时间，采用大螺距（1.5 或 1.7）、缩短球管转速、加大准直宽度来调节，以减少患者呼吸运动伪影，保证图像质量。

B2.6 图像重建参数的选择

利用原始数据，肺算法分别重建层厚 5 mm 以及薄层（≤1.0 mm，即以往的 HRCT）两组图像；重建间隔 75%～100%；窗宽 1 000～2 000 Hu，窗位 −700～−500 Hu。

软组织算法分别重建层厚 5 mm 以及薄层（不大于 1.0 mm）两组纵隔窗图像，重建间隔 75%～100%；窗宽 300～400 Hu，窗位 30～50 Hu。

B2.7 CT 图像后处理

B2.7.1 多平面重组（MPR）

常规 CT 图像只是横断面图像，MPR 是把已经计算好的像素数据重新组合成冠状位、矢状位、任意方位图像后处理技术。MPR 可更精确地显示病变与血管、胸膜及胸壁的关系，有助于病变准确定位；MPR 可以更好地显示病灶与支气管的隶属关系，有助于 COVID-19 的影像诊断。

B2.7.2 容积再现（VR）

显示的解剖结构逼真，清晰显示脏器的形态结构和空间关系。主要用于三维支气管成像、血管成像以及显示复杂的立体解剖关系，有助于了解 COVID-19 患者的支气管通畅情况及肺内病灶的空间分布规律。

B2.7.3 最大密度投影（MIP）

MIP 图像比横断面图像能更好地显示血管长轴，因而提高了立体定向作用，有利于鉴别血管与结节灶，提高了结节灶的检出率。MIP 不仅能区分结节与附近血管分支，能更确切地显示小叶中心及支气管血管周围结节，这对于准确地进行鉴别诊断有重要意义。

B2.7.4 最小密度投影（MinIP）

其原理和 MIP 类似，只不过重建图像是将密度低的突出显示出来，对空气密度的气道显示极具优势。MinIP 有利于显示肺泡过度充气、肺泡壁的破坏而形成的肺气肿以及马赛克征。

B2.7.5 CT 仿真内窥镜成像（CTVE）

在扫描所得的容积数据基础上重建出气管管腔与管壁的结构关系，模拟内窥镜的方法在管道空间内部观察管壁和管腔。CTVE 可以帮助支气管镜在术前确切定位，对于提高经支气管镜细针抽吸和活检（TBNA）的诊断率有很大帮助。

附录 C COVID-19 放射检查时院内感染防控指南

为加强 COVID-19 的院内感染（简称"院感"）的预防与控制，指导放射科工作人员采取正确的消毒、隔离与检查步骤，做好医务人员院内感染的防护，有效降低医院内的传播风险，特制定此防控指南。

C1　放射科院感防控管理要求

C1.1　登记室人员、护士、技师及医师应明确院感防控的责任人、联络人及其相应职责。

C1.2　各院感负责人应实时密切监测院内医务人员感染发生情况，并及时与医院院感科 / 公共卫生科 / 疾控部门联系，每日将院感情况进行汇总，上报给相应部门。

C2　放射科院感防控的基本要求和院感控制分区

要求放射科全体工作人员做好标准预防措施的落实，采取飞沫隔离、接触隔离和空气隔离防护措施。根据不同工作场所，如放射科登记室、检查室、控制室、诊断室、休息室、会议室、值班室等进行分区管理，特别强调要保持良好的通风、严格执行手卫生、正确选用和佩戴口罩等基础的标准预防措施。要求制定应急预案和工作流程，开展全员培训，做好医务人员防护，加强感染监测，做好清洁、消毒管理，加强患者就诊管理及教育，加强感染暴发管理以及医疗废物管理。

C2.1　放射科内设置污染区、潜在污染区和清洁区：

C2.1.1　污染区：登记室、影像（CT 及 X 线摄片）检查室。

C2.1.2　潜在污染区：控制室、患者通道。

C2.1.3　清洁区：诊断室、休息室、值班室、会议室。

C3　防护级别与分组原则

C3.1　防护级别

C3.1.1　一级防护：适用于预检分诊、发热门诊与感染科门诊医务人员。要求医务人员穿戴一次性工作帽、一次性外科口罩（接触有流行病学史者戴 N95 防护口罩）、工作服、隔离衣（预检分诊必要时穿一次性隔离衣），必要时戴一次性乳胶手套，并严格执行手卫生。

C3.1.2　二级防护：适用于医务人员从事与疑似或确诊患者有密切接触的诊疗活动。要求医务人员穿戴一次性工作帽、防护目镜或面罩（防雾型）、N95 防护口罩、防护服或隔离衣、一次性乳胶手套、一次性鞋套，并严格执行手卫生。

C3.1.3　三级防护：适用于为疑似或确诊患者实施采用气溶胶操作者，如进行吸痰、呼吸道采样、气管插管和气管切开等有可能发生患者呼吸道分泌物、体液喷射或飞溅的工作时。要求医务人员穿戴一次性工作帽、N95 防护口罩、防护面罩（或全面型呼吸防护器或正压式头套）、防护服、一次性乳胶手套、一次性鞋套，并严格执行手卫生。

C3.2　防护分组

C3.2.1　发热门诊技术员：执行二级防护或三级防护，戴双层手套。

C3.2.2　床旁技术员：执行二级防护或三级防护，戴双层手套。

C3.2.3　普通门诊技术员：操作机房技术员执行一级防护；检查机房技术员执行二级防护，并戴双层手套。

C3.2.4　诊断医师：日常工作时佩戴一次性外科口罩，穿白大褂；进行普通胃肠检查及过敏急救时执行二级或三级防护，戴双层手套。

C3.2.5　登记及其他工作人员：执行二级防护。

C4　放射机房消毒

C4.1　影像设备清洁及消毒方案：发热门诊和操作机房设备首先应进行全面彻底清洁，不要使用除肥皂和清水以外的清洁用品清洗机器表面。禁止使用清洁剂或有机溶剂清洁 CT 设备，因为强力清洁剂、乙醇和有机清洗剂可能会损害设备表面光泽，削弱结构强度。应按照疾病预防控制中心指南（http://www.cdc.gov/hicpac/pdf/guidelines/disinfection_nov_2008.pdf）定义的中低水平消毒建议进行消毒。

C4.1.1　清洁和消毒时可使用以下材料：①与漂白剂等效的喷雾清洁剂或湿巾（浓度低于 10%）；

②低水平或中等水平的消毒杀菌湿巾或液体；③ 3% 过氧化氢；④乙醇；⑤经脱硫处理的液化石油气；⑥季铵化合物；⑦苄基 -C12-18- 烷基二甲基；⑧盐兑 1，2- 苯并异噻唑 -3(2H)- 酮 1，1- 二氧化物（1：1）；⑨蒸馏水；⑩工业酒精。

C4.1.2　清洁设备过程中需注意：①清洁扫描仪的前后盖时，请遮住麦克风，以免清洁剂漏入。②在清洁按钮和机架孔洞内部时要非常细心，以免清洁液渗透到机架内部。③由于血液和对比剂可能带来健康方面的风险，在除去血液或残留对比剂时，应采取适当的安全防护措施。④不推荐使用喷雾状消毒工具。⑤严禁使用易燃或有爆炸危险的消毒喷雾剂。⑥机房消毒不建议使用高浓度含氯消毒液，特别是晚上会在滑环表面形成膜，中断扫描，可以改换其他消毒方式或白天设备使用情况下使用。

C4.2　操作台的消毒：可用 250～500 mg/L 的含氯消毒液消毒。

C4.3　地面的消毒：发热门诊和检查机房地面使用 2 000 mg/L 的含氯消毒液消毒。普通机房可用 250～500 mg/L 的含氯消毒液消毒。有肉眼可见污染物时，应先使用一次性吸水材料完全清除污染物后再消毒，每天至少 2 次。遇污染时随时消毒。

C4.4　终末消毒的方法：对检查过疑似患者或者确诊患者的机房，每天进行终末消毒。丢弃一次性床单，用含氯或酒精的消毒湿巾擦拭消毒机器、检查床等相关物品（消毒作用时间 4 分钟），地面用 2 500 mg/L 的含氯消毒液，关闭机房空气消毒 30～60 分钟。操作过程中可使用循环空气消毒机持续消毒。

C4.5　医疗废物的管理：患者所有废弃物应当视为感染性医疗废物，严格依照《医疗废物管理条例》和《医疗卫生机构医疗废物管理办法》管理，对检查过疑似患者或者确诊患者的工作人员防护用品，应做完检查后直接丢弃于医疗废物桶内，要求双层封扎、清楚标识、密闭转运。

C5　受检患者管理

C5.1　接申请单前（建议使用电子申请单），请患者佩戴好口罩，减少与患者交谈，与患者保持至少 1.5 m 的距离。

C5.2　设置单独的发热患者取报告处（建议使用自助打印机），设置明确标识与指引，避免患者多次询问及走动。

C5.3　多个患者连续检查时，采取合理的检查顺序：①疑似患者之间检查后需要进行终末消毒。②确诊患者可以连续检查完后进行终末消毒。③一个疑似、一个确诊患者，先做疑似再做确诊患者，最后进行终末消毒。

C6　培训、检查与督导

C6.1　感控员、质控员、住院总负责科内日常感控检查，科主任、诊断组组长、技术组组长负责督导。

C6.2　感控员按需开展感控培训，传达最新感控安排。

附录 D　医务人员穿脱防护用品的流程

D1　医务人员进入隔离区穿戴防护用品流程

D1.1　医务人员通过员工专用通道进入清洁区，认真洗手后依次穿戴医用防护口罩、一次性帽子或布帽、换工作鞋袜，有条件的可以更换刷手衣裤。

D1.2　在进入潜在污染区前穿工作服，手部皮肤有破损或疑似有损伤者戴手套进入潜在污染区。

D1.3　在进入污染区前，脱工作服、换穿防护服或者隔离衣，加戴一次性帽子和一次性医用外科口罩（共穿戴两层帽子、口罩）、防护目镜、手套、鞋套。

D2　医务人员离开隔离区脱摘防护用品流程

D2.1　医务人员离开污染区前，应当先消毒双手，依次脱摘防护目镜、外层一次性医用外科口罩和外层一次性帽子、防护服或隔离衣、鞋套、手套等物品，分置于专用容器中，再次消毒手，进入潜在污染区，换穿工作服。

D2.2　离开潜在污染区进入清洁区前，先洗手并进行手消毒，脱工作服，洗手并进行手消毒。

D2.3　离开清洁区前，洗手并进行手消毒，摘去里层一次性帽子或布帽、里层医用防护口罩，沐浴更衣，并进行口腔、鼻腔及外耳道的清洁。

D2.4　每次接触患者后，立即进行手的清洗和消毒。

D2.5　一次性医用外科口罩、医用防护口罩、防护服或隔离衣等防护用品，被患者血液、体液、分泌物等污染时，应当立即更换。

D2.6　下班前应当进行个人卫生处置，并注意呼吸道与黏膜的防护。

附录 E　新型冠状病毒感染的肺炎影像检查辐射防护

影像学检查在当前新型冠状病毒感染的肺炎的筛查中起到十分重要的作用，放射科在尽力做好新型冠状病毒感染的肺炎患者的胸部影像学检查时，要尽量减少对患者和放射技术人员的辐射，根据《医疗照射放射防护基本要求》《X 线诊断中受检者放射卫生防护标准》的相关规定，应遵守以下辐射防护原则。

E1　放射技师应加强责任心，增强辐射防护意识。

E2　患者进行 X 线摄影及 CT 检查时，尽量避免或减少在场陪同人员。

E3　胸部 X 线摄影必须根据投照方向恰当选择受检者体位，尽量避免非检查部位受到 X 线束的照射。

E4　CT 检查时把握好胸部扫描范围，扫描范围自胸廓入口到肾上腺上缘水平，避免扫描范围过大。

E5　对受检者的非检查部位，尤其是对 X 线敏感部位用铅衣遮挡，特别注意保护性腺、甲状腺、胎儿等辐射敏感器官。

E6　尽可能应用数字化摄影，在不影响获取最佳诊断信息的同时，一般用"高电压、低电流、小射野"，再通过后处理功能处理影像，减少不必要的照射。

E7　床旁摄片时，利用房间的拐角和病房内的卫生间做保护，做好摄影技师自身的 X 线防护，减少不必要的辐射带来的伤害。

E8　实施专人 X 线摄影，以便于掌握摄影参数，避免摄影参数过高或摄片达不到诊断要求而重照，导致患者遭受不必要的辐射。

编委名单

顾　　问：戴建平　郭启勇　徐　克　金征宇　王振常　陈　敏　洪　楠
主　　持：李宏军
执行主持：刘　强　徐海波　陆普选　鲁　宏　施裕新
执行秘书：李　莉　张玉忠

质控专家（按姓氏笔画排序）

王振常　朱文珍　刘士远　许建荣　李宏军　杨　旗　陆普选　陈　敏　陈克敏　施裕新
徐海波　高剑波　郭佑民　崔光彬　程敬亮　鲁植艳　廖美焱

专家组成员（按姓氏笔画排序）

于　红　王亚丽　尹训涛　卢　洁　卢亦波　边　杰　成官迅　曲金荣　吕玉波　朱文珍
朱向玉　乔中伟　乔国庆　刘　强　刘士远　刘文亚　刘远明　刘晶哲　刘新疆　许传军
许建荣　纪建松　劳　群　李　莉　李　萍　李小虎　李宏军　李侗曾　李勇刚　李德春
杨　旗　杨豫新　时高峰　何玉麟　汪丽娅　宋　伟　初曙光　张　同　张　琰　张玉忠
张立娜　张劲松　张国伟　张笑春　张惠娟　陆　勇　陆普选　陈　峰　陈天武　陈克敏
林令博　林吉征　罗　琳　罗佳文　岳贤文　周　军　周　燊　单　飞　柳娇娇　段忠辉
侯代伦　施裕新　姜传武　夏黎明　徐秋贞　徐海波　殷小平　高剑波　郭佑民　萧　毅
龚良庚　崔光彬　梁连春　彭　芸　程敬亮　鲁　宏　鲁植艳　曾宪强　楼海燕　廖美焱

新型冠状病毒肺炎放射检查方案与感染防控专家共识（试行第一版）

中华医学会影像技术分会

【摘要】 2019 年 12 月，发现的不明原因肺炎病例被证实为一种新型冠状病毒感染，世界卫生组织将其病毒命名为 2019 新型冠状病毒。该病毒通过呼吸道飞沫和接触传播在全国各地蔓延，且患病数量呈持续上升趋势。规范的 X 线摄影及计算机体层摄影检查技术是新型冠状病毒感染病例筛查、早期诊断和疗效评价的有效保障。为防止新型冠状病毒肺炎（COVID-19）疫情继续传播和扩散，有效降低放射科工作人员医院内感染风险，规范放射科影像检查技术工作流程，中华医学会影像技术分会组织国内多家新型冠状病毒肺炎定点医院的影像技术、诊断和感染防控专家共同努力，制定了《新型冠状病毒肺炎放射检查方案与感染防控专家共识》，指导放射科防控工作。

【关键词】 新型冠状病毒；新型冠状病毒肺炎；体层摄影术；X 线计算机；感染控制；专家共识

Expert consensus of radiological examination scheme and infection prevention of the 2019 Novel Coronavirus related pneumonia (Firstversion)

Radiological Technology Committee of Chinese Medical Association Expert Group of Specialized Committee for Technologists on Infectious Diseases

【Abstract】 In December 2019, some cases of unexplained pneumonia were found, which was confirmed to be a new coronavirus. 2019-nCoV was named for the new coronavirus by the World Health Organization. This coronavirus is spreading across the whole China rapidly through droplet transmission and contact transmission, and the infected cases reveal a rising tendency. Standard X-ray and CT examination techniques are confirmed as effective methods for the screening and diagnosis of infected cases. To prevent the spread of 2019-nCoV, prepare standard imaging examinations, and effectively reduce the infection risk of radiologists and technologists, an 'Expert consensus of radiological examination scheme and infection prevention of the 2019 Novel Coronavirus related pneumonia' was summarized under the endeavor of many radiologists and technologists, aiming to standardize the imaging examinations and guide the prevention and control work in a radiology department.

【Key words】 2019-nCoV；COVID-19；Computer tomography；Prevention of infections；Expert consensus

基金项目： 1.国家自然科学基金重点项目（61936013）； 2.上海市科学技术委员会课题（19411965800）

通信作者：李宏军，Email：lihongjun00113@126.com；付海鸿，Email：haihongfu@vip.sina.com；刘亚欧，Email：yaouliu80@163.com；
施裕新 Email：shiyx828288@163.com

引用格式：中华医学会影像技术分会 . 新型冠状病毒肺炎放射检查方案与感染防控专家共识（试行第一版）［J］.新发传染病电子杂志，2020，5
（2）：65-73. Radiological technology committee of Chinese medical. Expert consensus of radiological examination scheme and infection prevention of the 2019 Novel Coronavirus related pneumonia (Firstversion）［J］.Electronic Journal of Emerging Infectious Diseases，2020，5(2)：65-73.

2019 年 12 月，发现不明原因肺炎病例，2020 年 1 月 7 日，实验室检出一种新型冠状病毒，2020 年 1 月 10 口完成了病毒核酸检测，2020 年 1 月 12 口，世界卫生组织（WHO）正式将引起此次肺炎疫情的新型冠状病毒命名为 2019 新型冠状病毒[1-4]。短短 1 个多月，疫情已蔓延至全国。截至 2020 年 2 月 1 日 17 点，全国确诊病例已达到 11 889 例，疑似病例已达到 17 988 例，且呈持续上升趋势。目前，中华人民共和国国家卫生健康委员会依据《中华人民共和国传染病防治法》规定此次新型冠状病毒肺炎（COVID-19）为乙类传染病[5]，并采取甲类传染病的预防和控制措施，同时纳入《中华人民共和国国境卫生检疫法》规定的检疫传染病管理[6]。

根据中华人民共和国卫生健康委员会办公厅发布的《新型冠状病毒肺炎诊疗方案（试行第五版）》指引[7]，影像学检查是诊断新型冠状病毒肺炎的重要方法之一，规范的 CT 检查技术是新型冠状病毒感染筛查、诊断和疗效评价，以及信息共享的有效保障。放射科技术人员在对患者进行 X 线摄影或 CT 检查过程中，会直接或间接接触到感染患者[8]。为防止新型冠状病毒肺炎疫情继续传播和扩散，以及做好放射科影像检查技术工作，有效降低放射科工作人员的院内感染风险，提高影像技术与诊断水平，中华医学会影像技术分会联合全国知名传染病影像专家团队、医学影像技术专家团队以及感染防控专家，组建专家共识协作组，在国内放射学技术工作者的共同努力下，制订了《新型冠状病毒肺炎放射检查方案与感染防控专家共识（试行第一版）》，目的在于规范放射检查技术，共享信息资源，避免院内交叉感染，提高影像学检查质量，指导放射科感染防控工作，追求放射技师"零感染"的目标。介于疫情形势严峻，时间紧，任务重，在编写过程当中，可能存在技术流程的不完善及合理性问题，有待更新版进一步完善。

1　新型冠状病毒特征、临床表现及报告流程[7]

1.1　病原学特征　新型冠状病毒属于冠状病毒的 β 属，有包膜，颗粒呈圆形或椭圆形，常为多形性，直径 60～140 nm。其基因特征与 SARS-CoV 和 MERS-CoV 有明显区别。目前研究显示与蝙蝠 SARS 样冠状病毒（bat-SL-CoVZC45）同源性达 85% 以上。体外分离培养时，新型冠状病毒 96 个小时左右即可在人呼吸道上皮细胞内发现，而在 VeroE6 和 Huh-7 细胞系中分离培养需约 6 天。对冠状病毒理化特性的认识多来自对 SARS-CoV 和 MERS-CoV 的研究。病毒对紫外线和热敏感，56℃ 30 分钟、乙醚、75% 乙醇、含氯消毒剂、过氧乙酸和氯仿等脂溶剂均可有效灭活病毒，氯己定不能有效灭活病毒。

1.2　流行病学特征

1.2.1　传染源　目前认为传染源主要是新型冠状病毒肺炎患者。无症状感染者也可能成为传染源。

1.2.2　传播途径　呼吸道飞沫和接触传播是主要的传播途径。气溶胶和消化道等传播途径尚待明确。

1.2.3　易感人群　人群普遍易感。

1.3　临床表现　基于目前的流行病学调查，潜伏期 1～14 天，多为 3～7 天。以发热、乏力、干咳为主要表现。少数患者伴有鼻塞、流涕、腹泻等症状。重型病例多在 7 天后出现呼吸困难，严重者快速进展为急性呼吸窘迫综合征、脓毒症休克、难以纠正的代谢性酸中毒和出凝血功能障碍。重型、危重型患者病程中可为中低热，甚至无明显发热。部分患者仅表现为低热、轻微乏力等，无肺炎表现，多在 7 天后恢复。从目前收治的病例情况看，多数患者预后良好，少数患者病情危重，儿童病例症状相对较轻。死亡病例多见于老年人和有慢性基础疾病者。

1.4　临床分型

1.4.1　轻型　临床症状轻微，影像学未见肺炎表现。

1.4.2　普通型　具有发热、呼吸道等症状，影像学检查可见肺炎表现。

1.4.3　重型　符合下列任意一条。①呼吸窘迫，RR≥30 次 / 分；②静息状态下，指氧饱和度

≤93%；③动脉血氧分压（PaO₂）/吸氧浓度（FiO₂）≤300 mmHg（1 mmHg＝0.133 kPa）。

1.4.4　危重型　符合以下情况之一者。①出现呼吸衰竭，且需要机械通气；②出现休克；③合并其他器官功能衰竭需 ICU 监护治疗。

1.5　病例报告　各级各类医疗机构的医务人员发现符合病例定义的疑似病例后，应立即进行隔离治疗，院内专家会诊或主诊医师会诊，仍考虑疑似病例，在 2 小时内进行网络直报，并采集呼吸道或血液标本进行新型冠状病毒核酸检测，同时尽快将疑似患者转运至定点医院。与新型冠状病毒肺炎患者有流行病学关联的，即便查到呼吸道病原检测阳性，也建议及时进行新型冠状病毒病原学检测。疑似病例连续 2 次呼吸道病毒核酸检测阴性（采样时间至少间隔 1 天），方可排除，若临床高度怀疑，应持续监测核酸检测。

2　放射科院内感染防控措施

2.1　放射科诊疗环境与岗位要求

2.1.1　配备独立医学影像检查机房并进行区域划分　①为防止交叉感染，应设立独立的医学影像检查区域或专用放射检查设备（例如，感染人群专用 X 线摄影设备和 CT 设备）及胶片打印机。按照院内感染防控要求明确划分污染区、半污染区和清洁区，均执行严格消毒。若无条件单独划分专用检查机房（如 CT 检查机房），需要在当前患者扫描结束后进行严格的设备和空气消毒，再进行下一位常规患者的检查。发热门诊、放射科污染区和半污染区、医院隔离病房等区域属于院内感染防控的重点区域（确诊患者检查后必须终末消毒后才能进行疑似患者检查）。②应设立专用放射检查通道。③对发热门诊患者及病房疑似和确诊患者进行分批次、分时段集中检查，并严格执行消毒。

2.1.2　放射科人员合理分工　在发热门诊、放射科污染区和半污染区、医院隔离病房等重点区域内实行专职专责管理[9-10]。

科室院内感染管理员：放射科内指定专人担任科室院内感染管理员，具体负责指导、监督全科工作人员的消毒、防护工作以及消毒液的配制，形成上下一致、分工明确，防范病毒在医院放射科内部传播。

移动床旁 X 线摄影技师：安排放射技师专岗、专人执行重点区域内的移动床旁 X 线摄影，进行标准化摄片。要求技师严格执行二级防护，若遇到如吸痰、呼吸道采样、气管插管和气管切开等有可能发生患者呼吸道分泌物、体内物质的喷射或飞溅的工作时，必须三级防护。摄片完成后对设备进行消毒处理（用 75% 乙醇擦拭）。

X 线摄影技师和 CT 检查技师：摆位技师在污染区，严格执行二级防护，若遇到如吸痰、呼吸道采样、气管插管和气管切开等有可能发生患者呼吸道分泌物、体内物质的喷射或飞溅的工作时，必须三级防护。操作技师可采用一级或二级防护，需对患者进行标准化图像采集，扫描结束后及时按照院内感染要求对设备和机房进行消毒处理。

影像检查登记人员：应禁止重点区域内的患者前往常规的预约登记服务窗口办理业务。建议充分利用医院信息系统（hospital information system，HIS）、医学影像信息系统（picture archiving and communication system，PACS）和放射信息管理系统（radiology information system，RIS），实现无纸化填写电子申请单及病史或持纸张申请单，由在重点区域内工作的放射技师完成登记工作，对患者接触过的申请单等单据进行单独管理和安全处置。

在非重点区域内工作的其他影像技术与诊断的专业人员：未明确进入污染区和半污染区，可戴医用防护口罩或 N95 医用防护口罩、帽子、工作服和手套。进入污染区后，严格执行二级防护，若遇到如吸痰、呼吸道采样、气管插管和气管切开等有可能发生患者呼吸道分泌物、体内物质的喷射或飞溅的工作时，必须三级防护。

2.1.3　重点区域内放射技师的工作模式（试行）　在隔离区域内工作的移动床旁 X 线摄影技师、X

线摄影技师和 CT 检查技师由于存在与患者进行密切接触的可能性，故条件允许的情况下推荐采用 "2 + 2" 工作模式。

安排专人食宿在医院内的特定隔离区域，并在发热门诊、放射科污染区和半污染区、医院隔离病房等重点区域内负责承担并完成移动床旁 X 线摄影、X 线摄影和 CT 检查等工作 14 天（也可视具体情况缩短工作时间）。倒班完成摄影工作后，需要食宿在医院专门安排的特定隔离区域内休息待命，以随时应对突发事件，工作期间不得离开特定隔离区，一切工作及生活所需均在重点区域和指定的特定隔离区内完成。

放射技师完成 14 天工作任务后，离开特定隔离区域，进入特定专用隔离病区进行监督性医学观察 14 天，期间不得离开该指定区域。监督性医学观察 14 天后如无异常则可返回正常工作岗位。

根据历次烈性传染病防控经验及最新的新型冠状病毒流行病学调查数据，设定医学观察期为 14 天较为适宜。

2.2　放射科院内感染防控原则

2.2.1　科室工作人员要求　为防止交叉感染，科室人员上下班通道关闭，使用门禁，无关人员不得进出。放射技师在清洁区穿戴防护用品，在缓冲区脱掉防护用品[11-12]。摆位技师在污染区工作，在规定时间换岗前不能进入清洁区。换岗时按流程在缓冲区脱去防护服，卫生清洁后才能进入清洁区。

2.2.2　个人防护级别

2.2.2.1　一般防护　穿工作服、一次性医用口罩、工作帽，必要时戴手套。

2.2.2.2　一级防护　适用于预检分诊、发热门诊与感染性疾病科门诊医务人员；穿戴一次性工作帽、一次性医用口罩（接触有流行病学史的戴 N95 防护口罩）、工作服、隔离衣（预检分诊必要时穿一次性隔离衣），必要时穿戴一次性乳胶手套，并严格执行手卫生。

2.2.2.3　二级防护　适用于医务人员从事与疑似或确诊患者有密切接触的诊疗活动；穿戴一次性工作帽、防护目镜或面罩（防雾型）、医用防护口罩、防护服或隔离衣、一次性乳胶手套、一次性鞋套，严格执行手卫生。

2.2.2.4　三级防护　适用于为疑似或确诊患者实施产生气溶胶操作者，如吸痰、呼吸道采样、气管插管和气管切开等有可能发生患者呼吸道分泌物、体内物质的喷射或飞溅的工作时；穿戴一次性工作帽、戴医用防护口罩、防护面罩（或全面型呼吸防护器或正压式头套）、防护服、一次性乳胶手套、一次性鞋套，严格执行手卫生。

2.2.3　放射科工作人员穿脱防护用品流程[13]

2.2.3.1　穿防护用品流程　七步洗手 - 戴帽子 - 戴医用防护口罩（漏气试验）- 穿防护服（脱鞋后）- 戴乳胶手套（内层）- 穿一次性隔离衣 - 戴乳胶手套（外层）- 穿胶靴 - 穿靴套 - 戴护目镜 / 防护面屏 - 检查穿戴严密性。

2.2.3.2　脱防护用品流程　（污染区：清除可见污物 - 手卫生 - 脱外层鞋套 - 手卫生 - 脱隔离衣连同外层手套 - 手卫生）-（半污染区：摘护目镜 / 面罩 - 手卫生 - 脱防护服连同内层手套、靴套 - 手卫生 - 摘医用防护口罩 - 摘帽子 - 七步洗手）。

2.2.3.3　注意事项　①在清洁区时，戴医用防护口罩一定做漏气试验，确保医用口罩佩戴严密；穿防护服一定确保拉链前面胶带严密；穿防护用品区域要有一面镜子，穿好全套防护用品，进污染区之前一定检查穿戴严密性和伸展性，应该在监督员指导及协助下完成，以确保安全。②在污染区、半污染区时，脱防护用品动作要轻柔，避免产生气溶胶，以免发生暴露；脱防护服时注意皮肤不要触及防护服污染面，防止皮肤暴露；脱防护服区域从污染程度自高向低，不可逆向操作，有条件的可以监督员在清洁区观察指导。

2.3　放射科设备清洁与消毒

2.3.1　日常清洁　①金属表面和具有油漆的表面可以用柔和去污剂擦拭，再用干的毛巾擦干。切勿使用腐蚀性的清洗剂、腐蚀性的去污剂以及腐蚀性的抛光剂。如果不能确定清洁剂的特性，请勿使用。②镀铬部件只能用干的毛巾擦拭。不要使用磨蚀性的抛光剂。为了保护表面的涂层，请使用非磨蚀性的蜡。塑料材质表面只能用肥皂和水清洁，如果使用其他去污剂（如高浓度乙醇），塑料材料会失去光泽并容易开裂。③任何标准的玻璃清洁剂都可用于清洁触摸屏，注意避免使用含有氨的产品。把玻璃清洁剂喷洒在布或毛巾上，然后擦拭触摸屏；务必及时除去液滴防止流淌至设备缝隙。灰尘和指印一般不影响密封触摸屏的使用。

2.3.2　设备消毒　①数字 X 线摄影（DR）、CT、磁共振等设备的消毒，每位患者做完检查后使用 75% 乙醇擦拭消毒，如有污物或肉眼可见污渍，先使用一次性吸水材料完全清除污渍后，再行消毒。②切勿使用腐蚀性消毒剂或灭菌剂。③谨慎使用消毒喷雾装置，这些喷雾可能会渗入设备，导致电气短路、金属腐蚀或其他损坏。如需使用喷雾消毒装置，必须先关闭设备并待其冷却，然后用塑料薄膜将设备完全盖住，才能开始喷雾。待所有喷雾散尽，才能揭去塑料薄膜，然后对设备自身进行擦拭消毒。

2.3.3　地面消毒

2.3.3.1　机房地面使用 2 000 mg/L 的含氯消毒液（氯己定除外）进行地面擦拭消毒，有肉眼可见污染物时，先使用一次性吸水材料完全清除污渍后，再行消毒。

2.3.3.2　候诊区、走廊地面消毒　使用 2 000 mg/L 含氯消毒剂（氯己定除外）对候诊区、走廊通道（包括栏杆、门把手、窗户、墙面开关等）进行消毒，如有污染物，处理方法同机房内消毒法。

2.3.4　空气消毒　在无人状态下空气消毒，采用紫外线照射（连续照射 30 min 以上），继行开窗和（或）通风管道通风 30 min 以上。紫外线照射消毒需合理配置覆盖整个机房；也可使用空气消毒机持续消毒。

2.3.5　补充说明　疑似或者确诊患者检查结束后，对设备、地面及空气消毒 1 次。

2.4　放射检查医疗废物处理措施

2.4.1　管理条例　患者所有的废弃物应当视为感染性医疗废物，严格依照《医疗废物管理条例》和《医疗卫生机构医疗废物管理办法》管理。

2.4.2　医疗废物收集流程　感染性废物（包括被患者血液、体液污染的物品；隔离患者产生的生活垃圾；使用后的一次性医疗器械、用品如注射器等，针头等利器必须装入利器盒中）装入黄色医疗废物收集袋，3/4 满，袋内喷洒 5 000 mg/L 含氯消毒剂（氯己定除外）后，内层鹅颈式封口，内层袋表面喷洒 5 000 mg/L 含氯消毒剂（氯己定除外），外层鹅颈式封口，贴专用标识，外层袋表面再喷洒 5 000 mg/L 含氯消毒剂（氯己定除外），置于科室医疗废物暂存处存放。

2.4.3　人员防护　由保洁员或专职医疗废物收集员穿戴个人防护（二级防护）进行感染性医疗废物收集。做好交接登记、密闭转运、医院暂存地点贮存。

2.5　注意事项　在进出各房间或隔离病房时，需执行快速手卫生消毒，避免造成表面污染。在穿脱防护用品时，必须遵照指定流程，严格执行手卫生。

若密切接触技师无法单独专职于隔离病房，则需按照感染防护原则，在放射科设置固定半污染区域和清洁区域，严格执行本文操作顺序穿脱防护衣物；并设置指定分类投放处，便于后续感染性医疗废物处理及可重复使用物品消毒。

防护目镜在使用后放置于指定消毒处，行 1 000 mg/L 含氯消毒液（氯己定除外）或 75% 乙醇密闭浸泡 1 小时以上。

3　新型冠状病毒肺炎放射检查方案

专家组建议有条件的医疗机构，对新型冠状病毒肺炎患者进行影像检查时首选肺部 CT 扫描。

3.1 DR 检查方案

3.1.1 检查注意事项 配置 1 台专用 DR 作为新型肺炎患者专用机；严格按照上述的消毒措施进行设备和机房管理；危重患者建议床旁摄影。

3.1.2 放射检查方案

3.1.2.1 检查前准备

（1）工作人员准备：有条件使用智能摆位的情况下，影像技师采用一级或二级防护；若无条件，影像技师严格执行二级防护，若遇到如吸痰、呼吸道采样、气管插管和气管切开等有可能发生患者呼吸道分泌物、体内物质的喷射或飞溅的工作时，必须三级防护。

（2）患者准备：认真核对检查会诊单及注意事项，明确检查目的和要求；患者检查应全程戴医用外科口罩或 N95 医用防护口罩；去除颈部、胸部饰物和其他高密度物品（如内衣、拉链、扣子等）。

注：如患者情况特殊（儿童或危重患者）需要家属或医护人员陪同完成检查，陪同人员防护要求不得低于二级防护标准，并做好患者和陪护人员的辐射防护。

3.1.2.2 成人放射检查方案：

摄影距离：180 cm。

滤线栅：栅比最低 10∶1。

曝光条件：通常使用高千伏摄影 120 kV，自动曝光技术。

摄影体位：后前位，患者背向球管站立于探测器面前，前胸紧贴探测器，双手背放在髂骨上或抱住探测器，肩部下垂、上臂内旋（拉开肩胛骨），头稍后仰，下颌置于探测器上缘之上，中心线对准第六胸椎水平处垂直于探测器入射。

防护要求：使用铅围裙等尽可能遮挡身体其他部位。

呼吸要求：深吸气末屏气采集。

3.1.2.3 儿童放射检查方案

（1）3 岁以上合作者

摄影距离：150 cm。

滤线栅：不使用。

曝光条件：不使用自动曝光技术，不建议高千伏摄影，参考范围：55～65 kV，2～5 mAs，根据被检者年龄、体厚适当调整。

摄影体位：后前位，被检者面向立位探测器，两足分开站稳，人体正中矢状面位于探测器中线并垂直探测器，下颌略抬，使之不致重叠肺尖；两肘弯曲，手背放于髋部；两肩平放，尽量内旋紧靠探测器，使两侧肩胛骨拉出肺野，中心线对准第六胸椎水平处垂直于探测器入射。如遇较小被检者不能做到上述姿势，可嘱其紧抱探测器。

防护要求：使用铅围裙等尽可能遮挡身体其他部位。

呼吸要求：深吸气末屏气曝光；如果不配合，根据被检者呼吸规律待其吸气末抓拍曝光。

（2）0～3 岁和 3 岁以上不合作者

摄影距离：100 cm。

滤线栅：不使用。

曝光条件：不使用自动曝光技术，参考范围 50～60 kV，0.6～2.0 mAs。

摄影体位：被检者仰卧于摄影台上，身体正中矢状面垂直于台面并置于台面中线，双手臂上举，用沙袋、绑带和（或）家属协助下固定其双腿、双臂及头部；尽量保持被检者双下肢伸直，上肢夹紧头部，背部贴紧台面，以减小移动模糊；头部摆正，下颌略抬，使之不致重叠肺尖，中心线对准两乳头连线的中心垂直射入。

防护要求：使用铅围裙等尽可能遮挡身体其他部位。

呼吸要求：根据被检者呼吸规律待其吸气末抓拍、曝光。

3.2　移动床旁 X 线摄影检查方案

3.2.1　检查注意事项　①一台移动 DR 作为专用设备放在新冠状病毒肺炎隔离病区等重点区域内，为危重患者拍床旁片。②技师进新冠状病毒肺炎隔离病区前应严格执行二级防护，若遇到如吸痰、呼吸道采样、气管插管和气管切开等有可能发生患者呼吸道分泌物、体内物质的喷射或飞溅的工作时，必须三级防护。③床旁拍摄完成后，按照本文的操作顺序穿脱防护衣物，防护用品放置黄色垃圾袋内，按要求处理。条件允许时，建议拍摄技师在隔离病区内待命工作 14 天。出隔离病区后在医院指定区域医学观察 14 天，确定无感染后再重返正常工作岗位。④床旁拍摄，做好平板探测器或 IP 板的防护，建议用塑料袋套上平板，使用后进行消毒处理。⑤在重点区域内对危重确诊患者行移动床旁 X 线摄影检查时，务必做到专机专用，该移动设备在疫情结束前，不得离开隔离病房等重点区域。疫情结束后，在进行全面清洁消毒后，方可返回原工作地点。

3.2.2　放射检查方案

3.2.2.1　检查前准备与 DR 检查类同。

3.2.2.2　成人放射检查方案[14]

摄影距离：100 cm。

曝光条件：使用滤线栅时建议 75～85 kV，不使用滤线栅时建议 65～70 kV。

摄影体位：探测器紧贴患者背部放置，中心线对准两乳头连线的中心垂直射入，若患者不能平卧，可根据具体情况调整患者角度和入射角度。

防护要求：使用铅围裙等尽可能遮挡身体其他部位。

呼吸要求：深吸气末屏气采集。

3.2.2.3　儿童放射检查方案

摄影距离：100 cm。

滤线栅：不使用

曝光条件：不使用自动曝光技术，参考范围 50～60 kV，0.6～2.0 mAs。

摄影体位：被检者仰卧于床上，探测器紧贴背部放置，双手臂上举，用沙袋、绑带和（或）家属协助下固定其双腿、双臂及头部；尽量保持被检者双腿伸直，上肢夹紧头部；头摆正，下颌略抬，使之不致重叠肺尖，中心线对准两乳头连线的中心垂直射入。若不能平卧，可根据具体情况调整被检者角度和中心线入射角度，使中心线与探测器垂直。

防护要求：使用铅围裙等尽可能遮挡身体其他部位。

呼吸要求：根据被检者呼吸规律待其吸气末抓拍曝光。

3.3　CT 检查方案

3.3.1　检查注意事项

3.3.1.1　隔离病区内设有专用 CT　①患者戴医用外科口罩或 N95 医用防护口罩，在医务人员或摆位技师陪同下进入 CT 机房。医务人员或摆位技师严格执行二级防护，若遇到如吸痰、呼吸道采样、气管插管和气管切开等有可能发生患者呼吸道分泌物、体内物质的喷射或飞溅的工作时，必须三级防护。②指导患者躺在检查床上，并操作机架完成定位工作。③CT 操作技师操作机器完成检查工作后执行快速手消毒。④打开屏蔽门，由陪同医务人员将患者送回病房，检查完成，放射科操作技师通知保洁人员消毒机房。

3.3.1.2　隔离病区内未设专用 CT　①设定指定 CT、指定人员、指定时间对确诊患者进行检查。②与院内感染、医务、放射、病房多点协调下，设立确诊患者"运送－检查－返回病区"检查闭环流程及路径。③检查开始前与医院保安及后勤工作人员合作，必须清空指定 CT 周围及确立路径上的其他患者及一切不必要的人员。④患者戴医用外科口罩或 N95 医用防护口罩，

在医务人员（或护工）陪同下进入 CT 机房。医务人员（或护工）严格执行二级防护，若遇到如吸痰、呼吸道采样、气管插管和气管切开等有可能发生患者呼吸道分泌物、体内物质的喷射或飞溅的工作时，必须三级防护。运送人员随时对周围空气使用 75% 乙醇或 1 000 mg/L 含氯消毒液（氯己定除外）进行喷雾消毒。⑤陪同医务人员（或护工）协助患者躺在检查床上，影像技师操作机架完成定位工作。⑥患者扫描完成后，打开屏蔽门，将患者从检查床放下，由陪同医务人员（或护工）送回病房，检查完成，通知保洁人员消毒机房。返回病区途中，运送人员也需随时对周围空气使用 75% 乙醇或 1 000 mg/L 含氯消毒液（氯己定除外）进行喷雾消毒。⑦上述步骤④～⑥在医院工作人员不足时，也可由放射科指定技师完成，该技师需严格执行二级防护，若遇到如吸痰、呼吸道采样、气管插管和气管切开等有可能发生患者呼吸道分泌物、体内物质的喷射或飞溅的工作时，必须三级防护。⑧ CT 操作技师在操作室内操作机器完成检查工作，检查完成后执行快速手卫生消毒。

注意事项 1：确诊病例检查和发热门诊疑似病例检查如需使用同一台 CT，则必须严格区分开两者的检查时间，两者相隔需 1 小时以上，用以对机房和周围环境进行充分的清洁、消毒。

注意事项 2：新型冠状病毒肺炎肺部病征呈现多发小斑片影、磨玻璃及实变影，以胸膜下、下肺及背侧明显；因此除小儿患者外，推荐使用 CT 检查作为影像学检查首选方法。

注意事项 3：小儿患者在院方硬件条件许可的情况下，可在高端 CT 上采用低剂量宽探测器容积扫描代替普通 X 线摄影检查。

3.3.2　常用检查方案　由于各个医院 CT 设备厂家、型号、种类等繁多，本共识仅列出推荐检查方案。

3.3.2.1　检查前准备

（1）工作人员准备：推荐安排 2 名技师，1 名操作 CT 设备，另 1 名技师专职进机房摆位并训练患者呼吸和屏气要领。如若条件不允许，可嘱其随行家属或临床医务人员予以协助，但应保证随行人员做好个人防护。操作技师若不接触患者，可执行一级或二级防护；摆位技师严格执行二级防护，若遇到如吸痰、呼吸道采样、气管插管和气管切开等有可能发生患者呼吸道分泌物、体内物质的喷射或飞溅的工作时，必须三级防护。在给确诊患者完成检查后，应将上述所有一次性用具全部更换后，该技师方可参与下一位患者的检查。

（2）辅助用具准备：①固定一台 CT 机接诊疑似或确诊病例，优先选择在控制台可以升降床的 CT 机型；没有能在控制台可以升降床的 CT 机型，可以在检查床前放置带有阶梯状踏板的辅助用具供患者上下床使用。②机房应选择独立操作间，原则上不与其他机器共用；无法达到上述条件时，检查后消毒时要把操作间相连接的其他机房进行空气消毒。③机房采用新风系统中央空调的，将空调送风量和排风量开到最大；机房采用普通中央空调的，应关闭机房、操作间中央空调，开启备用独立空调，如果没有独立空调，做完检查消毒后再开启中央空调。④检查床应铺一次性中单，避免折叠，覆盖整个检查床面；防护用品应包括铅帽和长方形铅围裙，使用时要用一次性中单与患者身体、衣物相隔离。

（3）患者准备：①认真核对 CT 检查会诊单，了解病情，明确检查目的和要求；患者（包括陪护人员）检查应全程戴医用外科口罩或 N95 医用防护口罩，进机房前使用手部消毒液消毒双手或戴一次性手套；去除颈部、胸部饰物和其他高密度物品（如内衣和带有拉链、扣子、油漆等）。②扫描前对患者进行呼吸训练，嘱患者按呼吸指令配合检查。通常采用深吸气后屏气（吸气末屏气），危重患者优先保障屏气，不能屏气者应嘱其平静呼吸，避免咳嗽。

（4）其他隔离事项：接诊交代检查注意事项时尽量采用对讲方式，客观情况要求技师必须与患者接触时也要尽量保持相隔 1 m 以上的距离；对于能够配合的患者，检查技师在保证患者安全前提下，

可在操作室声控引导患者摆位，也可请陪同人员协助患者上检查床；需要检查技师亲自摆位时，头尽量远离患者呼吸道，接触患者前后及时行消毒洗手；就检患者进入检查区域和整个检查过程中必须佩戴口罩，否则可通知其主管医师协助佩戴口罩后进行检查。

3.3.2.2　成人 CT 扫描方案[14-15]

（1）扫描体位：常规取仰卧位，身体置于检查床面中间处，两臂上举抱头。手臂上举困难者，可置于身体两侧。

（2）扫描方式：横断面螺旋扫描。

（3）定位扫描：确定扫描范围、层厚、层距。

（4）扫描范围：从肺尖扫描至膈底（包括双侧肋膈角），对不能长时间憋气的重症患者从膈底扫描至肺尖（肺底部呼吸运动幅度大于肺尖部），减少双肺下野因不能屏气造成的呼吸运动伪影，保证图像质量。

（5）显示野（DFOV）：一般体型为 35～45 cm；建议固定显示野，便于复查对比（体型较大建议 45 cm，体型较小建议 35 cm），视实际情况而定。

（6）扫描参数：定位像扫描参数一般选用轴扫，推荐 80 kV，25 mAs。横断面扫描一般采用螺旋扫描，开启自动管电压或固定管电压［患者体质量指数（body mass index，BMI）<19 kg/m² 的建议为 100 kV，患者 BMI 为 19～24 kg/m² 的建议为 120 kV，患者 BMI>24 kg/m² 的建议为 140 kV］；使用智能辐射剂量跟踪技术（50～350 mAs）；采集层厚 0.5～1.0 mm；球管转速 0.27～0.80 r/s；螺距 1.0～1.3；开启迭代重建技术。重型及危重型患者可以优先缩短扫描时间，采用大螺距 1.5～1.7、提高球管转速、加大准直器宽度来调整，以减少患者呼吸运动伪影。

3.3.2.3　儿童 CT 扫描方案

与成人扫描的不同之处主要在于显示野设定、扫描剂量设定和辐射防护级别。

（1）显示野：根据被检者体型调整合理的显示野。

（2）扫描参数：定位像扫描参数一般选用轴扫，推荐 80 kV，25 mAs。横断面扫描一般采用螺旋扫描，低剂量，管电压 100 kV；使用智能辐射剂量跟踪技术；采集层厚 2～5 mm；重建层厚 / 重建层间距 0.5～1.0 mm；球管转速 0.27～0.80 r/s；螺距 0.5～1.0；开启迭代重建技术。

（3）辐射防护：严格按照辐射防护规定，遮挡患儿的身体其他部位，尤其是性腺等射线敏感部位；婴幼儿的检查积极做好陪护人员的防护。

注意事项：无法配合吸气屏气及需镇静后检查的患儿在平静呼吸下完成扫描。

3.3.2.4　CT 图像重建[14-15]

（1）常规图像重建：常规以 5 mm 层厚分别重建出肺窗图像（窗宽 1 000～1 500 Hu，窗位 -650～-500 Hu）和纵隔窗图像（窗宽 250～300 Hu，窗位 30～50 Hu）。

（2）薄层图像重建：常规以 1 mm 以下层厚重建出薄层肺窗图像（肺窗算法，窗宽 1 000～1 500 Hu，窗位 -650～-500 Hu）。

3.3.2.5　CT 图像后处理技术

（1）最大密度投影（maximum intensity projection，MIP）：MIP 图像能比薄层扫描更好地显示血管长轴，因而提高立体定向作用，有利于鉴别血管与实性病灶，提高实性病灶的检出率。建议选择 Slab-MIP，层厚为 10 mm，更有利于病变检出和特征显示。

（2）最小密度投影（minimum intensity projection，MinIP）：可将密度明显低的含气器官（如支气管等）突出显示出来，对具有近于空气密度的气道的显示上有显著优势。MinIP 有利于显示肺气肿、支气管扩张、马赛克征等，检出早期磨玻璃病变有优势，建议层厚 3～5 mm。

（3）容积再现（volume rendering，VR）：建议使用 MP-VR，一定厚度组织的 VR 显示，建议层厚为 20 mm；真切显示三维解剖结构，清晰显示脏器的形态结构和空间关系。对炎性病变空间三维形态、密度区分有优势。

（4）多平面重组（multiplanar reconstruction，MPR）：MPR 是把已经计算好的像素数据重新组合成任意角度（冠状位、矢状位 或任意角度）断面的图像后处理技术。MPR 可更精确地显示病变与血管、胸膜及胸壁的关系，有助于病变准确定位，MPR 可以更好地显示病灶与支气管的位置关系，提供病变细节与特征。

3.4　其他放射检查　目前，在医学放射检查方面，新型冠状病毒肺炎主要依靠 X 线摄影和 CT 检查进行筛查和诊断。磁共振成像是在患者出现神经系统病变时的首选检查项目。放射科工作人员应严格遵守感染防控条例，避免患者与患者、患者与医护人员之间的交叉感染，患者检查时尽量避免穿戴有铁磁性金属物质（如铁丝或铁扣）的口罩进入磁体间，检查完成后严格执行必要的设备清洁和消毒、空气消毒等。密切接触的放射检查技术人员，必要时可按照新型冠状病毒肺炎潜伏周期自行隔离 14 天后，恢复正常环境工作。

伦理及利益冲突说明

本文不涉及伦理问题，全部内容来自国家卫生健康委员会指引文件资料和医院一线工作人员的经验总结，无其他冲突。

参 考 文 献

［1］HUI D S, AZHAR E I, MADANI T, et al. The continuing 2019-nCoV epidemic threat of novel coronaviruses to global health-the latest 2019 novel coronavirus outbreak in Wuhan, China[J]. Int J Infect Dis, 2020, 91: 264.

［2］HUANG C, WANG Y, LI X, et al. Clinical features of patients infected with 2019 novel coronavirus in Wuhan, China[J]. Lancet, 2020. (Epub ahead of print).

［3］ZHU N, ZHANG D, WANG W, et al. A novel coronavirus from patients with pneumonia in China, 2019[J]. N Eng J Med, 2020.DOI: 10.1056/NEJMoa2001017.

［4］KETAI L, PAUL N S, KA-TAK T W. Radiology of severe acute respiratory syndrome (SARS): the emerging pathologicradiologic correlates of an emerging disease[J]. J Thoracic Imaging, 2006, 21(4): 276-283.

［5］中华人民共和国传染病防治法[Z]. 2013-06-29.

［6］中华人民共和国国境卫生检疫法[Z]. 2007-12-29.

［7］国家卫生健康委员会, 国家中医药管理局. 新型冠状病毒肺炎诊疗方案 (试行第五版)[EB/OL]. [2020-02-04].http://www.nhc. gov.cn/yzygj/s7653p/202002/3b09b894ac9b4204a79db5b8912d4440/files/7260301a393845fc87fcf6dd52965ecb.pdf

［8］KING A D, CHING A S C, CHAN P L, et al. Severe acute respiratory syndrome: avoiding the spread of infection in a radiology department[J]. AJR Am J Roentgenol, 2003, 181(1): 25-27.

［9］中华人民共和国卫生部. WS/T3112009 医院隔离技术规范 [S/OL]. http://www.nhc.gov.cn/cmsresources/mohyzs/cmsrs-document/doc5841.pdf.

［10］中华人民共和国卫生部. WS/T3132019 医务人员手卫生规范 [S/OL].http://www.nhc.gov.cn/wjw/s9496/200904/40118/files/5fe4afce5b874512a9780c724a4d5be0.pdf.

［11］侯云德. 重大新发传染病防控策略与效果 [J]. 新发传染病电子杂志, 2019, 4(3):129-132.

［12］王向阳, 张国富. 放射科在 SARS 预防和控制中的管理 [J]. 中华医院感染学杂志, 2004, 14 (5): 558.

［13］陈敬芳. 穿脱防护服的流程解读 [J]. 新发传染病电子杂志, 2016, 1 (1): 63.

［14］余建明, 曾勇明. 医学影像检查技术学 [M]. 北京: 人民卫生出版社, 2016: 139-142.

［15］李宏军. 实用传染病影像学 [M]. 北京: 人民卫生出版社, 2014: 1-32.

支持机构：中华医学会影像技术分会
顾　　问：蒋荣猛（首都医科大学附属北京地坛医院感染科）
　　　　　　王宝增（首都医科大学附属北京天坛医院感染科）
主　　持：丁金立　付海鸿
编 写 人：丁金立　章礽荫
编写秘书：夏振营　王海阔
主　　审：李宏军　付海鸿　刘亚欧　施裕新　陆普选　李真林　高剑波
通信作者：李宏军　付海鸿　刘亚欧　施裕新
编写专家组成员（按姓氏拼音排序）

陈　勇	兰州大学第一医院放射科	吕发金	重庆医科大学附属第一医院放射科
戴　欣	重庆市公共卫生医疗救治中心影像科	吕　锦	武汉市金银潭医院放射科
丁金立	首都医科大学附属北京天坛医院放射科	马新武	山东省医学影像学研究所设备科
杜海坤	西宁市第一人民医院放射科	马厚升	烟台毓璜顶医院放射科
杜霄鹏	首都医科大学附属北京地坛医院放射科	倪红艳	天津市第一中心医院放射科
樊艳青	武汉市金银潭医院放射科	牛延涛	首都医科大学附属北京同仁医院放射科
范晨虹	武汉大学中南医院影像科	单　飞	上海市公共卫生临床中心放射科
范文鸾	武汉市金银潭医院放射科	施裕新	上海市公共卫生临床中心放射科
冯　骥	甘肃省人民医院放射科	石　磊	上海市公共卫生临床中心放射科
付海鸿	中国医学科学院北京协和医院放射科	孙文阁	中国医科大学附属第一医院放射科
高剑波	郑州大学第一附属医院放射科	王海阔	首都医科大学附属北京天坛医院放射科
江　敏	成都市公共卫生临床医疗中心放射科	吴爱琴	温州医科大学附属第二医院放射科
江松峰	广州市第八人民医院放射科	夏振营	首都医科大学附属北京佑安医院放射科
来守永	首都医科大学附属北京胸科医院放射科	徐　冬	首都医科大学附属北京胸科医院放射科
赖声远	大连医科大学附属第二医院放射科	许书聪	首都儿科研究所附属儿童医院放射科
雷子乔	华中科技大学同济医学院附属协和医院	杨　明	石家庄市第五医院放射科
李宏军	首都医科大学附属北京佑安医院放射科	杨志英	四川达州市中心医院医学影像中心
李浩亮	上海市肺科医院放射科	于雄鹰	广东省广州市南医三院放射科
李　硕	首都医科大学附属北京地坛医院放射科	张敏捷	复旦大学附属儿科医院放射科
李真林	四川大学华西医院放射科	张屹俊	上海市公共卫生临床中心放射科
刘道永	首都医科大学附属北京儿童医院放射科	张　勇	首都医科大学附属北京天坛医院放射科
刘　杰	郑州大学第一附属医院放射科	章礽荫	上海市公共卫生临床中心放射科
刘亚欧	首都医科大学附属北京天坛医院放射科	赵　鑫	郑州大学第三附属医院放射科
柳娇娇	首都医科大学附属北京佑安医院放射科	郑广平	深圳市第三人民医院放射科
陆普选	深圳市慢性病防治中心医学影像科	郑君惠	广东省人民医院放射科
罗佳文	大连医科大学附属第二医院放射科		